Hefte zur Unfallheilkunde
Beihefte zur Zeitschrift „Unfallheilkunde/
Traumatology"
Herausgegeben von J. Rehn und L. Schweiberer

131

Verletzungen des oberen Sprunggelenkes

9. Reisensburger Workshop zur klinischen Unfallchirurgie, 22. bis 24. September 1977

Herausgegeben von

Caius Burri und Axel Rüter

Unter Mitarbeit von

B. Bachmann (Liestal), E. Beck (Feldkirch), C. Burri (Ulm), S. Decker (Bochum), M. Dürig (Basel), G. Friedebold (Berlin), A. Guggenbühl (Grenchen), U. Heim (Chur), H. Henkemeyer (Villingen-Schwenningen), D. Holzrichter (Hamburg), M. Jäger (München), E. Jungfer (Hamburg), K.H. Jungbluth (Hamburg), W. Küsswetter (München), E.H. Kuner (Freiburg), W. Kurock (Mainz), H.L. Lindenmaier (Freiburg), P.J. Meeder (Tübingen), J. Müller (Liestal), K.H. Müller (Bochum), Th. Müller (Freiburg), J. Müller-Färber (Bochum), R. Neugebauer (Ulm), H.J. Oestern (Hannover), A. Pannike (Frankfurt), W. Pescher (Bochum), E. Plank (Ulm), R. Plaue (Mannheim), J. Rehn (Bochum), R. Rockenstein (Tübingen), Th. Rüedi (Basel), A. Rüter (Ulm), H.-D. Sauer (Hamburg), R. Schenk (Bern), L. Schweiberer (Homburg/Saar), J. Schulte (Ulm), C.H. Schweikert (Mainz), H. Seiler (Homburg/Saar), H. Siebert (Frankfurt), W. Spier (Ulm), O. Trentz (Hannover), S. Weller (Tübingen), J. Wessely (Bochum), H. Willenegger (Bern), C.J. Wirth (München), M. Zeugin (Basel), H. Zilch (Berlin)

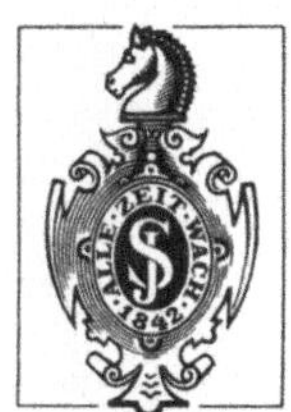

Springer-Verlag
Berlin Heidelberg New York 1978

Reihenherausgeber:

Prof. Dr. Jörg Rehn, Chirurgische Klinik und Poliklinik
der Berufsgenossenschaftlichen Krankenanstalten „Bergmannsheil"
Hunscheidtstraße 1, D-4630 Bochum

Prof. Dr. Leonhard Schweiberer, Direktor der Abteilung für Unfallchirurgie der Chirurgischen Universitätsklinik, D-665 Homburg/Saar

Mit 171 Abbildungen

ISBN-13: 978-3-540-08599-7 e-ISBN-13: 978-3-642-81217-0
DOI: 10.1007/ 978-3-642-81217-0

Library of Congress Catalog Card Number 53-26914

Satz, Universitatsdruckerei H Sturtz AG, Wurzburg

2124|3140-543210

Vorwort

Vom 22. bis 24. September 1977 fand auf der Reisensburg der 9. Unfallchirurgische Workshop statt. Entsprechend dem Sinne dieser Tagung haben sich diesmal 47 Spezialisten aus den Gebieten Anatomie, Biomechanik, Chirurgie, Orthopädie und Unfallchirurgie mit der normalen und pathologischen Anatomie, der Biomechanik und Pathophysiologie der Verletzungen am oberen Sprunggelenk beschäftigt. Die Verletzungen dieses Gelenkes, seiner ossären, cartilaginären und ligamentären Strukturen sind von wechselnder Häufigkeit, ihre Behandlungsmöglichkeiten aber wegen der großen Bedeutung des Gelenkes für einen normalen, ungestörten Gang äußerst wichtig. Der vorliegende Band der Hefte zur Unfallheilkunde, vom Springer-Verlag in kürzester Zeit nach dem Workshop herausgebracht, enthält die Referate von sorgfältig ausgewählten Kennern der entsprechenden Teilgebiete sowie die in ausgiebig und offen geführten Diskussionen gemeinsam erarbeiteten Schlußfolgerungen und Empfehlungen, die dem praktisch unfallchirurgisch Tätigen eine wertvolle Hilfe bei seiner täglichen Arbeit sein möchten.

Die Ulmer Unfallchirurgen als Organisatoren des Workshops danken allen Teilnehmern für ihre wertvollen Beiträge und Diskussionsvoten sowie dem Verlag für seine speditive und saubere Arbeit.

Ulm, den 18. Oktober 1977

C. Burri
A. Rüter

Inhaltsverzeichnis

I. Anatomie und Pathophysiologie des OSG 1

R. SCHENK: Anatomie des OSG *1*

C.J. WIRTH, W. KÜSSWETTER und M. JÄGER: Biomechanik und Pathomechanik des OSG *10*

W. SPIER: Pathophysiologie der knöchernen Verletzungen des OSG *23*

H.-D. SAUER, E. JUNGFER und K.H. JUNGBLUTH: Experimentelle Untersuchungen zur Reißfestigkeit des Bandapparates am menschlichen Sprunggelenk *37*

Diskussionsbemerkungen und Empfehlungen aller Teilnehmer (Leitung L. SCHWEIBERER).
Zusammengefaßt und redigiert von A. RÜTER und C. BURRI *43*

II. Frakturen des OSG 47

J. MÜLLER, B. BACHMANN und H. WILLENEGGER: Malleolarfrakturen – Therapie und Ergebnisse *47*

S. DECKER, J. MÜLLER-FÄRBER und J. WESSELY: Ergebnisse der Plattenosteosynthese am äußeren Knöchel *65*

G. FRIEDEBOLD: Ergebnisse der Spätversorgung von Luxationsfrakturen des OSG *76*

H. HENKEMEYER: Verletzungen der Syndesmose *89*

Diskussionsbemerkungen und Empfehlungen aller Teilnehmer (Leitung: A. PANNIKE)
Zusammengefaßt und redigiert von A. RÜTER und C. BURRI *95*

III. Bandverletzungen des OSG 105

R. ROCKENSTEIN: Die frischen lateralen Bandverletzungen am oberen Sprunggelenk *105*

H. SEILER und D. HOLZRICHTER: Primäre Außenbandnaht am oberen Sprunggelenk bei Ruptur – Ergebnisse *116*

U. HEIM: Die Verletzungen des medialen Bandapparates am oberen Sprunggelenk und ihre Behandlung *125*

J. SCHULTE und C. BURRI: Verletzungen des medialen Bandapparates am oberen Sprunggelenk – Ergebnisse *137*

Diskussionsbemerkungen und Empfehlungen aller Teilnehmer (Leitung: S. WELLER)
Zusammengefaßt und redigiert von A. RÜTER und C. BURRI *139*

IV. Frakturen des Pilon tibial 143

A. RÜTER: Einteilung und Behandlung der Frakturen des Pilon tibial *143*

M. DÜRIG, M. ZEUGIN und TH. RÜEDI: Vergleichende Ergebnisse nach operativer Versorgung von Pilon tibial-Frakturen an zwei verschiedenen Kliniken *158*

K.-H. MÜLLER und W. PRESCHER: Posttraumatische Osteomyelitis nach distalen intraarticulären Unterschenkelfrakturen (Frakturen des Pilon tibial) *163*

R. PLAUE: Das hintere Tibiakantenfragment als prognostisches Kriterium *184*

Diskussionsbemerkungen und Empfehlungen aller Teilnehmer (Leitung: C. BURRI)
Zusammengefaßt und redigiert von A. RÜTER und C. BURRI *192*

V. Frakturen des Talus 197

E.H. KUNER, TH. MÜLLER und H.L. LINDENMAIER: Einteilung und Behandlung der Talusfrakturen *197*

H. ZILCH: Talusfrakturen – Ergebnisse Berlin *212*

K.-H. MÜLLER: Talusfrakturen – Ergebnisse Bochum *218*

P.J. MEEDER: Talusfrakturen – Ergebnisse Tübingen *226*

W. KUROCK: Talusfrakturen – Ergebnisse Mainz *233*

Diskussionsbemerkungen und Empfehlungen aller Teilnehmer
(Leitung C.H. SCHWEIKERT)
Zusammengefaßt und redigiert von R. NEUGEBAUER und A. RÜTER *240*

VI. Knorpellaesionen am OSG 245

E. PLANK: Die Arthroskopie des oberen Sprunggelenkes *245*

O. TRENTZ und H.J. OESTERN: Therapie der traumatischen Knorpellaesion am oberen Sprunggelenk *252*

Diskussionsbemerkungen und Empfehlungen aller Teilnehmer
(Leitung: K.H. JUNGBLUTH)
Zusammengefaßt und redigiert von A. RÜTER und C. BURRI *259*

VII. Sachverzeichnis 261

Bandherausgeber

Prof. Dr. C. BURRI, Abteilung für Unfallchirurgie, Plastische und Rekonstruktive Chirurgie der Universität, D-7900 Ulm

Priv.-Doz. Dr. A. RÜTER, Abteilung für Unfallchirurgie, Plastische und Rekonstruktive Chirurgie der Universität, D-7900 Ulm

Mitarbeiter

Dr. B. BACHMANN, Chirurgische Abteilung, Kantonsspital, CH-4410 Liestal

Prim. Dr. E. BECK, Abteilung für Unfallchirurgie, Landesunfallkrankenhaus, A-6800 Feldkirch

Prof. Dr. C. BURRI, Abteilung für Unfallchirurgie, Plastische und Rekonstruktive Chirurgie der Universität, D-7900 Ulm

Dr. S. DECKER, Chirurgische Klinik der Berufsgenossenschaftlichen Krankenanstalten „Bergmannsheil", D-4630 Bochum

Dr. M. DÜRIG, Departement für Chirurgie, Kantonsspital, CH-4055 Basel

Prof. Dr. G. FRIEDEBOLD, Orthopädische Klinik der Freien Universität, D-1000 Berlin

Dr. A. GUGGENBÜHL, Chirurgische Abteilung, Spital CH-2540 Grenchen

Priv.-Doz. Dr. U. HEIM, Chirurgische Abteilung, Kreuzspital CH-7000 Chur

Priv.-Doz. Dr. H. Henkemeyer, Unfallchirurgische Klinik, Städt. Krankenanstalten, D-7220 Villingen-Schwenningen

Dr. D. Holzrichter, Abteilung für Unfallchirurgie, Universitätskrankenhaus Eppendorf, D-2000 Hamburg

Prof. Dr. M. Jäger, Orthopädische Universitätsklinik, D-8000 München

Dr. E. Jungfer, Abteilung für Unfallchirurgie, Universitätskrankenhaus, D-2000 Hamburg

Prof. Dr. K.H. Jungbluth, Abteilung für Unfallchirurgie, Universitätskrankenhaus Eppendorf, D-2000 Hamburg

Dr. W. Küsswetter, Orthopädische Universitätsklinik, D-8000 München

Prof. Dr. E.H. Kuner, Abteilung für Unfallchirurgie, Chirurgische Universitätsklinik, D-7800 Freiburg

Dr. W. Kurock, Unfallchirurgische Klinik, Universitätsklinikum, D-6500 Mainz

Dr. H.L. Lindenmaier, Abteilung für Unfallchirurgie, Chirurgische Universitätsklinik, D-7800 Freiburg

Dr. P.J. Meeder, Berufsgenossenschaftliche Unfallklinik, D-7400 Tübingen

Priv.-Doz. Dr. J. Müller, Chirurgische Abteilung, Kantonsspital, CH-4410 Liestal

Dr. K.H. Müller, Chirurgische Klinik der Berufsgenossenschaftlichen Krankenanstalten „Bergmannsheil", D-4630 Bochum

Dr. Th. Müller, Abteilung Unfallchirurgie, Chirurgische Universitätsklinik, D-7800 Freiburg

Dr. J. Müller-Färber, Chirurgische Klinik der Berufsgenossenschaftlichen Krankenanstalten „Bergmannsheil", D-4630 Bochum

Dr. R. Neugebauer, Abteilung für Unfallchirurgie, Plastische und Rekonstruktive Chirurgie der Universität, D-7900 Ulm

Dr. H.J. Oestern, Unfallchirurgische Klinik, Medizinische Hochschule, D-3000 Hannover

Prof. Dr. A. PANNIKE, Abteilung für Traumatologie, Klinikum der Johann-Wolfgang-Goethe-Universität, D-6000 Frankfurt

Dr. W. PESCHER, Chirurgische Klinik der Berufsgenossenschaftlichen Krankenanstalten „Bergmannsheil", D-4630 Bochum

Dr. E. PLANK, Abteilung für Unfallchirurgie, Plastische und Rekonstruktive Chirurgie der Universität, D-7900 Ulm

Prof. Dr. R. PLAUE, Unfallchirurgische Klinik, Städt. Krankenanstalten, D-6800 Mannheim

Prof. Dr. J. REHN, Chirurgische Klinik der Berufsgenossenschaftlichen Krankenanstalten „Bergmannsheil", D-4630 Bochum

Dr. R. ROCKENSTEIN, Berufsgenossenschaftliche Unfallklinik, D-7400 Tübingen

Priv.-Doz. Dr. TH. RÜEDI, Departement für Chirurgie, Kantonsspital, CH-4055 Basel

Priv.-Doz. Dr. A. RÜTER, Abteilung für Unfallchirurgie, Plastische und Rekonstruktive Chirurgie der Universität, D-7900 Ulm

Dr. H.-D. SAUER, Abteilung für Unfallchirurgie, Universitätskrankenhaus Eppendorf, D-2000 Hamburg

Prof. Dr. R. SCHENK, Anatomisches Institut der Universität, CH-3000 Bern

Prof. Dr. L. SCHWEIBERER, Abteilung für Unfallchirurgie, Chirurgische Universitätsklinik, D-6650 Homburg/Saar

Dr. J. SCHULTE, Abteilung für Unfallchirurgie, Plastische und Rekonstruktive Chirurgie der Universität, D-7900 Ulm

Prof. Dr. C.H. SCHWEIKERT, Unfallchirurgische Klinik, Universitätsklinikum, D-6500 Mainz

Dr. H. SEILER, Abteilung für Unfallchirurgie, Chirurgische Universitätsklinik, D-6650 Homburg/Saar

Dr. H. SIEBERT, Abteilung für Traumatologie, Klinikum der Johann-Wolfgang-Goethe-Universität, D-6000 Frankfurt

Dr. W. SPIER, wiss. Rat und Professor, Abteilung für Unfallchirurgie, Plastische und Rekonstruktive Chirurgie der Universität, D-7900 Ulm

Dr. O. TRENTZ, Unfallchirurgische Klinik, Medizinische Hochschule, D-3000 Hannover

Prof. Dr. S. WELLER, Berufsgenossenschaftliche Unfallklinik, D-7400 Tübingen

Dr. J. WESSELY, Chirurgische Klinik der Berufsgenossenschaftlichen Krankenanstalten „Bergmannsheil", D-4630 Bochum

Prof. Dr. H. WILLENEGGER, Präsident der AO International, CH-3000 Bern

Dr. C.J. WIRTH, Orthopädische Universitätsklinik, D-8000 München

Dr. M. ZEUGIN, Departement für Chirurgie, Kantonsspital, CH-4055 Basel

Dr. H. ZILCH, Orthopädische Klinik der Freien Universität, D-1000 Berlin

I. Anatomie und Pathophysiologie des OSG

Anatomie des oberen Sprunggelenkes

R. Schenk

Einleitung

Mit Recht wird bei der anatomischen Darstellung der Gelenkverbindungen zwischen Unterschenkel und Fuß die Tatsache in den Vordergrund gestellt, daß durch die besondere Stellung des Talus ein komplexes Cardangelenk entsteht, das vollständig in die beiden Etagen oberes und unteres Sprunggelenk aufgeteilt ist. Nur durch das Zusammenwirken dieser beiden Gelenkkammern erreicht der Fuß die für Stehen und Gehen notwendige Beweglichkeit. Diese ist derjenigen eines Kugelgelenkes vergleichbar, ist aber durch Bandsicherungen soweit beherrschbar, daß auf eine aufwendige Muskelsicherung verzichtet werden kann. Die universelle Beweglichkeit beruht auf der eigenartigen Versetzung der Gelenkachsen, von denen die untere schräg zu sämtlichen Hauptebenen des Körpers orientiert ist und damit die bekannten zwangsläufigen Bewegungskombinationen der sog. Maulschellenbewegung zur Folge hat. Infolge seines komplexen Aufbaus beansprucht die Besprechung des unteren Sprunggelenkes in der anatomischen Literatur weit mehr Raum als die des oberen Sprunggelenkes, das als relativ einfaches Scharnier deklariert wird. Die Probleme, welche das obere Sprunggelenk im Hinblick auf Verletzungen und ihre Behandlung stellt, belegen aber zur Genüge, daß dieser scheinbar einfache Aufbau einen Präzisionsmechanismus darstellt, der bereits auf geringfügige Inkongruenzen mit schweren Verschleiß- und Degenerationsveränderungen reagiert. Angesichts dieser Aktualität überrascht es nicht, daß sowohl in der älteren wie auch in der neueren Literatur immer wieder zum Bau des oberen Sprunggelenkes und seiner biomechanischen Konsequenz Stellung genommen wird, ohne daß man heute sagen kann, daß die diesbezüglichen Fragen restlos beantwortet sind. Auf einige dieser Darstellungen und Befunde soll in der folgenden Übersicht eingegangen werden, wobei der Geometrie der Gelenkkörper und den sich daraus ergebenden Konsequenzen für den Bewegungsablauf das Hauptgewicht beigemessen wird.

Form der Gelenkkörper und Lage der Bewegungsachse

Schnittpräparate intakter Gelenke und Röntgendarstellungen in verschiedenen Ebenen zeigen übereinstimmend, daß die Talusrolle formschlüssig in der Malleolengabel sitzt und die Kongruenz der Gelenkkörper während des Bewegungsablaufs erhalten bleibt. Die Geometrie der Gelenkkörper und der Bandapparat zentrieren den Bewegungsablauf auf eine Achse, die nach der allgemeinen Vorstellung in der Transversalebene und parallel zur Oberfläche der Trochlea tali verläuft. Die Angaben über ihre Lagebeziehungen zum inneren und äußeren Knöchel wechseln. Die Gelenkfläche der Talusrolle gliedert sich in die Facies superior, welche mit mehr oder weniger markanten Kanten in die Facies malleolaris medialis und lateralis übergeht. In der Aufsicht gewinnt die Talusrolle durch diese Kanten eine Trapezform mit einem größeren vorderen (distalen) und einem schmäleren hinteren (proximalen) Durchmesser (Abb. 1).

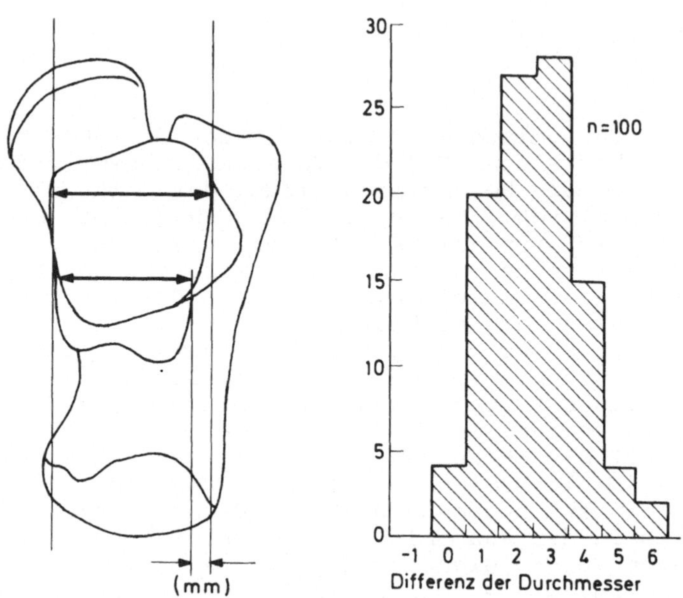

Abb. 1. Bestimmung der Differenz zwischen dem vorderen und hinteren Querdurchmesser der Trochlea tali. Die Meßstrecken stehen senkrecht zur medialen Kante der Talusrolle (aus INMAN (2)

Mit dieser Trapezform wird die syndesmotische Verklammerung der Malleolengabel in Verbindung gebracht, die bei der Dorsalflexion durch die Einstellung des breiteren vorderen Durchmesser gespreizt, bei der Plantarflexion umgekehrt enger gestellt werden soll. Daraus erklärt sich die federnde Verbindung zwischen Tibia und Fibula und ebenso die Annahme, daß in der Dorsalflexion ein besserer Gelenkschluß vorliegt als in der Plantarflexion, welche nach einigen Autoren noch zusächliche Einstellbewegungen der Talusrolle in der Gabel erlaubt. In der Tat konvergieren auch die Gelenkfacetten an den Innenflächen des Malleolus medialis und lateralis nach hinten und es erscheint undenkbar, daß eine Dorsalflexion ohne ein Spreizen der Malleolengabel überhaupt möglich ist. Dennoch wird ein solcher Mechanismus immer wieder infrage gestellt. Grund dazu ist einmal die Tatsache, daß ein Spreizen der Gabel während der Dorsalflexion am Leichenmaterial oder anläßlich operativer Freilegungen nur schwer reproduzierbar ist. Andererseits zeigt die Form der Talusrolle bei vergleichend stati-

stischen Untersuchungen eine große Variabilität. Derartige Studien sind vor allem von BARNET und NAPIER (1) und neuerdings von INMAN (2) veröffentlicht worden. Die beiden ersten Autoren haben an über 150 Tali die vorderen und hinteren Querdurchmesser bestimmt und in Beziehung zur Länge der Trochlea tali gesetzt. Sie fanden dabei eine große Streubreite zwischen paralleler Kantenstellung und ausgesprochener hinterer Konvergenz. INMAN (2) hat diese Messungen an 100 Tali überprüft und die Ergebnisse bestätigt. Er findet zwischen dem vorderen und hinteren Durchmesser Differenzen zwischen 0 bis 6 mm bei einem Mittelwert von 2.4 ± 1.3 mm (Abb. 1). Der Versuch von BARNET und NAPIER (1), eine Beziehung zwischen der Trapezform des Talus und den Bewegungen im proximalen Tibiafiburgelenk nachzuweisen, war erfolglos. Hingegen ergab eine genauere Analyse der Krümmungsradien der Talusrolle ein für die genaue Lokalisation der oberen Sprunggelenkachse unerwartetes und seither vielbeachtetes Resultat (Abb. 2 und 3).
In der lateralen Profilansicht weist die Trochlea nämlich eine gleichförmige kreisförmige Krümmung auf. Ihr Mittelpunkt liegt in der Nähe der Spitze der sektorenförmigen lateralen Gelenkfacette, oder bezogen auf die Fibula, am distalen Ende des Malleolus lateralis. Das mediale Krümmungsprofil läßt sich dagegen nicht mit einem einzigen Kreisbogen zur Deckung bringen, da die vorderen Anteile einen kleineren Krümmungsradius aufweisen als die hinteren Partien. Der Radius des lateralen Profils liegt etwa in der Mitte zwischen den Extremwerten für die mediale Krümmung. Aus der Analyse des Trochleaprofils folgern die genannten Autoren, daß sich

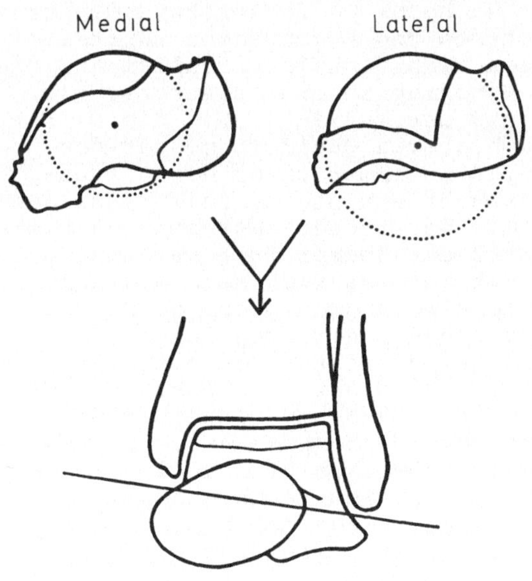

Abb. 2. Konstruktion der Bewegungsachse aus den Krümmungsmittelpunkten des medialen und des lateralen Profils der Talusrolle bei Dorsalflexion (aus BARNET und NAPIER (1)

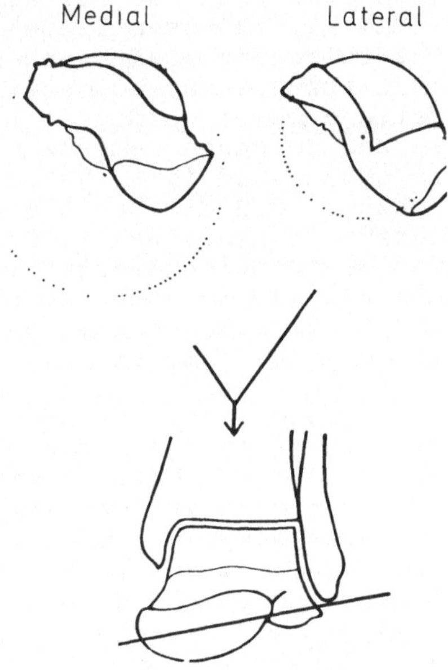

Abb. 3. Einstellung der aus den Krümmungsmittelpunkten konstruierten Bewegungsachse bei Plantarflexion (aus BARNET und NAPIER (1)

die Achse des oberen Sprunggelenkes während des Bewegungsablaufs verlagert. Beim dorsalflektierten Gelenk deckt sie sich etwa mit der Verbindungslinie zwischen den Spitzen der beiden Knöchel. Bei der Plantarflexion wird medial der größere Krümmungsradius des Trochleaprofils in die Gabel eingestellt, die Achse entfernt sich von der medialen Knöchelspitze plantarwärt. Die Dorsalflexionsachse nach BARNET und NAPIER verläuft in der Frontalebene demnach von medial oben nach lateral unten (Abb. 2), die Plantarflexionsachse von medial unten nach lateral oben (Abb. 3). Lateral bleibt sie während dieser Schwenkung in der Gegend des distalen Endes der Fibula fixiert. Die dort entspringenden Anteile des lateralen Seitenbandes bleiben somit in jeder Stellung des Fußes auf die Achse zentriert und dürften während des Bewegungsablaufs in ihrer Spannung unverändert bleiben. Die Fibula übernimmt für die Führung des Talus in der Malleolengabel die Hauptrolle. Komplizierter sind die Verhältnisse auf der medialen Seite, da die Verlagerung der Achse Rückwirkungen auf den Bänderapparat haben muß, indem diese exzentrisch zum Achsenverlauf zu liegen kommen. BARNET und NAPIER betonen, daß bei einem stark nach medial unten geneigten Verlauf der Platarflexionsachse der Talus nach lateral abweicht, was durch eine Innenrotation des Talus um eine vertikale Achse kompensiert wird. Eine solche Einstellbewegung wird durch die Trapezform des Talus erleichtert, die bei Gelenken mit steiler Plantarflexionsachse denn auch häufiger gefunden wird. Umgekehrt ergab sich eine Korrelation zwischen der Steilheit der Dorsalflexionsachse und der Mobilität der Fibula, die während dieser Phase eine geringfügige Außenrotation ausführen soll. Auf eine weitergehende Analyse dieser Mitbewegungen kann aber verzichtet werden, da vor allem die Nachprüfung dieser Befunde durch INMAN (2) zu wesentlichen Korrekturen und Ergänzungen führte. Die folgenden Ausführungen stützen sich deshalb vor allem auf die 1976 erschienene ausgezeichnete Monographie dieses Autors. Bereits erwähnt wurde die Bestätigung der Meßwerte über die Differenzen zwischen dem vorderen und hinteren Querdurchmesser der Trochlea, und ihrer Variabilität. Dies immer unter der Voraussetzung, daß die Meßstrecken senkrecht auf die mediale Kante ausgerichtet sind, was in Einklang mit der früher angenommenen Lage der Bewegungsachse steht. Kernpunkt der Überprüfung war zunächst die Klärung des Achsenverlaufs. Mit verbesserter Methodik kommt INMAN (2) zum Schluß, daß sich die Bewegungen im oberen Sprunggelenke auf eine einzige fixierte Achse zentrieren lassen, die aber nicht senkrecht zur medialen Gelenkfacette verläuft (Abb. 4). Im Gegenteil, sie steht in der Aufsicht praktisch senkrecht auf der lateralen Gelenkfacette (im Mittel 89°) und schneidet die mediale Gelenkfacette in einem nach vorne offenen Winkel von etwa 84°. Der mediale Schnittwinkel weist überdies eine viel größere Streuung auf. Wenn die Krümmung der Trochlea in Ebenen gemessen wird, die senkrecht auf diese Achse eingestellt sind, reduziert sich auch die auf der medialen Seite gefundene Differenz zwischen den vorderen und hinteren Gelenkflächenanteilen. Bei dieser Einstellung konnte in rund 80% die Krümmung des medialen Profils mit einem Kreis zur Deckung gebracht werden, während in den restlichen 20% die von BARNET und NAPIER (1) gefundene Modifikation vorlag. Im Mittel war der laterale Krümmungsradius rund 2 mm größer als der mediale (Grenzwerte 0 - 6 mm). Unter Bezugnahme auf diese Achse erscheint auch die geometrische Form der Facies trochleae in einem anderen Licht. Sie entpuppt sich in den meisten Fällen als Ausschnitt aus einem Kegelmantel, dessen Spitze nach medial zeigt (Abb. 5). Auf die Grundfläche des Kegels ist entsprechend dem Relief der Facies malleolaris lateralis ein zweiter, stumpfer Kegel aufgesetzt, dessen Spitze auf das fibulare Knöchelende zeigt. Die Höhe des medial gerichteten Kegels variiert beträchtlich, im Extremfall liegt ein Zylinder vor, die Krümmungsradien der Grundflächen sind einander gleich, die Trochleakanten stehen parallel. Die elliptische Konfiguration des medialen Talusprofils rührt davon her, daß die mediale Gelenk-

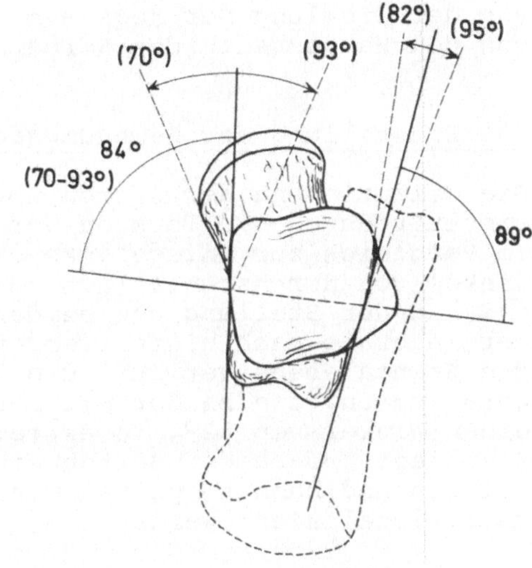

Abb. 4. Einstellung der Trochleakanten und der medialen und lateralen Gelenkfacetten zur empirisch ermittelten Bewegungsachse des oberen Sprunggelenkes (nach INMAN (2)

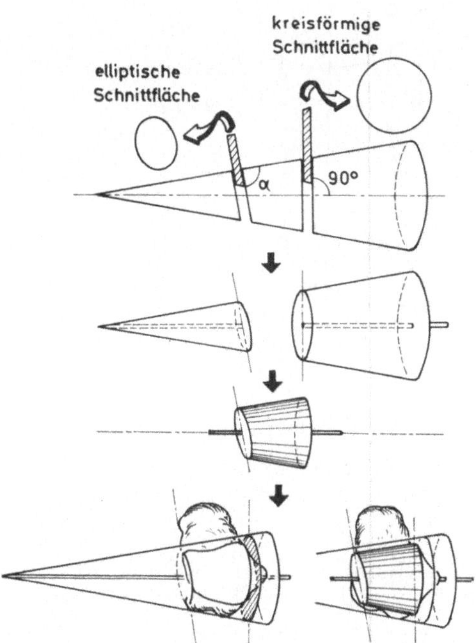

Abb. 5. Geometrie der Talusgelenkfläche nach INMAN (2). Sie ist Teil des Mantels eines Kegelstumpfes mit leicht abgeschrägter, nach medial gerichteter Deckfläche

facette nicht senkrecht zur Achse steht, sondern um einen Winkel α von ca. 6° dazu geneigt ist.

Wenn die Trochlea tali als Kegelstumpf mit einer ganz leicht schrägen (medialen) Deckfläche betrachtet wird, reduzieren sich auch die Unterschiede in der korrekt gemessenen Breite der Facies superior gewaltig. Auch bei scheinbar extremer Trapezform hat INMAN (2) nicht mehr als 2 mm gefunden, von der Nullstellung aus ist also bei der Dorsalflexion mit einer Spreizung der Malleolengabel von höchstens 1 mm zu rechnen. Die in der Aufsicht auf die Talusrolle beobachteten Unterschiede in der Einstellung der medialen und lateralen Kante sind Projektionseffekte, die vor allem von der Stellung der Kegel- = Bewegungsachse abhängig sind, die von den Hauptebenen des Körpers etwas abweicht.

Die Einstellung der Bewegungsachse zur unteren Extremität

Die Orientierung der oberen Sprunggelenksachse wird zunächst beeinflußt durch die Torsion der Tibia, welche die distale Epiphyse im Vergleich zur Kniegelenksachse und zur Frontalebene um einen Winkel von durchschnittlich 23° nach außen dreht. Äußerlich kommt dies in der Stellung der beiden Knöchel zum Ausdruck, von denen der laterale nach hinten versetzt ist. Auch in der Projektion auf die Frontalebene verläuft die Achse schräg von medial nach lateral unten, sie bildet mit der Längsachse der Tibia im Mittel einen Winkel von 82°, in extremen Fällen bis zu 94° (Abb. 6). Sie liegt auf beiden Seiten einige Millimeter unter den Knöchelspitzen und kann so palpatorisch und auf Röntgenbildern approximativ lokalisiert werden.

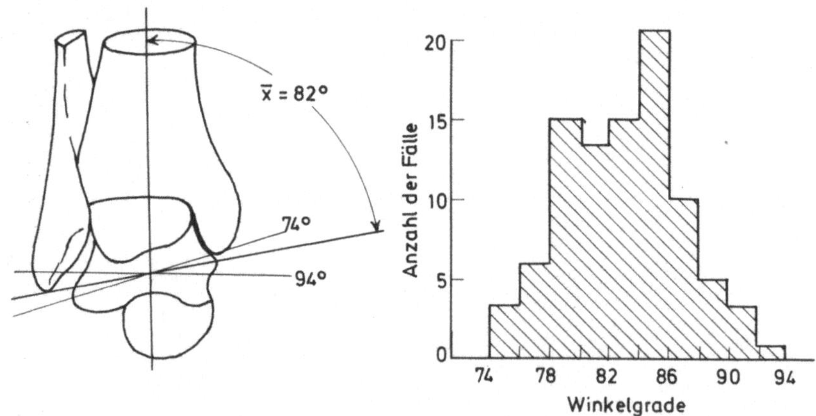

Abb. 6. Lage der Bewegungsachse des oberen Sprunggelenkes in der Projektion auf die Frontalebene (nach INMAN (2)

Für den Bewegungsablauf haben diese Einstellungen der Bewegungsachse folgende Konsequenzen:

1. Die Torsion der Achse um ca. 23° gegenüber der Kniegelenksachse hat lediglich zur Folge, daß die Bewegungsebene um den

entsprechenden Betrag versetzt ist, beeinflußt aber die Seitenbewegungen und Einstellung der Fußsohle um ihre Längsachse nicht.

2. Die Schrägstellung in der Frontalebene, d.h. der von medial oben nach lateral unten geneigte Verlauf, führt bei der Dorsalflexion zu einer geringfügigen Abduktion, bei der Plantarflexion zu einer Adduktion. Auch hier wird die Pronations-Supinationsstellung nicht beeinflußt.

3. In Bezug auf die Bewegungen des Standbeins hat die unter 2. genannte Einstellung der Achse zur Folge, daß beim Auftreten das Knie gegenüber dem Sprunggelenk nach außen rotiert ist, während anschließender Dorsalflexionsphase zunächst in die gleiche Ebene einschwenkt und beim Abstoßen in eine nach innen rotierte Stellung übergeht.

Die Bänder des oberen Sprunggelenks

Als Scharniergelenk verfügt das Sprunggelenk über einen gut entwickelten Seitenbandapparat. Die asymmetrische, gegenüber dem Auflagepunkt des Calcaneus nach medial versetzte Lage der Belastungsachse bringt es mit sich, daß unter der Belastung eine Valgisierungstendenz auftritt, welche durch die kräftige Ausbildung des medialen Seitenbandes und eine zusätzliche Muskelsicherung durch den Verlauf der Beugersehnen kompensiert wird. Auf beiden Seiten sind Bandzüge vorhanden, welche als spezifische Führungseinrichtung für den Talus anzusprechen sind. Im Verband des Lig. deltoideum sind dies die Partes tibiotalares anterior und posterior, lateral die kräftigen Lig. tibiofibularia anterius und posterius. Die oberflächlichen Faserzüge des Lig. deltoideum ziehen zum Os naviculare (Pars tibionavicularis) und zum Calcaneus (Pars tibiocalcanearis) und verklammern so oberes und unteres Sprunggelenk gemeinsam. Sie sind besonders gut geeignet, die oben geschilderte Knickfußtendenz aufzufangen. Im Verband des lateralen Seitenbandes fällt der Faserzug des Lig. calcaneofibulare auf, der auffallend schräg nach hinten in der Richtung auf das Tuber calcanei verläuft. INMAN (2) betont in seiner Monographie, daß der Ansatzpunkt dieses Bandes praktisch mit der Austrittstelle der unteren Sprunggelenksachse aus dem Calcaneus zusammenfällt, sodaß seine Spannung unabhängig von den Einstellbewegungen im subtalaren Gelenk konstant bleibt.

Die Verbindungen zwischen Tibia und Fibula

Statisch stehen im Vordergrund die Syndesmosis tibiofibularis und die Membrana interossea, durch die die Fibula federnd an die Tibia gefesselt wird. Die Syndesmose ist in das verhältnismäßig kurze Lig. tibiofibulare anterius und das Lig. tibiofibulare posterius gegliedert, das auf der Dorsalfläche der Tibia bis weit nach medial reicht und an der Innenfläche der Fibula dicht hinter Gelenkfacette ansetzt. Beim Spalten der Syndesmose wird in der lateralen Fläche der Tibia eine Art Führungsrinne erkennbar, die sich proximalwärts verjüngt und in die sich die Fibula einschmiegt. Die Kontaktfläche der Fibula zur Tibia ist aber ebenfalls leicht konkav, der interossäre Raum wird von Fettgewebe erfüllt, das im

Bereich der cruralen Gelenkfläche an die Synovialmembran reicht, die hier einen Recessus bilden kann.

Die Faserzüge der Syndesmose wie auch die Hauptfaserzüge der Membrana interossea haben einen von medial oben nach lateral unten gerichteten Verlauf, der an sich zum Auffangen von Zugkräften geeignet wäre, die auf die Fibula einwirken könnten. Doch sind die Mitbewegungen der Fibula sehr viel komplexer, und die Angaben darüber teilweise widersprüchlich. In vielen Arbeiten, u.a. von KAPANDJI (3), wird darauf hingewiesen, daß die Fibula bei der Dorsalflexion eine Innen-, bei der Plantarflexion eine Außenrotation durchmacht. Im weiteren leitet dieser Autor unter der Annahme einer Gabelspreizung vom interossären Faserverlauf die Vorstellung ab, daß die Fibula bei der Dorsalflexion von der Tibia und gleichzeitig nach proximal verschoben wird. Das gegenläufige Bewegungsmuster begleitet die Plantarflexion. WEBER (5) berichtet über Beobachtungen bei operativer Freilegung, nach denen sich bei Bewegungen im oberen Sprunggelenk die Gabelweite nicht ändert, bei der Dorsalflexion aber die Fibula nach einwärts rotiert und um 1 bis 2 mm nach dorsal verschiebt. BARNET und NAPIER (1) schließlich haben den Mitbewegungen der Fibula besondere Beachtung geschenkt und in diesem Zusammenhang auch verschiedene Bautypen im proximalen tibiofibularen Gelenk beschrieben, die sich in Größe, Form und Orientierung der Gelenkfläche unterscheiden. Gelenke mit relativ großer, nahezu transversal eingestellter Gelenkfläche sollen vorzugsweise auf Rotationsbewegungen ausgerichtet sein, während kleine, mehr vertikal eingestellte Gelenkflächen als Ausdruck einer vorwiegend vertikalen Verschiebebewegung gewertet werden. Die von diesen Autoren an ausgewählten Präparaten beobachteten Bewegungsausschläge halten sich aber in sehr engen Grenzen. Im Gegensatz zu diesen passiven, statisch bedeutsamen Einstellbewegungen haben vor ein paar Jahren Untersuchungen über die dynamische Funktion der menschlichen Fibula Aufsehen erregt, welche von WEINERT, McMASTER und FERGUSON (4) mit Hilfe von Zeitlupenfilmen und Röntgenkinematographie durchgeführt wurden. Diese Autoren postulieren während der Belastungsphase des Standbeins eine Distalverschiebung der Fibula, welche zur Verbesserung der Stabilität im oberen Sprunggelenk beitragen soll. Diese Beobachtungen werden aber von verschiedener Seite angezweifelt, da Projektionsfehler bei den Röntgenfilmen nicht auszuschließen sind.

Ohne Zweifel ist die Rolle der Mitbewegungen der Fibula noch bei weitem nicht geklärt und es wird notwendig sein, sie im Rahmen der gesamten Variationsbreite im Bau der Sprunggelenke und im Rahmen der Statik und Dynamik des Fußes zu überprüfen. An der Bedeutung, welche der Fibula und ihrem intakten Bandapparat für die Integrität des oberen Sprunggelenkes zukommt, ist aber nicht zu zweifeln. Sie trägt in ausschlaggebendem Maße zur Sicherung des Präzisionsmechanismus bei, der dieses Gelenk vor allen anderen der unteren Extremität auszeichnet.

Literatur

1. BARNET, C.H. and NAPIER, J.R.: The axis of rotation at the ankle joint in man. Its influence upon the form of the talus and the mobility of the fibula. J. Anat. 86, 1 (1952).

2. INMAN, V.T.: The joints of the ankle. Baltimore: The Williams & Wilkins Company 1976.
3. KAPANDJI, I.A.: Physiologie articulaire. Paris: Librairie Maloine 1965.
4. WEINERT, C.R., McMASTER, J.H. and FERGUSON, R.J.: Dynamic function of the human fibula. Am. J. Anat. 138, 146 (1973).
5. WEBER, B.G.: Die Verletzungen des oberen Sprunggelenkes. Bern-Stuttgart: Verlag Hans Huber 1966.

Biomechanik und Pathomechanik des oberen Sprunggelenkes

C.J. Wirth, W. Küsswetter und M. Jäger

Biomechanik

Knöcherne Führung

Das obere Sprunggelenk ist kein einfaches Scharniergelenk, da zusätzliche Rotationsbewegungen des Talus bei der dorso-plantaren Bewegung ablaufen (1, 3). Diese Rotationsbewegungen sind bedingt durch die anatomische Beschaffenheit der Talusrolle. Während der Krümmungsradius der lateralen Rollkante des Talus konstant ist, zeigt die mediale Talusrollkante ventral eine stärkere Krümmung als dorsal (14, 21). Deshalb kommt es bei der Dorsalflexion des oberen Sprunggelenkes zu einer Innenrotationsbewegung des Talus infolge des kleineren ventralen Krümmungsradius der medialen Talusrollkante, bei der Plantarflexion zu einer Außenrotation des Talus wegen des dorsal größeren Krümmungsradius medialseitig. Berücksichtigt man außerdem, daß die Talusrolle ventral eine größere Breite als dorsal aufweist, so kann nach INMAN (14) die Talusrolle mit einem Ausschnitte aus einem Kegel mit fibularseitiger Basis verglichen werden, wobei der tibialseitige Anschnitt ellipsenförmig und der fibularseitige Anschnitt kreisförmig ausfällt.

Die unterschiedlichen Krümmungen der medialen Talusrollkante bedingen hier zwei verschiedene Krümmungsmittelpunkte im Gegensatz zu einem konstanten lateralen Krümmungsmittelpunkt. Bei der Dorsalflexion im oberen Sprunggelenk richtet sich daher die Talusquerachse medial auf, bei der Plantarflexion sinkt sie medial ab (1, 12).

Somit verläuft die Bewegungsachse des oberen Sprunggelenkes nicht parallel zur Gelenkfläche, sondern schräg durch den Talus knapp unterhalb der Knöchelspitzen. Der fibularseitige Neigungswinkel der Achse gegenüber der Tibialängsachse beträgt annähernd 100 Grad, gegenüber der Kniegelenksachse ist die Sprunggelenksachse um 20 - 30 Grad fibularseitig außenrotiert (14, 18, 19). Da der Innenknöchel für die Talusrolle einen starren Anschlag bildet, muß der Außenknöchel die Rotationsbewegungen des Talus mitmachen, um eine straffe Führung der Talusrolle während der Flexionsbewegung im oberen Sprunggelenk zu gewährleisten. Dies geschieht durch eine gelenkige Verbindung der Fibula in der Incisura tibiae durch die Syndesmosenbänder. In diesem distalen Tibiofibulargelenk sind Bewegungen der Fibula in allen Ebenen des Raumes möglich und nötig. Bei der Dorsalflexion im oberen Sprunggelenk kommt es zu einer Innenrotation, einer Dorsalverschiebung, einer Lateralisierung und einer Proximalverschiebung des Außenknöchels. Die Plantarflexion bewirkt eine Außenroation, Ventralverschiebung, Medialisierung und Distalverschiebung des Außenknöchels (1, 2, 3, 11, 14, 15, 22, 25, 26) (Abb. 1 a, b).

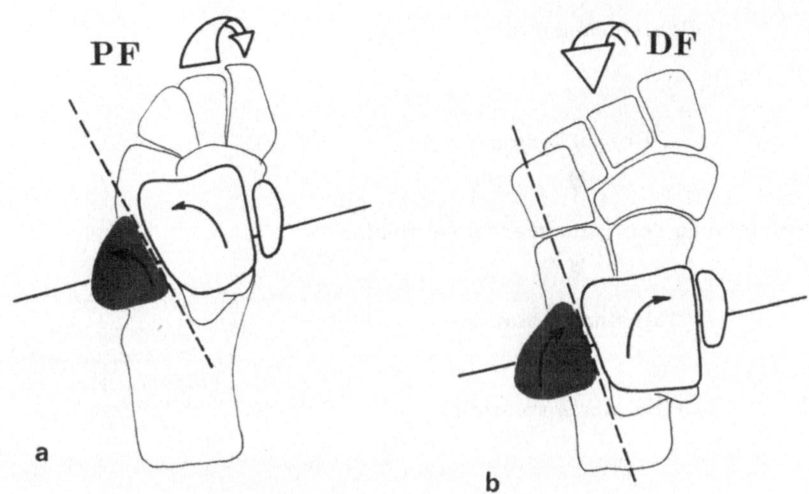

Abb. 1 a und b. Gezeichnetes Röntgenbild eines Sprunggelenkspräparates im axialen Strahlengang. (a) Die Plantarflexion (PF) bedingt eine Talus- und Fibulaaußenrotation. (b) Die Dorsalflexion (DF) bedingt eine Talus- und Fibulainnenrotation

Somit ist letztlich die Bewegung im oberen Sprunggelenk komplexer Natur. Bei der Dorsalflexion kommt es zur Aufrichtung der Talusquerachse medialseitig mit Talusinnenrotation, verbunden mit gleichzeitiger Innenrotation, Dorsal- und Proximalverschiebung und Lateralisierung der Fibula. Bei der Plantarflexion sinkt die Talusquerachse medial ab, der Talus rotiert nach außen und die Fibula zeigt ebenfalls eine Außenrotation mit Ventral- und Distalverschiebung und Medialisierung (Abb. 2 a, b).

Praktisch wichtig ist die Tatsache, daß die Fibula bei Bewegungen im oberen Sprunggelenk vor allen Dingen Rotationsbewegungen ausgesetzt ist, die entscheidend sind für die ungestörte Mechanik des oberen Sprunggelenkes.

Ligamentäre Führung

Der Talus wird in der Sprunggelenksgabel durch einen Kapselbandapparat geführt. Dabei entspricht die mehr konzentrische Anordnung des Lig. deltoideum der starren Führung der Talusrolle durch den Innenknöchel, die breiter aufgefächerte Anordnung der Fußaußenbänder der beweglicheren Führung durch den Außenknöchel. Die Syn-

Plantarflexion

Absinken der Talusquerachse medial

Talusaußenrotation

Fibulaaußenrotation

a

Dorsalflexion

Aufrichtung der Talusquerachse medial

Talusinnenrotation

b Fibulainnenrotation

Abb. 2a und b.
Abhängigkeit der Rotationsbewegungen des Talus und der Fibula von der Plantarflexion (a) und Dorsalflexion (b) im oberen Sprunggelenk

desmosenbänder vervollständigen den flexibel angeordneten Gabelschluß.

Wir haben das Spannungsverhalten dieser Bänder im unbelasteten Zustand experimentell bei dorsoplantarer Bewegung im oberen Sprunggelenk an 6 autoptisch gewonnenen Sprunggelenkspräparaten simultan geprüft (Abb. 3). Die Präparate wurden in einen Bewegungssimulator eingespannt, der Bewegungen von 30 Grad Dorsalflexion bis 40 Grad Plantarflexion im oberen Sprunggelenk gestattete. Dieser Simulator war in eine feuchte Kammer integriert, in der konstante Bedingungungen von 25 Grad C und 100%iger Luftfeuchtigkeit aufrecht erhalten werden konnten. Für die Messungen wurden mit je 2 Dehnungsmeßstreifen bestückte Transducer in die Bänder des oberen Sprunggelenkes eingenäht. Die Signale der Transducer während des Bewegungsablaufs wurden von einem Mehrkanalverstärker (Firma Vishay) verstärkt und von einem 6-Kanallinienschreiber (Firma Rikadenki) aufgezeichnet. Eine elektronische Regleranlage steuerte gleichzeitig den Bewegungssimulator und den Vorschub des Linienschreibers, sodaß die erhaltenen Dehnungskurven dem jeweiligen Bewegungsablauf zuzuordnen waren.

Beim physiologischen Bewegungsablauf von dorsal nach plantar zeigen die Ligamenta talofibulare ant. und post. trotz ihres entgegengesetzten Verlaufes eine vermehrte Anspannung bei zunehmender Plantarflexion und Dorsalflexion, wobei die Anspannung bei Dorsalflexion überwiegt. Besonders ausgeprägt ist dies beim Ligamentum calcaneofibulare. Alle fibularen Bänder sind in der Neutral-Null-Position weitgehend entspannt.

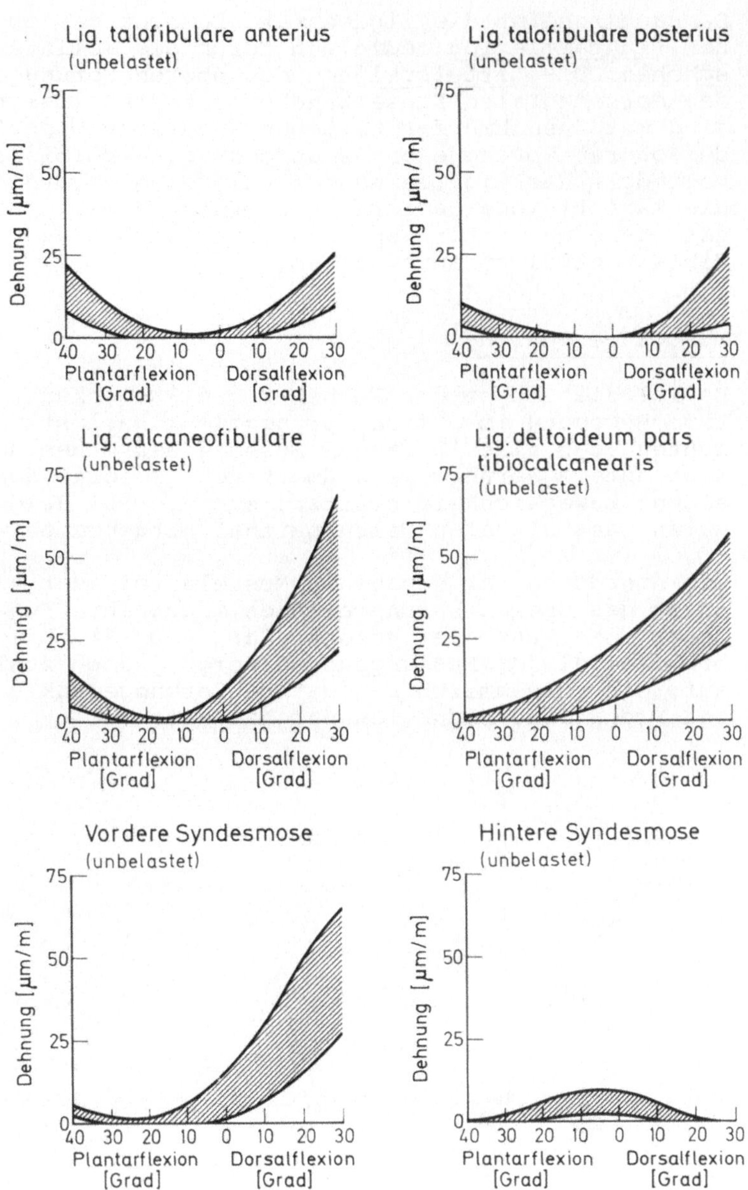

Abb. 3. Spannungsverhalten der einzelnen Bänder autoptisch gewonnener Sprunggelenkspräparate im unbelasteten Zustand bei simultaner Prüfung durch Dehnungsmeßstreifen

Demgegenüber zeigt die Pars tibiocalcanearis des Deltabandes die geringste Spannung bei Plantarflexion und einen Spannungsanstieg proportional zur zunehmenden Dorsalflexion.

Während das physiologische Spannungsverteilungsmuster der vorderen Syndesmose dem der fibularen Bänder ähnelt, ergibt sich bezüglich der hinteren Syndesmose das genau umgekehrte Bild. Hier liegen die Maximalspannungen im Bereich der Neutral-Null-Position.

Demnach scheint die ligamentäre Führung des oberen Sprunggelenkes bei Plantarflexion lediglich durch die Kollateralbänder zu geschehen. Die Mittelstellung des oberen Sprunggelenkes wird durch den dorsomedialen Kapselbandapparat stabilisiert. In Dorsalflexion sind mit Ausnahme der hinteren Syndemose praktisch alle Bänder des oberen Sprunggelenkes an der Gelenkstabilisierung beteiligt, besonders das Lig. calcaneofibulare, die vordere Syndesmose und die Pars tibiocalcanearis des Deltabandes, also die Bänder, die das obere und untere Sprunggelenk überbrücken bzw. Fibula und Tibia ventral zusammenhalten.

Musculäre Führung

Es ist die Gruppe der Fußheber und Fußsenker, die die dorsoplantare Bewegung im oberen Sprunggelenk auslöst. Dabei ist zu beachten, daß alle 10 langen Muskeln des Fußes sowohl das obere wie auch untere Sprunggelenk überbrücken, sodaß der Talus keine eigene Beweglichkeit besitzt, sondern bei Bewegungen vom proximalen oder distalen Gelenkpartner mitgenommen wird (17).

Die Anordnung der einzelnen Muskeln vor oder hinter der Flexionsachse des oberen Sprunggelenkes macht ihre Funktion als Fußheber oder Fußsenker sofort klar (Abb. 4). Die Anordnung lateral bzw. medial der Fußlängsachse zeigt jedoch zusätzliche Funktionen auf, die vornehmlich das untere Sprunggelenk betreffen: Supination und Pronation, Abduktion und Adduktion.

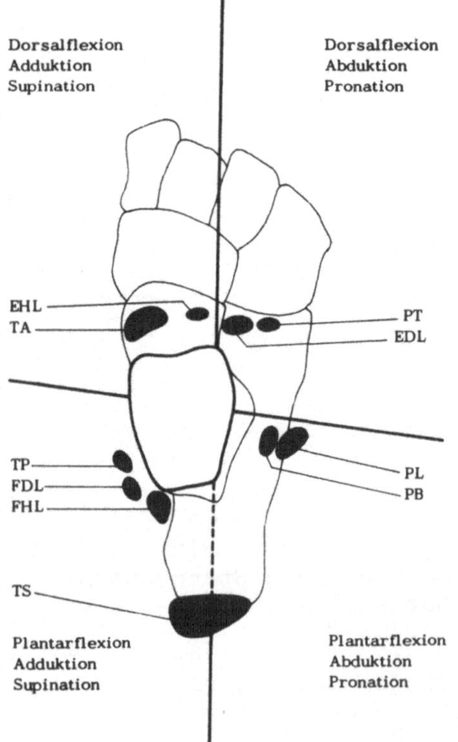

Abb. 4.
Funktion der langen Fußmuskeln in Abhängigkeit von Ihrer Lage zur Flexionsachse des oberen Sprunggelenkes und Längsachse des Fußes

Diese Muskelgruppen sind die dynamischen Stabilisatoren des oberen Sprunggelenkes und wirken bremsend auf exzentrisch am oberen Sprunggelenk angreifende Kräfte wie Schub, Scherung, Rotation und Valgusknickung. Der M. tib. posterior ist zudem aufgrund seines Ursprunges an Fibula- und Tibiaschaft in der Lage, die Malleolengabel aktiv zusammenzupressen (15).

Beanspruchung bei Belastung

Das obere Sprunggelenk wird vornehmlich auf Druck beansprucht. Daneben wirken noch Schub, Scherung, Rotation und Valgusknickung auf das obere Sprunggelenk ein.

Was die realen Druckkräfte im oberen Sprunggelenk anbelangt, so konnte WEBER (25) durch Heranziehung der Angaben von FISCHER (6) und EBERHART (5) errechnen, daß in der Standphase des Fußes während des Gehens beim Fersenstand das doppelte Körpergewicht, beim Sohlenstand das einfache Körpergewicht und beim Zehenstand das dreifache Körpergewicht auf das obere Sprunggelenk einwirken kann.

Da das obere Sprunggelenk eine definierte Gelenkmechanik aufweist, werden im normalen Bewegungsablauf bestimmte Flächenabschnitte der Talusrolle immer in derselben Weise beansprucht (23). Nach GREENWALD et al. (9) existieren zu Beginn der Standphase getrennte Kontaktflächen auf den dorsalen Talusrollkanten. Bei zunehmender Belastung kommt es zur Ausdehnung und zum Zusammenfliessen dieser Kontaktflächen bis zu einer annähernd rechteckigen Form, wobei die knöchelseitigen Talusgelenkflächen miteinbezogen werden. WILLENEGGER (27) konnte zeigen, daß nach Rotation der vertikalen Talusachse lediglich um 2 Grad sich diese Kontaktfläche des Talus um 47% reduziert. RIEDE et al. (20) kamen im Rahmen ihrer gelenkmechanischen Untersuchungen am oberen Sprunggelenk zu ähnlichen Ergebnissen.

Der Gehakt

Die Biomechanik des oberen Sprunggelenks wird verdeutlicht beim Gehakt durch das Zusammenspiel der einzelnen Komponenten, nämlich der Gelenke, Muskeln und Bänder.

Wir unterscheiden eine Standphase und Schwungphase. Etwas vereinfacht kann die Standphase in drei Perioden eingeteilt werden, den Fersenstand, den Sohlenstand und den Zehenstand (18, 19, 25).

Der Fersenstand bezeichnet die Periode vom ersten Bodenkontakt mit der Ferse bis zur vollen gewichttragenden Position des Fußes. Becken, Femur und Tibia sind innenrotiert, das obere Sprunggelenk ist plantarflektiert und das untere Sprunggelenk zeigt eine Eversionsstellung. Der Talus drängt gegen die fibulotibiale Gelenkecke, wobei die Syndesmosenbänder unter erheblichen Zug versetzt werden (25). Diese Valgisationstendenz des Fußes wird durch aktive Muskelkraft und Anspannung des Lig. deltoideum gebremst. Der Quadriceps femoris und die Dorsalflexoren sind angespannt, um den plötzlichen Stoß auf das Fersenbein durch Bremsung der Plantarflexion abzufangen.

In der zweiten Standperiode, dem Sohlenstand, rotieren Becken, Femur und Tibia nach außen. Im oberen Sprunggelenk folgt die Dorsalflexion und im unteren Sprunggelenk die Inversion. Durch Verlagerung des Körperschwerpunktes läßt der Druck auf das oberere Sprunggelenk nach. Bei fehlender Aktivität der Fußhebermuskeln kommt es langsam zur Aktivierung der Fußsenker.

In der dritten Standperiode, dem Zehenstand, kommt es durch kräftige Anspannung der Fußsenker zum Abheben des Rückfußes vom Boden. In dieser Phase wird eine Druckbelastung des oberen Sprunggelenkes bis zum Dreifachen des Körpergewichtes erreicht. Diese axialen Druckkräfte werden direkt auf die distale Tibiagelenkfläche übertragen, da der Außenknöchel durch Talusaußenrotation entlastet wird (Abb. 5).

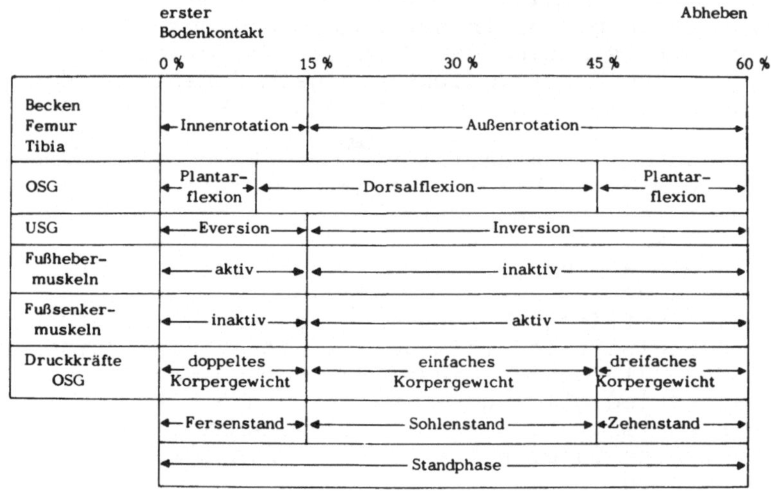

Abb. 5. Zusammenspiel statischer und dynamischer Komponenten in der Standphase des Gehaktes

Pathomechanik des Kapselbandapparates

Kontinuitätsunterbrechungen im Kapselbandapparat verursachen eine Störung der Mechanik des oberen Sprunggelenkes im Sinne einer Instabilität. Sie sind als Alternative zu Frakturen der Sprunggelenksgabel zu betrachten.

Quantitative Untersuchungen

Wir haben die Spannungsänderungen der einzelnen Bänder des oberen Sprunggelenkes an autoptisch gewonnenen Sprunggelenkspräparaten unter verschiedenen Streßbedingungen geprüft, um eine Aussage über die Anfälligkeit der einzelnen Bänder im Rahmen verschiedener Verletzungsmechanismen zu erhalten. Untersucht wurden als häufigste Streßsituationen jeweils Varusinnenrotation und Valgusaußenrotation bei konstanter Krafteinwirkung (Abb. 6).

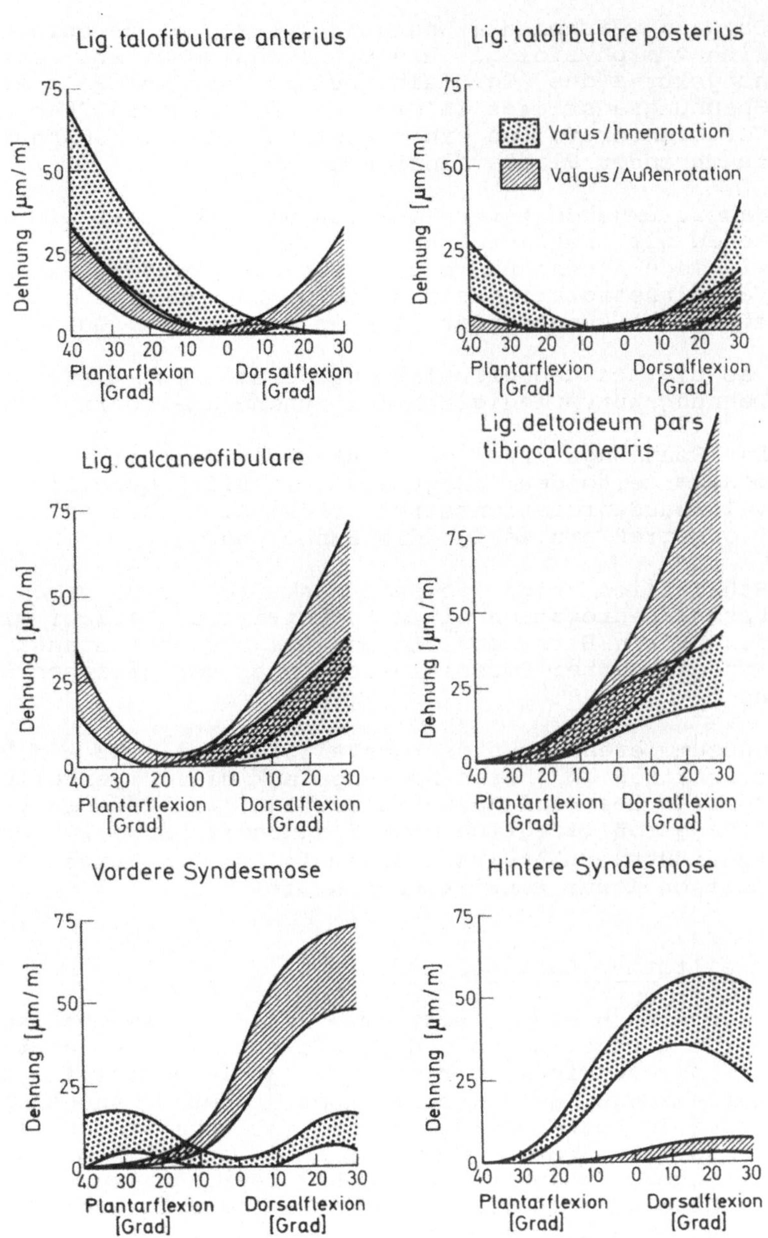

Abb. 6. Spannungsverhalten der einzelnen Bänder autoptisch gewonnener Sprunggelenkspräparate unter Varusinnenrotationsstreß und Valgusaußenrotationsstreß bei simultaner Prüfung durch Dehnungsmeßstreifen

Das Spannungs-Dehnungsmuster des Bandapparates des oberen Sprunggelenkes bei einem Valgusaußenrotationsstreß entspricht grundsätzlich dem physiologischen Spannungsverteilungsmuster. Die Spannungsspitzen erhöhen sich in Abhängigkeit von der einwirkenden Kraft.

Dagegen weichen die Spannungskurven bei Varusinnenrotation erheblich vom physiologischen Spannungsmuster ab. So zeigt die Spannungskurve des Lig. talofibulare ant. anstelle eines symmetrischen Spannungsanstieges in extremer Dorsal- und Plantarflexion bei Varusinnenrotation einen kontinuierlichen Spannungsanstieg mit zunehmender Plantarflexion.

Nahezu umgekehrt verhält sich das Lig. talo-fibulare post. Hier sehen wir unbelastet und bei Varusaußenrotationsstreß eine überwiegende Anspannung bei zunehmender Dorsalflexion, während beim Varusinnenrotationsstreß die Spannungskurve einen symmetrischen Anstieg mit zunehmender Plantarflexion bzw. Dorsalflexion zeigt.

Das Lig. calcaneofibulare wiederum weist hier einen Anstieg der Dehnungskurve lediglich bei zunehmender Dorsalflexion auf.

Das Spannungsverteilungsmuster der Pars tibiocalcanearis des Ligamentum deltoideum zeigt ausschließlich quantitative Unterschiede: Valgusaußenrotationsstreß erhöht die Bandspannung, Varusinnenrotationsstreß erniedrigt die Bandspannung.

Schließlich zeigt die Dehnungskurve der vorderen Syndesmose bei Varusinnenrotation einen symmetrischen Verlauf mit Anspannung in den beiden Extrempositionen. Demgegenüber spannt sich die hintere Syndesmose bei Dorsalflexion unter den gleichen Streßbedingungen an.

Subsummierend kann festgestellt werden, daß ein Varusinnenrotationsstreß am oberen Sprunggelenk eine Umverteilung der Spannungsspitzen des Bandapparates bedingt, während ein Valgusaußenrotationsstreß lediglich eine Spannungszunahme im Vergleich zu den Spannungsverhältnissen des unbelasteten Bandapparates zeigt, proportional zur einwirkenden Kraft.

Qualitative Untersuchungen

Hier können einmal bestimmte Verletzungsmechanismen am Leichenpräparat nachvollzogen und dann die verletzten anatomischen Strukturen beschrieben werden (10, 13). Andererseits können definierte Verletzungen am Kapselbandapparat des Sprunggelenkes gesetzt und diese in Beziehung zum Stabilitätsverlust des oberen Sprunggelenkes gebracht werden. Wir haben zusammen mit ARTMANN (28) an frischen, autoptisch gewonnenen Sprunggelenkspräparaten die fibularen Bänder in verschiedener Reihenfolge und verschiedenen Kombinationen durchtrennt und den Stabilitätsverlust im Röntgenbild dokumentiert (Abb. 7 bis 9).

Die isolierte Durchtrennung des Lig. talofibulare ant. ermöglicht bei Spitzfußstellung eine Aufklappung im oberen Sprunggelenk von durchschnittlich 10 Grad und eine Talussubluxation nach ventral. Bei Rechtwinkelstellung des Fußes bleibt das Gelenk seitenstabil. Die isolierte Durchtrennung des Lig. calcaneofibulare, klinisch vereinzelt als isolierte Ruptur beobachtet (7), zeigt einen Stabilitätsverlust im umgekehrten Sinne, nämlich eine Aufklappbarkeit des oberen Sprunggelenkes bei Rechtwinkelstellung des Fußes von annähernd 10 Grad und Stabilität bei Spitzfußstellung

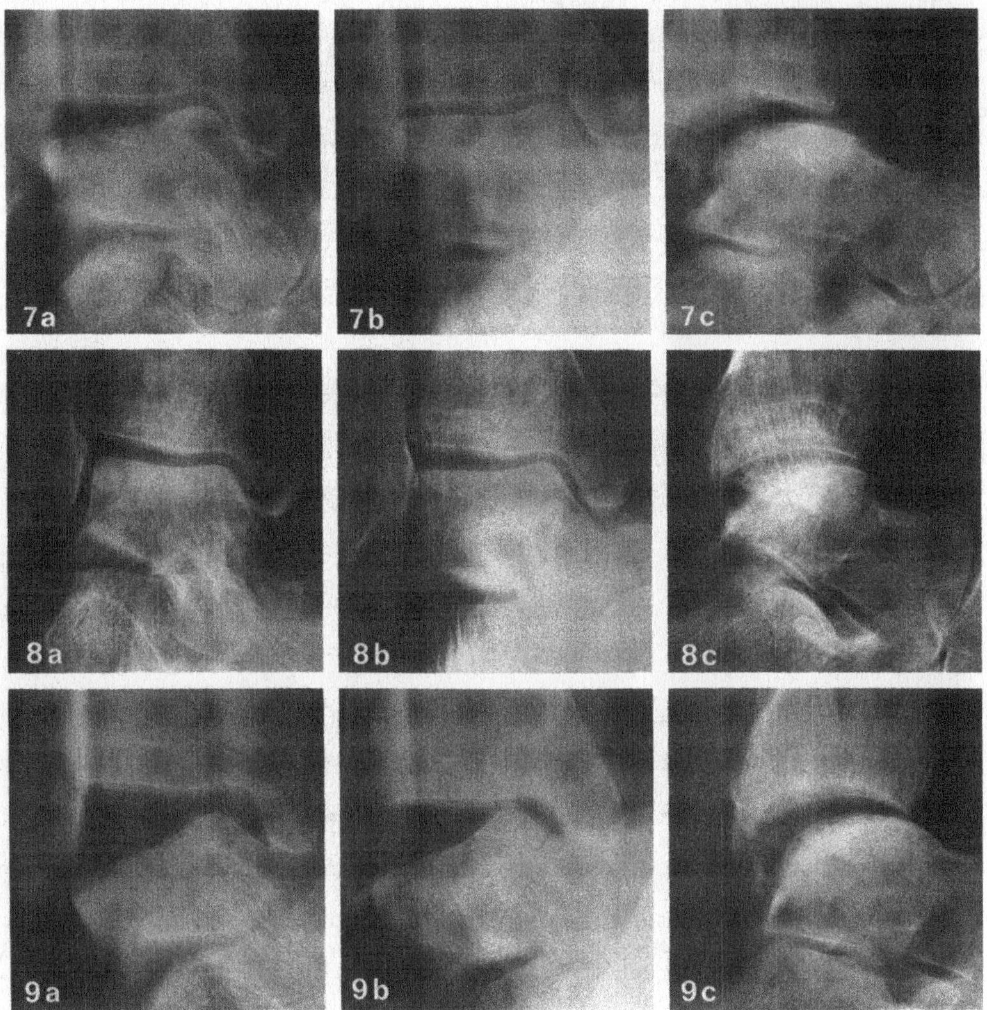

Abb. 7 bis 9. Gehaltene Röntgenaufnahmen von Sprunggelenkspräparaten mit definierten Verletzungen des fibularen Bandapparates in Spitzfußstellung (a), Rechtwinkelstellung des Fußes (b), Talussubluxation (c).
Abb. 7. Durchtrennung des Lig. talofib. ant.
Abb. 8. Durchtrennung des Lig. calcaneofib.
Abb. 9. Durchtrennung der Ligamenta talofib. ant. und calcaneofibulare.
(Quelle: 28)

und in antero-posteriorer Richtung. Die kombinierte Durchtrennung der Ligg. talofibulare anterius und calcaneo fibulare, eine häufige Rupturform, führt zu einer seitlichen Instabilität des oberen Sprunggelenkes von 15 - 30 Grad sowohl in spitzwinkeliger wie auch rechtwinkeliger Fußstellung und einer "Rotationsschublade" des Talus nach ventral, also letztlich zu einer anterolateralen Instabilität des oberen Sprunggelenkes. Die Durchtrennung des gesamten fibularen Kapselbandapparates schließlich erzeugt eine vollständige Instabilität mit anteriorer und posteriorer Subluxationsmöglichkeit des Talus.

Bezüglich des Stabilitätsverlustes nach definiert gesetzten Verletzungen der Syndesmose bzw. des Deltabandes liegen vereinzelte Untersuchungen vor (3, 4, 8, 16, 24). Die Durchtrennung des Lig. tibiofibulare anterius führt zu einer Eröffnung des vorderen Anteiles des Syndesmose von 4 bis 10 mm durch Außenrotation des Außenknöchels, die Durchtrennung der Ligamenta tibiofibulare posterius und transversum nur zu einer geringen Syndesmosenverbreiterung. Die Durchtrennung der Ligamenta tibiofibulare ant. und interosseum bewirkt hingegen eine Syndesmosenverbreiterung von 5 bis 10 mm, die Durchtrennung aller Syndesmosenbänder eine Verbreiterung von mehr als 10 mm, wenn zusätzlich das Deltaband und die Membrana interossea durchtrennt werden.

Auswirkung auf die Druckverhältnisse des oberen Sprunggelenkes

Bezüglich der Syndesmosenverbreiterung konnten RIEDE et al. (20) zeigen, daß eine Verbreiterung von 1 mm die Gelenkkontaktfläche am Talus bereits um 52.5%, eine Verbreiterung von 2 mm diese um 58.6% reduziert.

Zusammenfassung

Resummierend lassen sich folgende Feststellungen treffen:

1. Die Rotationsfähigkeit der Fibula ist entscheidend für die Mechanik des oberen Sprunggelenkes.
2. In Plantarflexion stabilisieren die Kollateralbänder das obere Sprunggelenk, in Mittelstellung der dorsomediale Kapselbandapparat, in Dorsalflexion die vordere Syndesmose und die das untere Sprunggelenk überbrückenden Bänder.
3. Die Unterschenkelmuskulatur wirkt als dynamischer Stabilisator des oberen Sprunggelenkes durch Bremsung aller auf das Gelenk einwirkenden Kräfte.
4. Die großen, auf das obere Sprunggelenk einwirkenden Druckkräfte werden sowohl auf die Rollkanten wie auch auf die Führungsrinne des Talus übertragen.
5. Nur durch das Zusammenspiel aller aktiven und passiven Stabilisatoren beim Gehakt ist die gleichmäßige Übertragung der Druckkräfte auf das obere Sprunggelenk möglich.
6. Ein Varusinnenrotationsstreß am oberen Sprunggelenk bewirkt eine Umverteilung der Spannungsspitzen des Bandapparates, ein Valgusaußenrotationsstreß lediglich eine Spannungszunahme im Vergleich zu den Spannungsverhältnissen des unbelasteten Bandapparates, proportional zur einwirkenden Kraft.
7. Die successive Durchtrennung des fibularen Kapselbandapparates führt zu einer "Rotationsschublade" des Talus im Rahmen einer zunehmenden anterolateralen Sprunggelenksinstabilität.
8. Die Durchtrennung der Syndesmosenbänder bewirkt nur bei gleichzeitiger Durchtrennung des Deltabandes eine gravierende Gabelverbreiterung.
9. Die Gelenkkontaktfläche des Talus wird jedoch schon bei einer Gabelverbreiterung von 1 mm entscheidend reduziert.

Literatur

1. BARNETT, C.H., NAPIER, J.R.: The axis of rotation at the ankle joint in man. Its influence upon the form of the talus and the mobility of the fibula. Anatomy 86, 1 (1952).
2. CEDELL, C.-A.: Ankle lesions. Acta orthop. scand. 46, 425 (1975).
3. CLOSE, J.R.: Some Applications of the Functional Anatomy of the Ankle Joint. J. Bone Jt Surg. 38-A, 761 (1956).
4. DIETL, H.: Über die Sprengung der Knöchelgabel, ihre Erkennung und Behandlung. Zbl. Chir. 81, 2154 (1956).
5. EBERHARDT, H.D., INMAN, V.T., SAUNDERS, J.B., LEVENS, De C.M., BRESLER, B., McCOWAN, T.D.: Fundamental studies of human locomotion and other information relating to the design of artificial limbs. A report to the National Research Council, Comittee on artificial limbs, Berkeley, Univ. of California 1947.
6. FISCHER, O.: Der Gang des Menschen. 2. Theil. Abh. d. Math.-Phys. Classe d. Kgl. Sächs. Ges. d. Wissenschaften, Bd. 25, 1 (1899).
7. FRANCILLON, M.R.: Distorsio pedis with an isolated lesion of the ligamentum calcaneofibulare. Acta orthop. scand. 32, 469 (1962).
8. GRATH, G.-B.: Widening of the ankle mortise. Acta Chir. Scand. Suppl. 263, 1 (1960).
9. GREENWALD, A.S., MATEJCZYK, M.-B., BLACK, J.D., PORRITT, D., BECK, R.D., WILDE, A.H.: Preliminary observations on the weight-bearing surfaces of the human ankle joint. Surg. Forum 27, 505 (1976).
10. GÜTTNER, L.: Erkennung und Behandlung des Bänderrisses am äußeren Knöchel mit Teilverrenkung des Sprungbeines im Sinne der Supination (Subluxatio supinatoria pedis). Arch. orthop. Unfall-Chir. 41, 287 (1942).
11. HENKEMEYER, H., PÜSCHEL, R., BURRI, C.: Experimentelle Untersuchungen zur Biomechanik der Syndesmose. Langenbecks Arch. Chir. Suppl. Forum 369 (1975).
12. HICKS, J.H.: The mechanics of the foot. I. The joints. J. Anat. 87, 345 (1953).
13. HÖNIGSCHMIED, J.: Leichenexperimente über die Zerreißungen der Bänder im Sprunggelenk mit Rücksicht auf die Entstehung der indirecten Knöchelfracturen. Dtsch. Z. Chir. 8, 239 (1877).
14. INMAN, V.T.: The joints of the ankle. Baltimore: Williams & Wilkins 1976.
15. KAPANDJI, I.A.: The Physiology of the Joints. Edinburgh/London: Livingstone Vol. 2 (1970).
16. KRISTENSEN, T.B.: Fractures of the ankle. VI. Follow-up studies. Arch. Surg. 73, 112 (1956).
17. v. LANZ, T., LANG, J., WACHSMUTH, W.: Praktische Anatomie, Bein und Statik. Bd. I, 4. Teil, 2. Aufl. Berlin-Heidelberg-New York: Springer 1972.
18. MANN, R.A.: Biomechanics of the foot. In: American Academy of Orthopaedic Surgeons, Atlas of Orthotics: Biomechanical Principles and Application. St. Louis: C.V. Mosby 1975.
19. MORRIS, J.M.: Biomechanics of the foot and ankle. Clin. Orthop. 122, 10 (1977).

20. RIEDE, U.N., SCHENK, R.K., WILLENEGGER, H.: Gelenkmechanische Untersuchungen zum Problem der posttraumatischen Arthrosen im oberen Sprunggelenk. I. Die intraartikuläre Modellfraktur. Langenbecks Arch. Chir. 328, 258 (1971)
21. RIEDE, U.N., HEITZ, Ph., RUEDI, Th.: Gelenkmechanische Untersuchungen zum Problem der posttraumatischen Arthrosen im oberen Sprunggelenk. II. Einfluß der Talusform auf die Biomechanik des oberen Sprunggelenkes. Langenbecks Arch. Chir. 330, 174 (1971).
22. STEINDLER, A.: Kinesiology of the human body. Springfield-Illinois: C.C. Thomas 1973.
23. TÖNDURY, G.: In: Rauber-Kopsch: Lehrbuch und Atlas der Anatomie des Menschen. Bd. I, Bewegungsapparat. Stuttgart: Thieme 1968.
24. VIDAL, J., FASSIO, B., BUSCAYRET, Ch., ESCARE, Ph., ALLIEU, Y.: Instabilité externe de la cheville. Rev. Chir. Orthop. 60, 635 (1974)
25. WEBER, B.G.: Die Verletzungen des oberen Sprunggelenkes. Bern-Stuttgart-Wien: Huber 1966.
26. WEINERT, C.R. jr., McMASTER, J.H., FERGUSON, R.J.: Dynamic function of the human fibula. Am. J. Anat. 138, 145 (1973).
27. WILLENEGGER, H.: Zur Problematik bei der Versorgung von Malleolarfrakturen. In: Ungelöste Probleme der Chirurgie. Stuttgart: Thieme 1964.
28. WIRTH, C.J., ARTMANN, M.: Chronische fibulare Sprunggelenksinstabilität - Untersuchungen zur Röntgendiagnostik und Bandplastik. Arch. orthop. Unfall-Chir. 88, 313 (1977).

Pathophysiologie der knöchernen Verletzungen des oberen Sprunggelenkes

W. Spier

Reine Luxationen des oberen Sprunggelenkes ohne jede Knochenschädigung sind extrem selten, sie sind in der Weltliteratur nur etwa 25 mal beschrieben. Schon sehr lange ist bekannt, daß eine Verrenkung des Fußes gegen den Unterschenkel mit Abbrüchen der Knöchel verbunden ist. Hippokrates hat schon 400 vor Christus solche Verletzungen erwähnt. 1723 geht PETIT (7) in einer Monographie über Erkrankungen des Knochens näher auf die Knöchelbrüche ein, betont aber auch die Bedeutung des Bandapparates für den Gabelschluß.

Während die ersten Erfahrungen mit den Verletzungen des Sprunggelenkes klinisch oder auf dem Sektionstisch gesammelt wurden, erzeugte DUPUYTREN (3) 1819 Knöchelbrüche an der Leiche durch Ab- und Adduktion des Fußes bei festgestelltem Unterschenkel.

Typische Bruchformen bringt man vielfach mit bekannten Namen in Verbindung. VOLKMANN (10) allerdings beschrieb 1875 nicht den Abbruch der hinteren, sondern der vorderen Tibiakante. Ein dorsales Kantenfragment wurde schon 1828 von EARLE (4) erwähnt. Namen wie TILLAUX (9) 1872 und WAGSTAFFE (11) 1875 sind eng mit der Beschreibung von Abrißfrakturen der Syndesmosenbänder verbunden.

Erst die Entdeckung der Röntgenstrahlen Ende des letzten Jahrhunderts ermöglichte es, ein großes Krankengut zu erfassen und die Verletzungen des oberen Sprunggelenkes eingehend zu klassifizieren. Durch Verfeinerung der Röntgentechnik mit Schräg- und gehaltenen Aufnahmen sowie Kontrastdarstellung des Gelenkes gelingt es vielfach, auch Bandläsionen darzustellen. Es ist jedoch unzweckmäßig, Verletzungen des oberen Sprunggelenkes allein unter dem Aspekt der röntgenologisch nachweisbaren Schäden zu betrachten. Über die Bandläsionen kann diese Betrachtungsweise nur ungenügende Auskunft geben, ebensowenig wie über Verletzungen des Knorpels. In der frühzeitigen Erkennung der Knorpelschäden wird uns die Arthroskopie des oberen Sprunggelenkes sicher noch weiterbringen.

Geht man die Literatur zur Klassifikation der Verletzungen des oberen Sprunggelenkes durch, so stößt man auf eine Unzahl mehr oder weniger treffender Einteilungen. Beleuchtet man diese Bemühungen kritisch, so lassen sich alle Einteilungen reduzieren auf eine genetische Betrachtungsweise, wie sie LAUGE-HANSEN (5) seit 1942 vertritt, oder eine pathologisch-anatomische Klassifizierung, die DANIS (2) 1948 und WEBER (12) 1966 vornahmen.

Will man Entstehungsmechanismen und Bruchformen der Knöchelfrakturen referieren, so kann man sich vorteilhaft für erstere der genetischen Untersuchungen von LAUGE-HANSEN bedienen, während zur Beschreibung der Bruchformen die auf die operative Praxis ausgerichtete Einteilung von DANIS nützlich ist.

Es wird sich zeigen, daß die beiden großen Richtungen der Klassifikation einen gemeinsamen Angelpunkt haben, der in dem Zustand der Syndesmose zwischen Fibula und Tibia liegt.

Bei der Entstehung spielt selbstverständlich nicht nur der Unfallmechanismus eine Rolle. Die Geschwindigkeit des Sturzes, Alter und Gewicht des Patienten, Kalkgehalt des Knochens, Muskelspannung und Bodenbeschaffenheit beeinflußen neben der reinen Genese den Frakturtyp erheblich.

LAUGE-HANSEN wirkte zu einer Zeit fast ausschließlich konservativer Frakturbehandlung. Es galt, den Bruch zu reponieren und in einer Stellung zu retinieren, welche den Kräften entgegenwirkte, die den Bruch verursacht hatten. Es war also unumgänglich, den Unfallmechanismus bis in alle Einzelheiten zu kennen, also eine genetische Einteilung zu treffen.

LAUGE-HANSEN führte für eine Dissertation 1942 Leichenversuche durch. Er fixierte den Unterschenkel, setzte dann den Fuß unter Pronation, Supination, Eversion und Inversion und überprüfte die Verletzungen, welche durch diese Mechanismen gesetzt wurden. BÖHLER (1) übernahm diese Erkenntnisse in seiner "Technik der Knochenbruchbehandlung" in der Ausgabe von 1957.

Es ist an dieser Stelle nötig, die von LAUGE-HANSEN gebrauchten Begriffe zu erläutern und etwas zu ordnen. Sie werden in manchen Publikationen sehr unterschiedlich verwendet. Eversion ist die Außenrotation des Fußes und damit des Talus gegen den Unterschenkel, Inversion die Innenrotation. Abduktion und Supination einerseits und Adduktion und Pronation sind nicht ohne weiteres Synonyma. Adduktion kennzeichnet die Kippung des Talus in Varusstellung, während Supination die Hebung des inneren Fußrandes im Sinne einer "Maulschellenbewegung" bedeutet. Abduktion und Pronation sind selbstverständlich die Gegenbewegungen, der Fuß steht dann in Valgus.

LAUGE-HANSEN stellte in seinen Versuchen 4 Grundtypen der Knöchelfraktur fest, die auf Röntgenbildern immer wieder beobachtet werden:

1. Die Supinations-Eversionsfraktur in 68,5%
2. Die Supinations-Adduktionsfraktur in 15,5%
3. Die Pronations-Eversionsfraktur in 8,3% und
4. die Pronations-Abduktionsfraktur in 6%

der Fälle. Die übrigen Bewegungskombinationen spielen demgegenüber nur eine untergeordnete Rolle. Man sieht also, daß bei LAUGE-HANSEN (5) Supination und Außenrotation des Fußes gegen den

Unterschenkel die häufigsten Unfallursachen sind, die Innenrotation dagegen kaum in Erscheinung tritt.

WEBER (12) allerdings kommt in seiner Monographie über die Verletzungen des oberen Sprunggelenkes zu anderen Feststellungen über die bevorzugten Bruchmechanismen. Der Grund für diese Diskrepanzen liegt in der Tatsache, daß LAUGE-HANSEN im Leichenversuch den Muskelzug außer acht lassen mußte, welcher ein wesentlicher Faktor bei der Stabilisierung des Sprunggelenkes ist.

LAUGE-HANSEN fand bei Supination und Eversion des Fußes mit zunehmender Belastung zunächst einen Riß des vorderen Syndesmosenbandes, meist mit Abriß einer Knochenlamelle aus Tibia und Fibula. Dann bricht die Fibula schräg, der Talus luxiert nach hinten und nimmt ein hinteres Dreieck aus der distalen Tibiagelenkfläche mit. Schließlich frakturiert der Innenknöchel (Abb. 1). Hier kann sich ein Periostfetzen interponieren und ein Repositionshindernis bilden.

Auch bei den anderen Frakturtypen sind es insbesondere die Rotationsbewegungen, welche Rupturen der Syndesmosenbänder und Abscherungen von hinteren oder vorderen Kantenfragmenten aus der Tibia hervorrufen.

Weniger kompliziert sind die Frakturen beim zweithäufigsten Typ nach LAUGE-HANSEN, der Supinations-Adduktionsfraktur. Durch die Kippung des Talus reißt zunächst das Außenband, der Außenknöchel kann statt dessen quer durchbrechen, schließlich wird der Innenknöchel abgeschert. Die Syndesmosenbänder bleiben dabei intakt (Abb. 2).

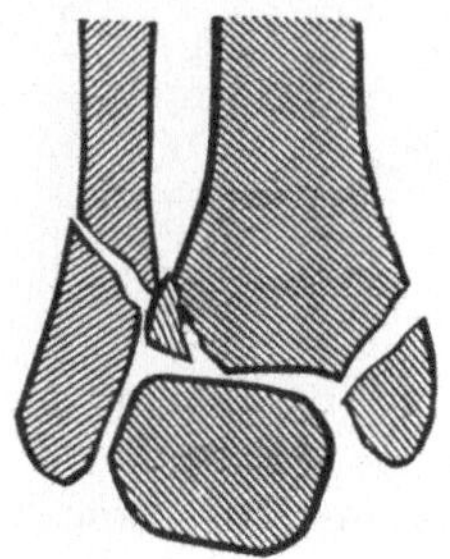

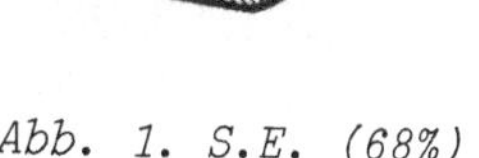

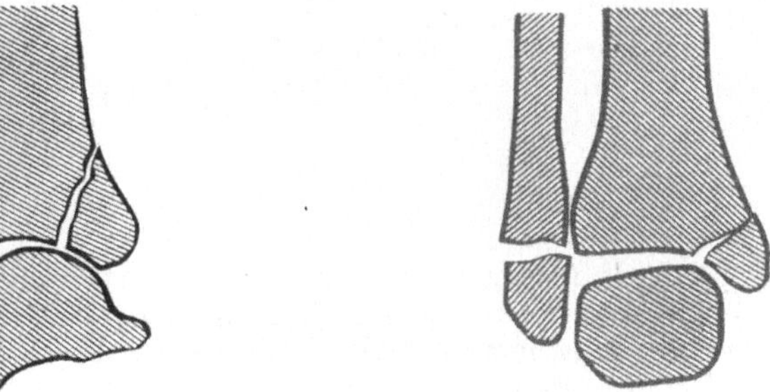

Abb. 1. S.E. (68%)

Abb. 2. S.A. (15,5%)

Zwei wichtige Unfallmechanismen wurden von LAUGE-HANSEN nicht experimentell untersucht. Die Dorsal- und Plantarflexion des Fußes. Bei maximaler Plantarbeugung reißt die Kapsel an der Vorderseite des OSG, bei gleichzeitiger Längsstauchung wirkt die ganze Wucht des Stoßes auf die Hinterkante des unteren Schienbeinendes. Dadurch wird ein hinterer Keil abgeschert und mit dem Fuß nach dorsal-cranical verschoben (Abb. 3). Diese Brüche entstehen oft beim Sturz über eine Treppe mit Hängenbleiben des Absatzes an einer Stufe, aber auch beim Ausrutschen und Niedersetzen auf die Ferse (Abb. 4).

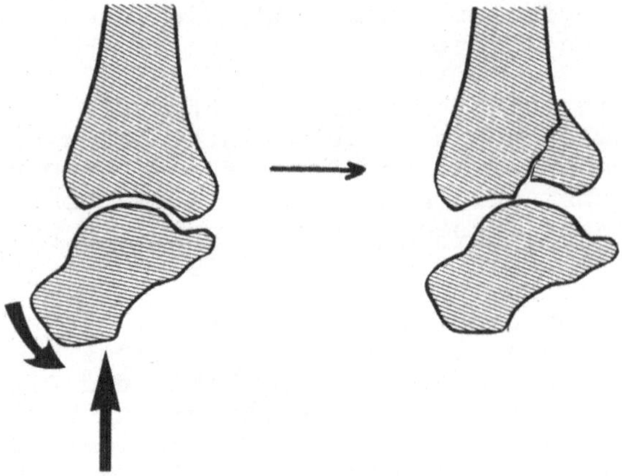

Abb. 3

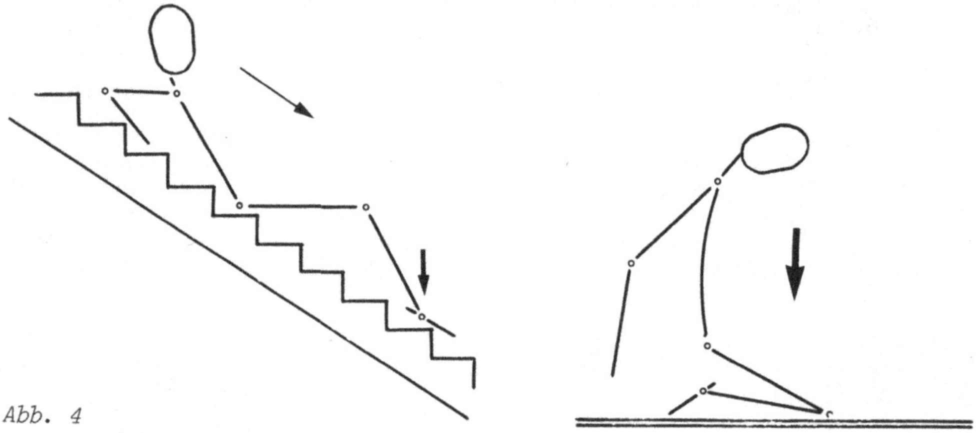

Abb. 4

Beim Sturz nach vorn dagegen wird der Fuß dorsalflektiert (Abb. 5) durch Längsstauchung wird das Sprungbein nach vorn gehebelt. Es schert einen vorderen Keil aus dem unteren Schienbeinende. Gewöhnlich wird auch der mediale Knöchel abgerissen. Bei Ruptur der dorsalen Gelenkkapsel subluxiert das Sprungbein nach vorn (Abb. 6)

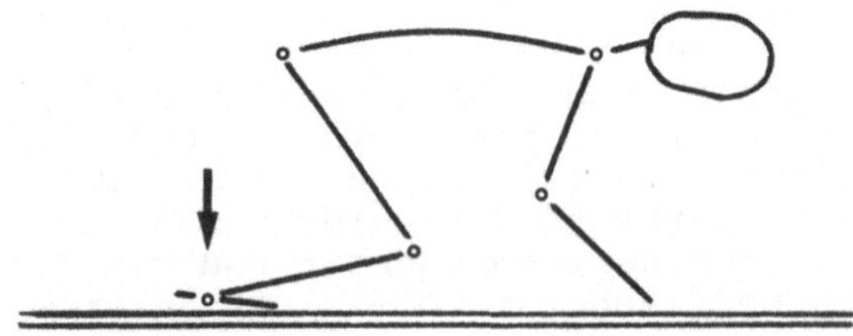

Abb. 5

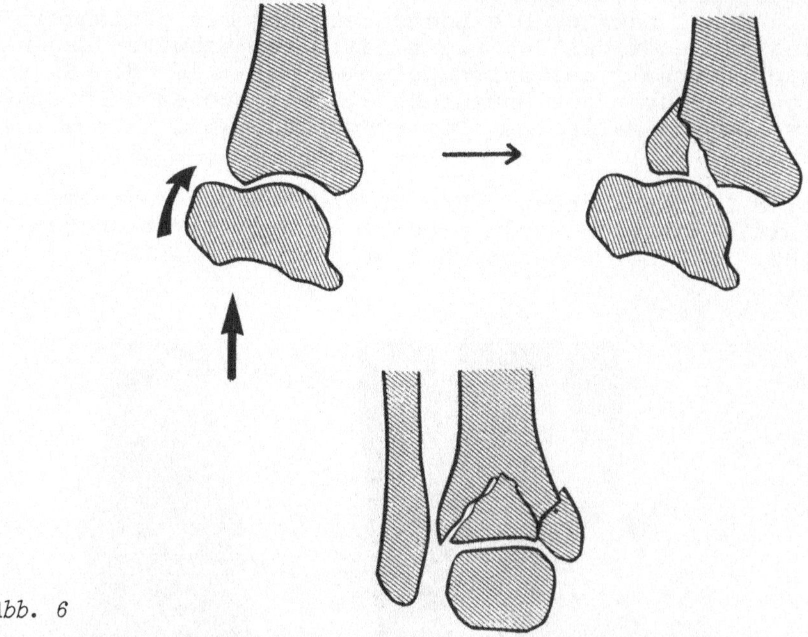

Abb. 6

Längsstauchung ist stets die Ursache schwerer Zerstörung der distalen Tibiagelenkfläche. Experimentell wurde 1964 von LEWIS (6) nachgewiesen, daß zur Erzeugung von Stauchungsbrüchen Druckkräfte von 300 - 500 mkp nötig sind, während schon Drehkräfte am Fuß von 5 - 8 mkp genügen, um typische Knöchelfrakturen hervorzurufen.

Eine Längsstauchung des Unterschenkels bei gleichzeitiger Supination des Fußes ruft Abscherungen großer Teile des Innenknöchels hervor, das Außenband rupturiert entweder oder ein Teil des Außenknöchels reißt ab. Die Syndesmose bleibt intakt (Abb. 7).

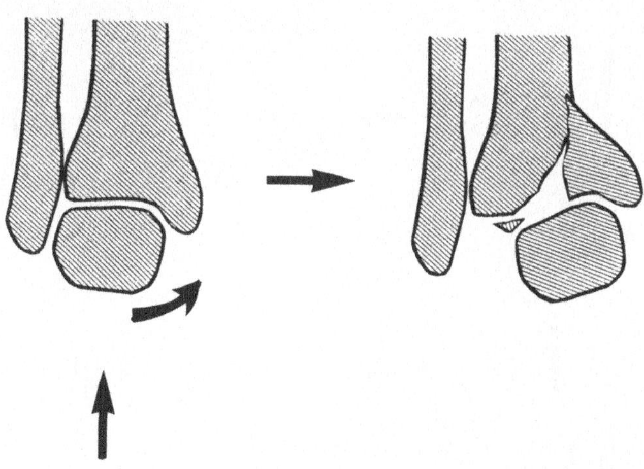

Abb. 7

Offene Frakturen mit querem Einriß der Haut über dem Außenknöchel sind dabei häufig. Die Längsstauchung mit gleichzeitiger Pronation ist eher selten, meist fällt ein schwerer Gegenstand lateral knapp oberhalb des Sprunggelenkes auf (Abb. 8). Es entstehen Biegungsbrüche des Außenknöchels mit querem oder schrägem Abriß des inneren Malleolus. Die Syndesmose wird fast stets verletzt (Abb. 9).

Reine Längsstauchung führt zu erheblicher Zertrümmerung des pilon tibial; man könnte von einer zentralen Luxation des Talus sprechen (Abb. 10). Der Außenknöchel steht dabei auffallend tief (Abb. 11).

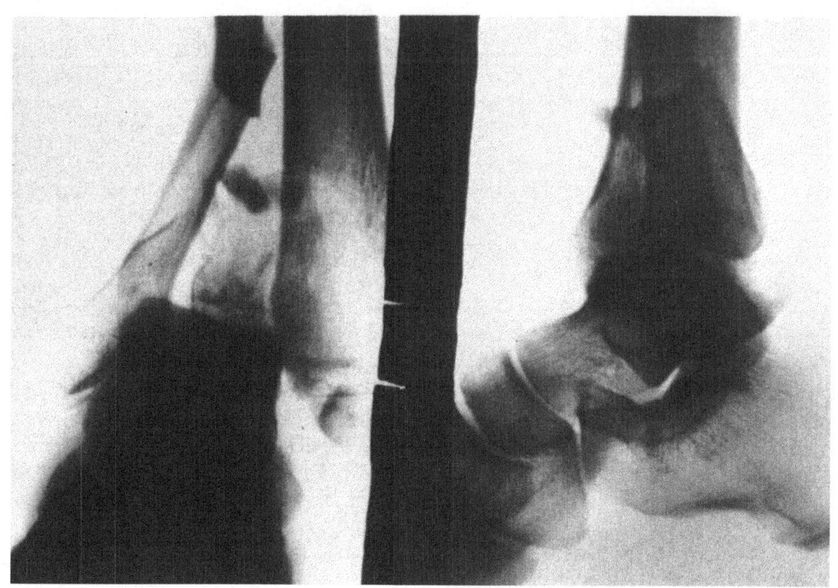

Abb. 8

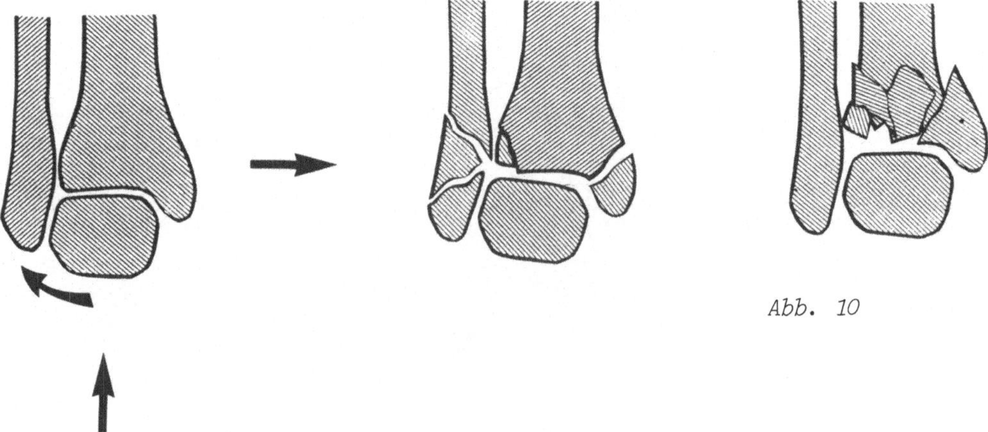

Abb. 10

Abb. 9

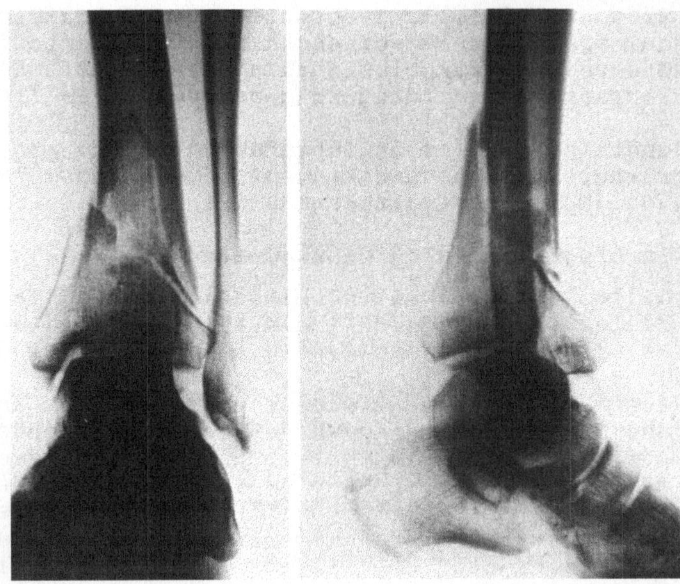

Abb. 11

Da sich in den letzten beiden Jahrzehnten ein Wandel von einer konservativen Therapie zu einer mehr operativen Behandlung vollzog, hat die genetische Einteilung der Sprunggelenksverletzungen an Bedeutung verloren. RIEDE und WILLENEGGER (8) haben experimentell bewiesen, daß bereits geringe Inkongruenzen zwischen den Gelenkflächen zu erheblichen Drucksteigerungen in eng umschriebenen Knorpelbezirken und damit zur Arthrose führen. Eine operative millimetergenaue Reposition ist daher erforderlich.

Außenknöchel und fibulotibiale Syndesmose sind dabei verantwortlich für einen regelrechten Gelenkschluß, sie stehen daher auch im Mittelpunkt einer rein pathologisch-anatomischen Klassifizierung, die 1948 von DANIS (2) empfohlen wurde. WEBER (12) modifizierte 1966 diese Einteilung und stellte sie etwas anders dar (Abb. 12).

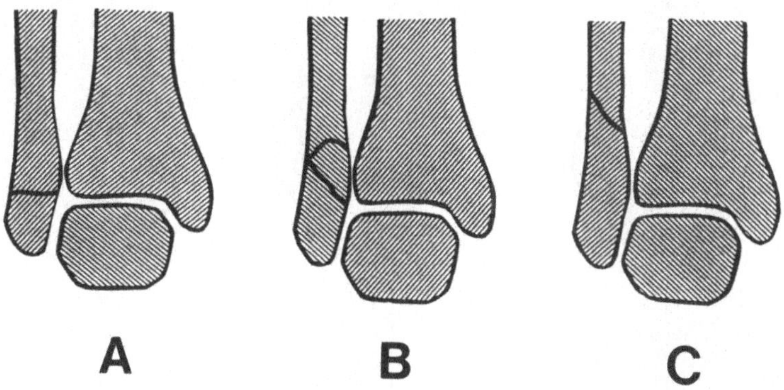

Abb. 12. Luxationsfrakturen

Das Röntgenbild soll, eventuell unter Zuhilfenahme gehaltener Aufnahmen, möglichst auf einen Blick über die Läsionen an Knochen, Bändern und Knorpel bis in alle Details Aufschluß geben, so daß die Therapie gezielt und ohne probeweise Freilegung einsetzen kann.

Zunächst ist eine orientierende Einteilung möglich in Luxationsfrakturen, Stauchungsfrakturen und andere Frakturtypen, worunter auch die Epiphysenfrakturen des Kindes fallen.

Die Luxationsfrakturen sind einzuteilen in

(A) Malleolenbrüche mit Fibulaläsion distal der Syndesmose,
(B) Malleolenbrüche mit Fibulaläsion in Höhe der Syndesmose,
(C) Malleolenbrüche mit Fibulaläsion proximal der Syndesmose.

In diesem Referat liegt die Betonung auf den knöchernen Verletzungen. Die Bandläsionen wurden schon besprochen. Es wurde schon gezeigt, daß sich alle Verletzungen auf die drei Grundtypen zurückführen lassen. Beim Typ A bleibt die Syndesmose stets erhalten. Die Fibulafraktur verläuft mehr oder weniger quer distal der Syndesmose, vom Innenknöchel wird ein großes Stück abgemeißelt, wobei auch die Tibiahinterkante abgerissen werden kann. Manchmal reißt das Außenband, das Innenband bleibt stets erhalten (Abb. 13). Der Typ A ist verhältnismäßig selten; WEBER fand ihn nur in 18% der Fälle. Er kommt durch Auswertung der Unfallanamnesen zu der Überzeugung, daß dieser Typ A durch reine Supination oder Supination-Innenrotation des Talus zustande kommt.

Beim Typ B, dem Malleolenbruch mit Läsion der Fibula in Höhe der Syndesmose, ist eine Syndesmosenverletzung möglich, aber nicht obligatorisch. Die Fibula ist stets spiralig-schräg frakturiert. Der Innenknöchel kann quer brechen, häufig ist eine Hinterkantenläsion der Tibia, durch welche das hintere Syndesmosenband ausreißt (Abb. 14). Der Typ B tritt in 34% der Fälle auf. Nach WEBER (12) kommt als Unfallmechanismus die Außenrotation des Talus bei Pronation oder Supination des Fußes in Frage. Skiverletzungen mit Verdrehen des am Fuß fixierten Ski nach außen sind als Ursache häufig.

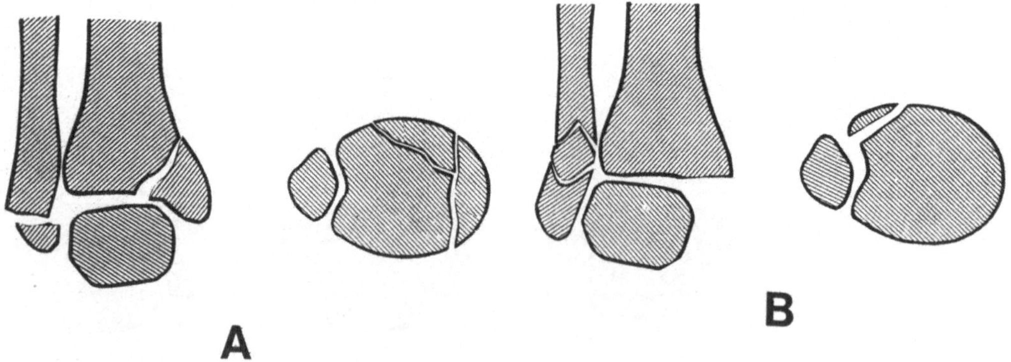

Abb. 13

Abb. 14

Malleolenbrüche mit Läsion der Fibula proximal des Syndesmose, Typ C, gehen stets mit einer Syndesmosenverletzung einher. Die Fibula ist schräg oder quer gebrochen, die Fraktur kann auch weit proximal unter dem Fibulaköpfchen liegen. Bleibt das Innenband intakt, so bricht statt dessen der Innenknöchel quer. Die Tibiahinterkante ist fast immer mehr oder weniger lädiert (Abb. 15). Die Häufigkeit beträgt 47%. WEBER gibt als Unfallmechanismus eine Lateraltranslokation des Fußes, eine Außenrotation und Pronation des Talus und eine gewisse Stauchung an.

Doppelseitige Verletzungen sind nicht gerade häufig, bei dem in Abb. 16 dargestellten Fall ist jedoch ein Typ B rechts mit einem Typ C links kombiniert.

Die Frakturformen, welche eine Sprengung der Syndesmose oder eine Verletzung der Membrana interossea bedingen, sind in der Aufsicht in Abb. 17 angegeben. Entscheidend ist, daß beim Typ C mit Verkürzung der Fibula diese nicht mehr in die incisura tibialis paßt. Dadurch wird die Fibula lateralisiert und die Knöchelgabel erweitert (Abb. 18). Hinzu kommt eine Außenrotation und Dorsaldislokation der Fibula. Subluxationen des Talus und spätere Inkongruenzarthrosen sind dadurch unvermeidlich.

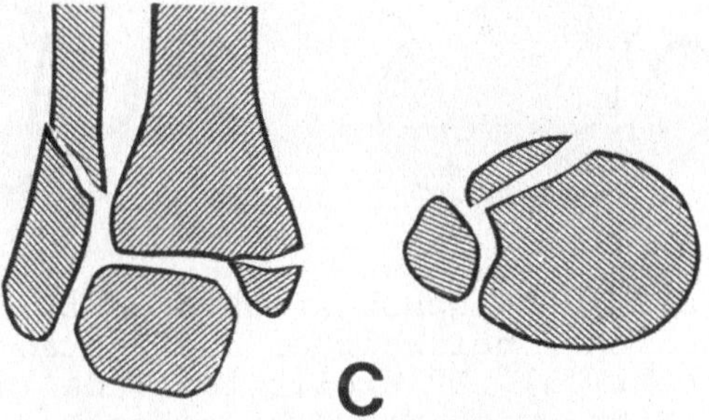

Abb. 15

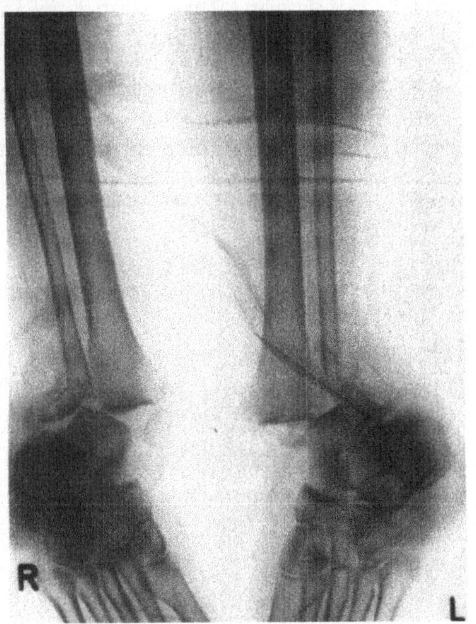

Abb. 16

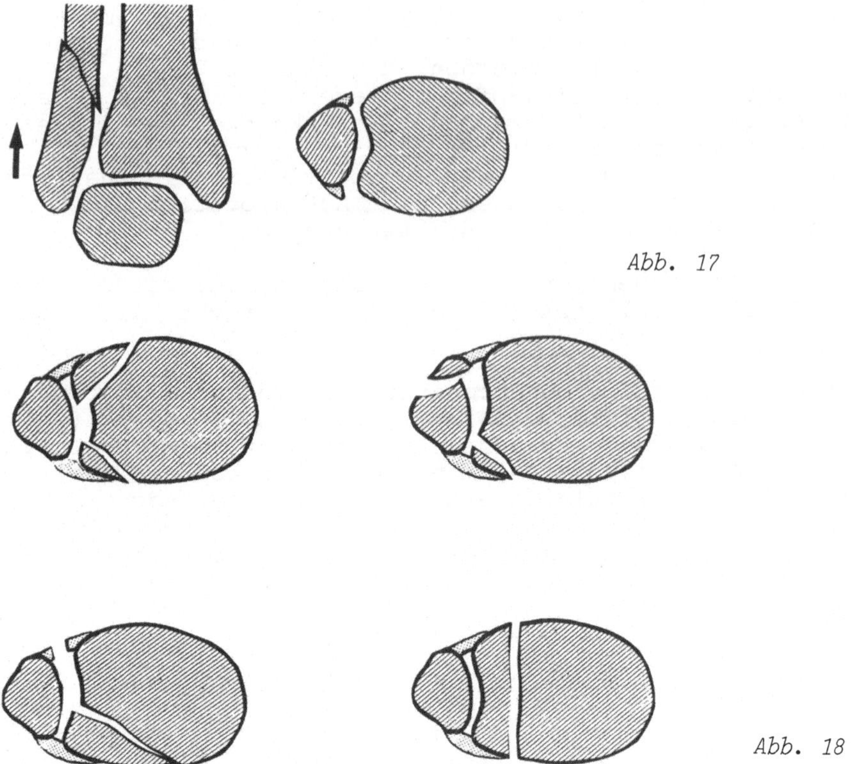

Abb. 17

Abb. 18

Bei den Stauchungsfrakturen trifft WEBER (12) ebenfalls eine Einteilung, bei welcher der Zustand der Syndesmose eine Rolle spielt (Abb. 19). Er stellt fest, daß die Syndesmose immer dann intakt bleibt, wenn die Fibula frakturiert (Typ a und b), dagegen zerreißt, wenn die Fibula der Stauchung standhält (Typ c). Der Unterschied zwischen Typ a und b liegt im Zustand des Talus, der beim Typ b frakturiert ist. Auch bei Frakturen des Unterschenkelschaftes ist zu beachten, daß bei intakter Fibula die Syndesmose zerrissen sein kann, während bei der Fraktur beider Unterschenkelknochen eine Syndesmosenläsion unwahrscheinlich ist. Torsionsmechanismen erscheinen geeignet, außer dem Unterschenkeldrehbruch gleichzeitig eine Gabelverletzung zu erzeugen, die meist übersehen wird.

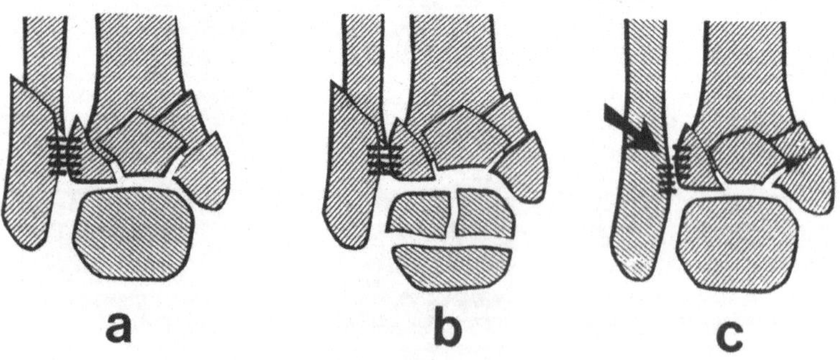

Abb. 19

Bandläsionen sind im Röntgenbild häufig nicht zu erkennen. Auch Taluskantenschäden bleiben röntgenologisch oft unerkannt. Sie sind Ursache unerwarteter späterer Arthrosen. Solche "flake fractures" sind Knorpelschuppen, die beim Anstemmen des Talus gegen die Knöchel abgeschält werden. Bei Supination entstehen Knorpelläsionen an der fibularen, bei Pronation Schäden an der tibialen Kante des Talus (Abb. 20). Erstere sieht man häufiger beim Typ A, letztere beim Typ B und C. Längsstauchung kann zu Berstungsfrakturen des Talus führen.

Knöchelbrüche beim Kind in den Formen, die wir vom Erwachsenen gewohnt sind, finden wir nur selten. Viel häufiger entstehen Epiphysenlösungen oder Epiphysenfrakturen. Hier besteht immer die Gefahr späterer Wachstumsstörungen, die jedoch nicht bei allen Verletzungsformen gleich groß ist. Die Abtrennung der Epiphyse vom Schaft erfolgt immer in der Schicht hypertrophischer Knorpelzellen, also proximal vom Stratum germinativum der Fuge (Abb. 21a). Reine Lösungen der distalen Tibiaepiphyse sind daher prognostisch günstig, sie lassen keine Störung des Längenwachstums und keine Verbiegungen erwarten, auch wenn die Lösung nicht millimetergenau reponiert wird (Abb. 21b).

Meist aber handelt es sich nicht nur um reine Lysen, sondern ein metaphysärer Keil ist ausgebrochen. Auch hier bleibt die Keimschicht, die ja am distalen Fragment hängt, unverletzt und die Prognose ist günstig (Abb. 21c).

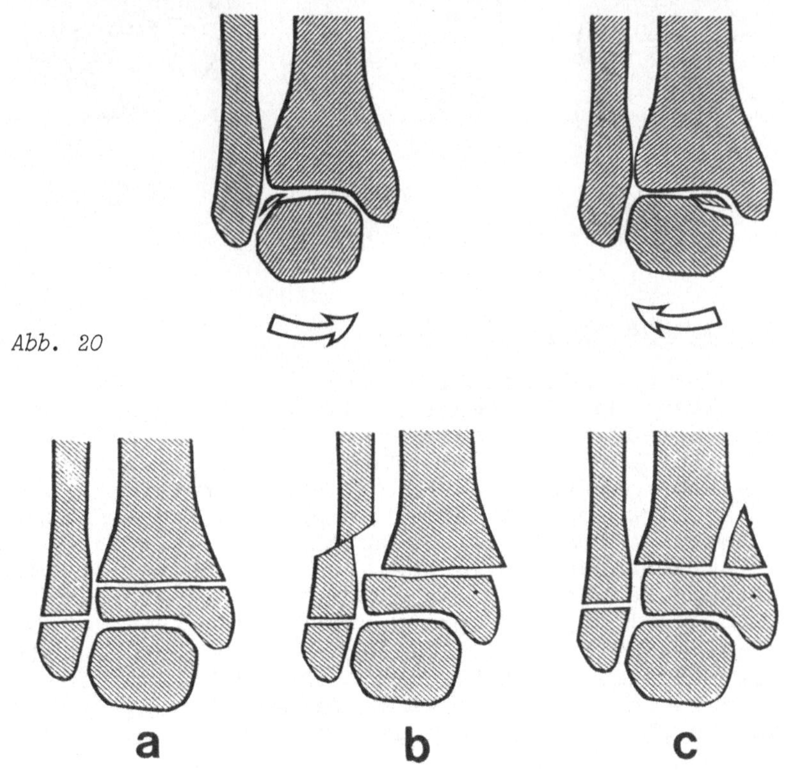

Abb. 20

Abb. 21

Schlechtere Ergebnisse sind zu erwarten, wenn die Epiphyse selbst frakturiert ist (Abb. 22a). Hier geht die Fraktur durch die Keimschicht hindurch. Ein vorzeitiger Schluß der Epiphysenfuge an dieser Stelle steht zu erwarten. Dadurch wird das Längenwachstum gestört. Durch einseitiges Weiterwachsen des Knochens kann sich eine Verbiegung einstellen.

Eine ähnlich ungünstige Prognose steht zu erwarten, wenn Epi- und Metaphyse gebrochen sind (Abb. 22b). Auch hier kann nur eine millimetergenaue Reposition eventuell noch einen vorzeitigen Epiphysenschluß verhindern.

Die letzte Möglichkeit einer Epiphysenschädigung, der "Crush" (Abb. 22c), ist im Röntgenbild nicht sichtbar. Bei Wachstumsstörungen nach einem Sprunggelenkstrauma sollte man jedoch stets die Unfallaufnahmen sorgfältig danach prüfen, ob nicht eine feine schalenförmige Epiphysenfraktur vorlag. Eingeschlagenes Periost kann dabei die Reposition behindern. Die Prognose der Epiphysenfrakturen wird umso besser, je älter und je näher am Abschluß des Knochenwachstums das Kind ist.

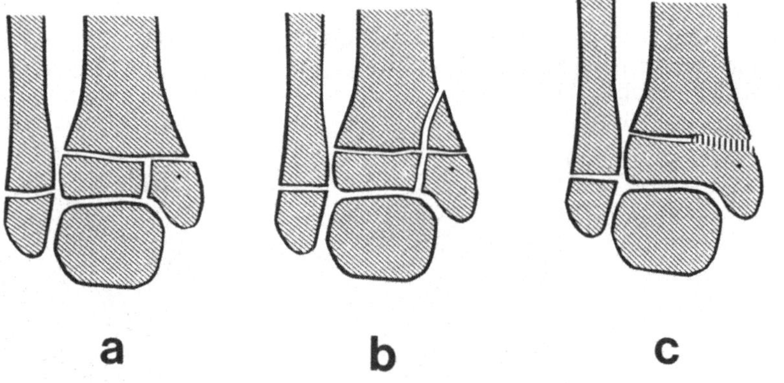

Abb. 22

Zusammenfassung

Bei der Gegenüberstellung der Einteilungsmöglichkeiten ist festzuhalten, daß die Kenntnis des Entstehungsmechanismus der OSG-Fraktur für eine konservative Behandlung eine wichtige Information ist. Für eine operative Therapie ist die genetische Klassifizierung von LAUGE-HANSEN (5) eher verwirrend. Als Grundlage für eine Operation ist daher die pathologisch-anatomische Betrachtungsweise vom DANIS (2) nützlicher. Vergleicht man jedoch die entsprechenden Abbildungen aus BÖHLERS (1) Standardwerk (Abb. 23) mit den Zeichnungen in WEBERS (12) Monographie (Abb. 24), so wird deutlich, wie gering die Unterschiede in den Auffassungen sind. Wichtig für den Patienten ist nicht, daß der Traumatologe die richtige Klassifikation beherrscht, sondern, daß die Therapie eine Inkongruenzarthrose vermeidet. Dieses Ziel kann man aber nur durch genaueste Reposition erreichen.

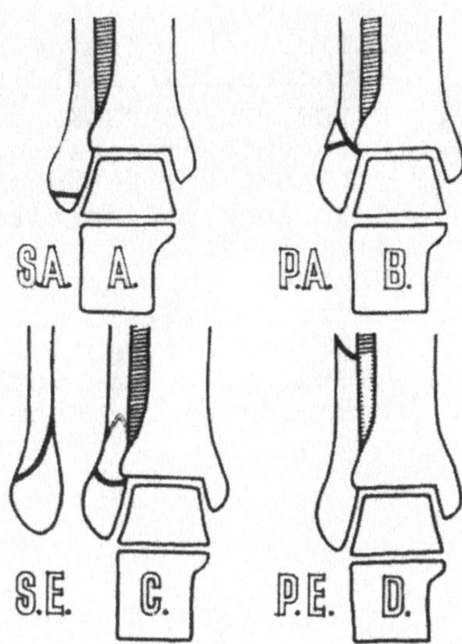

Abb. 23

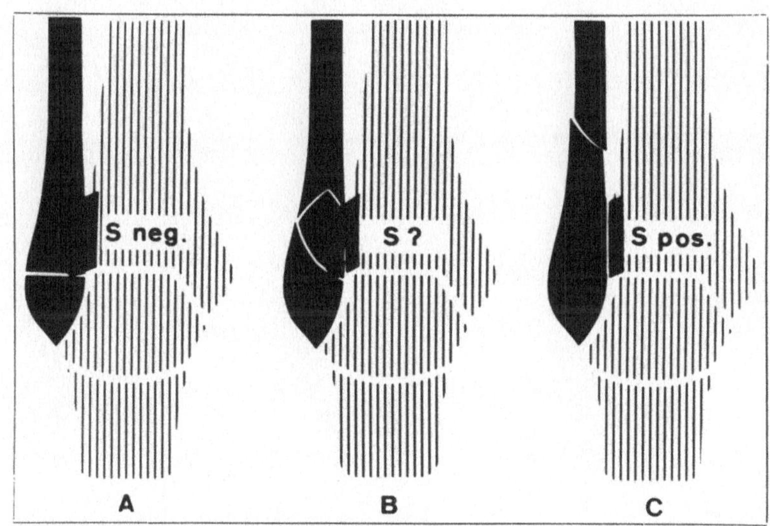

Abb. 24

Literatur

1. BÖHLER, L.: Die Technik der Knochenbruchbehandlung. Wien: Maudrich 1957.
2. DANIS, R.: Théorie et pratique de l'ostéosynthèse. Liege/ Paris: Desoer et Masson 1949.
3. DUPUYTREN, G.: Zit. n. B.G. WEBER
4. EARLE: Lanzet 2, 348, 1828/29.
5. LAUGE-HANSEN, N.: Ankelbrud, Munksgaard. Kopenhagen, 1942 (Diss.).
6. LEWIS, J.L.: The effect of ankle-injury forces. J. Bone Jt. Surg. 46 A, 1380, 1964.

7. PETIT, J.L.: Traité des maladies des os Hocherau. Paris 1723.
8. RIEDE, U., SCHENK, R., WILLENEGGER, H.: Gelenkmechanische Untersuchungen. Arch. klin. Chir. 328, 258, 1971.
9. TILLAUX, P.: Recherches cliniques et experimentales sur les fractures malléolaires. Bull Acad. Med. Paris Sér. 2, 1, 817 (1872).
10. VOLKMANN, v., R.: Beiträge zur Chirurgie. Leipzig: Breitkopf - Hartel, 1875.
11. WAGSTAFFE: Zit. n. B.G. WEBER
12. WEBER, B.G.: Die Verletzungen des oberen Sprunggelenkes. Bern-Stuttgart: Huber 1966.

Experimentelle Untersuchungen zur Reißfestigkeit des Bandapparates am menschlichen Sprunggelenk

H.-D. Sauer, E. Jungfer und K.H. Jungbluth

Einleitung

Bänderläsionen des oberen Sprunggelenkes (OSG) gehören - wie auch Frakturen - zu den häufigsten Gelenkverletzungen des Menschen.

Nach den grundlegenden Arbeiten von LAUGE-HANSEN (6, 7), BÖHLER (3), WILLENEGGER (12) und WEBER (11) ist die Bedeutung einer absoluten Kongruenz der Gelenkflächen wie auch des Außenknöchels und der Bandverbindungen - vor allem der tibiofibularen - für die Biomechanik des OSG hinreichend bekannt.

Die zweifelsfreien Erfolge operativer Versorgung von knöchernen Sprunggelenksverletzungen sind nur bei synchroner Wiederherstellung der Funktionstüchtigkeit aller Bänderverbindungen sichergestellt.

Aufgrund der engen funktionellen Einheit zwischen Knochen und Bandapparat findet die Analyse biomechanischer rheologischer Eigenschaften der bindegewebigen Anteile des OSG zunehmend Interesse.

In einer experimentellen Studie wurde die Reißfestigkeit der Bandverbindungen des oberen Sprunggelenkes untersucht.

Material und Methode

Der bündige Schluß der artikulierenden Gelenkflächen von Tibia, Fibula und Talus wird durch 3 Bänderkomplexe sichergestellt (Abb. 1):

1. die tibiofibularen Bandverbindungen (vordere und hintere Syndesmose)
2. die mediale Bandführung (Lig. deltoideum mit pars tibionavicularis, tibiocalcanearis und tibiotalaris anterior et posterior)
3. die laterale Bandführung mit drei selbständigen Einzelbändern (Lig. talofibulare anterius und posterius sowie Lig. calcaneofibulare).

Bei jeweils 8 männlichen und weiblichen Leichen wurden maximal 48 Std post mortem beide Sprunggelenke entnommen. Die Kollektive waren alters- und gewichtsmäßig angeglichen. Unter sorgfältiger

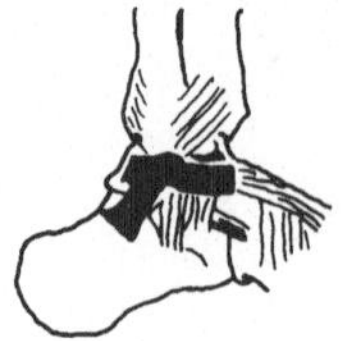

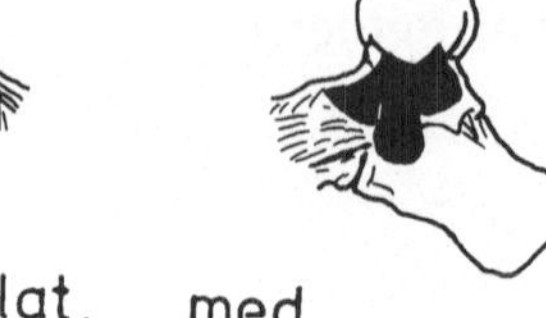

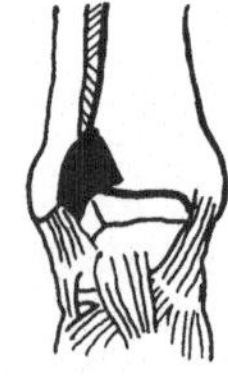

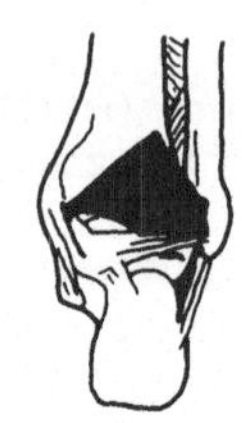

Abb. 1. Schematische Darstellung der 3 Bänderkomplexe des oberen Sprunggelenkes

Vermeidung einer Austrocknung wurden die o.a. 3 Bänderkomplexe präpariert. Danach wurden die einzelnen Bänder mit ihrem gesamten knöchernen Ansatz aus dem Gelenkverband herausgelöst. In Ringerlösung getränkte Leinen und Plastikfolie gehüllt wurden die Bänder bei $-20^{\circ}C$ tiefgefroren und erst unmittelbar zur mechanischen Prüfung bei Raumtemperatur aufgetaut. Bis auf ein geringes Absinken des Elastizitätsmoduls und der Zerreißenergie ändern sich die wesentlichen rheologischen Eigenschafen bindegewebigen Materials nicht (8, 10).

Die mechanische Testung der Bänder führten wir in einem dafür konstruierten Extensometer durch, wie es eine Vielzahl von Autoren beschrieben haben (1, 2, 5, 8, 9, 10) (Abb. 2). Die knöchernen Bandansätze wurden im Extensometer vor Krafteinwirkung so fixiert, daß die Zugrichtung dem Faserverlauf genau entsprach. Nach Untersuchungen von ANDERS et al. (2) führt schon ein geringes Abweichen der Kraftresultanten zu einer erheblichen Minderung der Zugfestigkeit.

Naturgemäß ist die Dehnungsgeschwindigkeit von großem Einfluß auf die Reißfestigkeit eines Bandes (4). Wir wählten eine Dehnungsgeschwindigkeit von 8 ± 1.5 mm/min.

In Anlehnung an die Arbeiten von FRISEN (4), VIIDIK (10), NOYES (9) und KENNEDY (5) haben wir folgende Grunddaten gemessen.

1. Verhältnis der Belastung zur Verlängerung $P/\Delta 1$
2. höchste Belastbarkeit P max
3. Verlängerung bei Ruptur $\Delta 1$ max
4. Bereich elastischer und plastischer Dehnung.

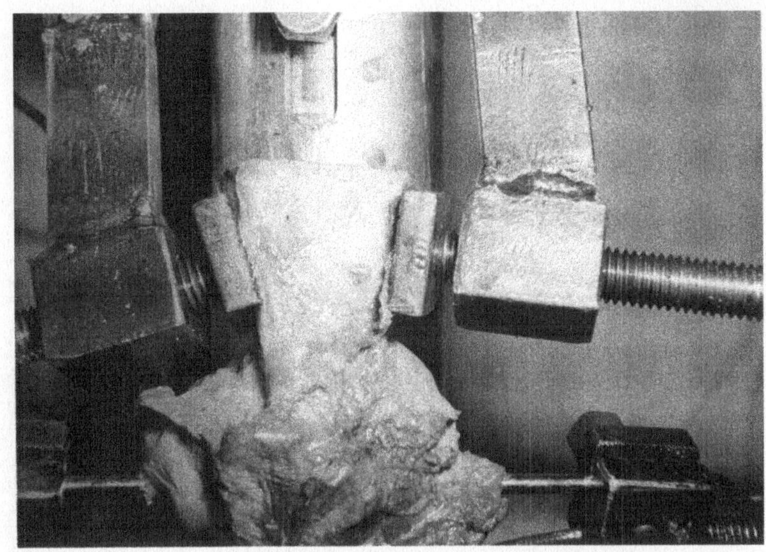

Abb. 2. Präparat (Ligamentum deltoideum) mit knöchernen Bandansätzen im Extensometer

Ergebnisse und Diskussion

Durch kontinuierliche Aufzeichnung der Belastung und Bandlängenänderung erhielten wir Belastungs-Dehnungs-Diagramme für jedes Präparat. In Abb. 3 ist ein Diagramm schematisch dargestellt. Nach einem kurzen konkaven Anfangsteil (Ausrichtung und Vorspannung der Fasern) ist die Kurve über einen weiten Teil linear und das Band entspricht in diesem Bereich weitgehend einem ideal elastischen Körper, für den das lineare Kraftgesetz nach HOOKE gilt. Im weiteren Verlauf wird die Kurve konvex, die Elastizitätsgrenze ist erreicht. Eine Entlastung des Bandes zeigt nunmehr eine bleibende Bandverlängerung. Über diesen sogenannten viskoelastischen Bereich führt die Kurve in den Bereich plastischer Verformung mit Fließen des Bandes. Das Reißen deutet sich durch zahlreiche kleine Einbrüche ("dips") in der Kurve an, die dem Zerreißen einzelner Fasergruppen entsprechen.

Die aus den Meßkurven erhaltenen Daten wurden tabelliert und Durchschnittswerte errechnet. In Tabelle 1 sind die Durchschnittswerte von Zerreißfestigkeit P_{max} (in kp) und elastischer Widerstandskraft $P/\triangle 1$ (in kp pro mm elastischer Dehnung) exemplarisch dargestellt.

Bei der Auswertung stellten wir - wie auch bei anderen Untersuchungen über biomechanische Eigenschaften kollagener Fasernstrukturen - erhebliche inter- und intraindividuelle Unterschiede fest. Neben der sorgfältigen Präparation gibt es zahlreiche Einflüsse auf die Reißfestigkeit des Bindegewebes, wie z.B. Alter, Geschlecht, Stoffwechsel und Trainingszustand. NOYES (9) konnte bei Primaten eine deutliche Senkung der Zerreißfestigkeit

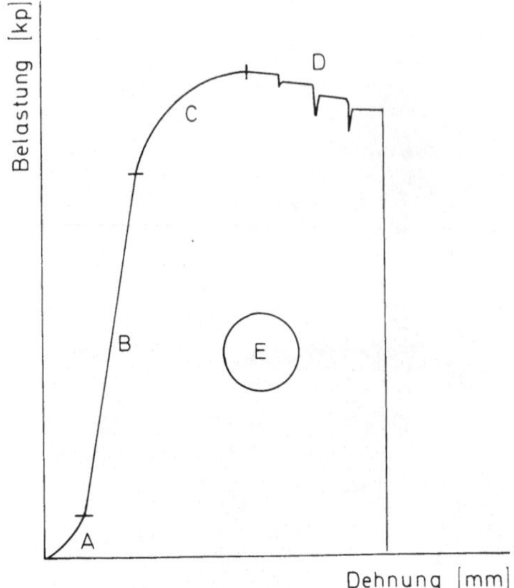

Abb. 3. Belastungs-Dehnungs-Diagramm (schematisch).
(A) Vorspannung und Faserausrichtung
(B) ideal elastisches Verhalten
(C) viscoelastisches Verhalten
(D) plastische Dehnung mit Riß einzelner Faserbündel
(E) Fläche unter der Kurve = Zerreißenergie

Tabelle 1. Durchschnittswerte von P_{max} und P/Δ 1 nach Geschlechts- und Altersgruppen

	Delto-ideum	Talofib. ant.	Calc. fib.	Talofib. post.	Synd. ant.	Synd. post.
P_{max} [kp]						
Frauen	58	15	29	34	60	69
Männer	64	19	23	29	95	119
< 50 J.	75	20	34	37	88	124
> 50 J.	44	14	15	22	64	63
P/Δ 1 [kp/mm]						
Frauen	3,2	3,0	2,9	3,3	5,1	4,9
Männer	4,5	3,6	3,1	3,4	4,9	4,7
< 50 J.	4,4	3,4	3,1	3,7	5,9	4,9
> 50 J.	3,2	2,9	3,0	3,3	3,9	4,6

von Kreuzbändern nach Immobilisation im Gipsverband feststellen. Insofern unterscheidet sich die biomechanische Untersuchung biologischen Materials wesentlich von der mechanischen Testung organischer Festkörper mit genormten Abmessungen. Aus unseren Befunden lassen sich - bei der gebotenen Sorgsamkeit im Umgang mit Daten aus kleinen Stichproben - die folgenden Schlüsse ziehen:

Die Syndesmose ist die stärkste und straffste Bandverbindung des OSG und hat zugleich die höchste elastische Dehnbarkeit. Sie ist für den elastisch-federnden Verschluß der Malleolengabel dimensioniert und ein Funktionsverlust führt zwangsläufig zur Inkongruenz der Gelenkflächen.

Das Ligamentum deltoideum ist nur wenig schwächer als die Summe der Außenbänder. Es hemmt damit das Kippmoment des Talus in Valgusstellung und entlastet die Syndesmose.

Das Ligamentum talofibulare anterius ist das schwächste Band des oberen Sprunggelenkes und hat zugleich die geringste elastische Dehnbarkeit. Damit erklärt sich die hohe Anfälligkeit für Verletzungen vor allem bei Supinations-Inversionsmechanismus.

Große Zerreißfestigkeit korreliert mit hohem elastischen Widerstand und hoher elastischer Belastbarkeit.

Im Alter nimmt die Zerreißfestigkeit ab, wobei die Syndesmose schwerer betroffen ist, als die übrigen Bänder. Die Altersgruppe über 50 Jahre hat bei allen Bändern 30 - 60% niedrigere Durchschnittswerte. Während elastischer Widerstand und elastische Dehnbarkeit sich nur wenig ändern, liegen die Werte der elastischen Belastbarkeit 20 - 50% unter denen der Gruppe unter 50 Jahre. Damit steigt die Vulnerabilität gegenüber Verletzungsmechanismen, während die biomechanischen Funktionen der Bänder weitgehend erhalten bleiben.

Alle Sprunggelenksbänder haben viskoelastische Eigenschaften, d.h. die Zerreißfestigkeit steigt mit der Belastungsgeschwindigkeit. Es bleibt zu prüfen, inwiefern diese Eigenschaften für den knöchernen Bandausriß verantwortlich sind.

Wir glauben, daß die vorliegenden Befunde wertvolle zusätzliche Hinweise zum Verständnis der Bänderläsionen am oberen Sprunggelenk liefern.

Zusammenfassung

In einer experimentellen Studie wurde das biomechanisch rheologische Verhalten der Bänder des menschlichen oberen Sprunggelenkes (OSG) untersucht.

Von 32 Sprunggelenken wurden die Bänder mit ihrem knöchernen Ansatz präpariert und in einem Extensometer kontinuierlich gedehnt. Die erhaltenen Belastungs-Dehnungs-Diagramme wurden analysiert und die biomechanischen Eigenschaften der 3 Bänderkomplexe des OSG charakterisiert.

Die Syndesmose zeigte die höchste, das Lig. talofibulare anterius die geringste Reißfestigkeit und elastische Dehnbarkeit.

Literatur

1. AHLERS, J., WALDE, H.-J., LÖRINCZ, G., HÜCKER, H.: Biomechanische Untersuchungen über das physikalische Verhalten von Kapselgewebe und Neokapselgewebe des menschlichen Hüftgelenkes. Unfallchir. 3, 95 (1977).
2. ANDERS, K., BECKER, W., JÄGER, M., KRÜGER, O.: Die Abhängigkeit mechanischen Verhaltens menschlichers Faszie von Faserverlauf, Alter und Konservierung. Arch. orthop. Unfall-Chir. 69, 246 (1971).
3. BÖHLER, L.: Die Technik der Knochenbruchbehandlung. 9. - 11. Aufl. Wien: Maudrich 1943.
4. FRISEN, M., MÄGI, M., SONNERUP, L., VIIDIK, A.: Rheological Analysis of Soft Collagenous Tissue. J. Biomech. 2, 13 (1969).
5. KENNEDY, J.C., HAWKINS, R.J., WILLIS, R.B., DANYLCHUK, K.D.: Tension Studies of Human Knee Ligaments. J. Bone Joint Surg. 58A, 350 (1976).
6. LAUGE-HANSEN, N.: Fractures of the Ankle. Arch. Surg. 56, 259 (1948).
7. LAUGE-HANSEN, N.: Fractures of the Ankle. Arch. Surg. 60, 957 (1950).
8. MATTHEWS, L.S., ELLIS, D.: Viscoelastic Properties of Cat Tendon. Effects of Time after Death and Preservation by Freezing. J. Biomech. 1, 65 (1968).
9. NOYES, F.R., TORVIK, P.J., HYDE, W.B., LUCAS, J.L.: Biomechanics of Ligament Failure. J. Bone Joint. Surg. 56A, 1406 (1974).
10. VIIDIK, A., LEWIN, T.: Changes in Tensile Strength Characteristics and Histology of Rabbit Ligaments Induced by Different Modes of Postmortal Storage. Acta Orthop. Scand. 37, 141 (1966).
11. WEBER, B.G.: Die Verletzungen des oberen Sprunggelenkes. Bern-Stuttgart: Huber 1966.
12. WILLENEGGER, H.: Die Behandlung der Luxationsfrakturen des oberen Sprunggelenkes nach biomechanischen Gesichtspunkten. Helv. Chir. Acta 28, 255 (1961).

Diskussionsbemerkungen und Empfehlungen aller Teilnehmer (Leitung: L. Schweiberer)

Zusammengefaßt und redigiert von A. Rüter und C. Burri

Anatomie

In der anatomischen Literatur wurde bisher der Form und Beweglichkeit des unteren Sprunggelenkes wesentlich mehr Aufmerksamkeit geschenkt als derjenigen des oberen. Dieses wird im allgemeinen als einfaches Scharniergelenk beschrieben.

Bei Messungen exakt in der Frontalebene ist die Talusrolle ventral breiter als dorsal, wobei die Differenz individuell 0 - 6 mm betragen kann und der Mittelwert bei 2,4 $\pm$ 1,3 mm liegt. Aus diesen Verhältnissen wurde geschlossen, daß bei Dorsalflexion durch die breiter werdende Talusrolle eine Spreizung der Knöchelgabel einträte.

Die Untersuchungen von BARNET und NAPIER haben nun jedoch völlig neue Erkenntnisse in der funktionellen Anatomie des Talus und seiner Bewegungen im oberen Sprunggelenk erbracht. Die Autoren konnten zeigen, daß das laterale Krümmungsprofil der Trochlea einem Kreisbogen mit einheitlichem Radius gleicht, das mediale Krümmungsprofil dagegen in den vorderen Anteilen einen kleineren Radius zeigt als in den hinteren. Aus diesen Befunden schlossen die Autoren, daß sich die Achse des oberen Sprunggelenkes während der Dorsal-/Plantarflexion verlagert und der Talus bei Plantarflexion eine gewisse Innenrotation erfährt.

Auf diesen Ergebnissen aufbauend definierte INMAN die Form der Facies trochleae als Ausschnitt aus einem Kegelmantel, dessen Spitze nach medial zeigt. Auf die Grundfläche dieses Kegels ist entsprechend dem Relief der Facies lateralis ein stumpfer Kegel aufgesetzt, dessen Spitze auf das fibulare Knöchelende zeigt. Wird nun die Trochlea tali als Kegelstumpf mit einer leicht schrägen medialen Deckfläche betrachtet und die Breite der Trochlea in radiärer Richtung gemessen, reduzieren sich die Differenzen gegenüber den Werten bei streng frontaler Messung erheblich, wobei als Höchstgrenze 2 mm gefunden wurden.

Diese Erkenntnisse erlauben eine Festlegung der Bewegungsachse des oberen Sprunggelenkes. In der Frontalebene verläuft diese von medial/cranial nach lateral/caudal. Sie bildet mit der Längsachse der Tibia einen Winkel von durchschnittlich 82°. Die Schrägstellung bedingt bei Dorsalflexion eine geringe Abduktion, bei Plantarflexion eine geringe Adduktion. Die Achse ist gegenüber der

Bewegungsachse des Kniegelenkes um durchschnittliche 23° nach außen rotiert.

Biomechanik

Der Talus ist in der Sprunggelenksgabel durch ein differenziertes Bandsystem geführt, zu dem das Lig. deltoideum, der Bandapparat des Außenknöchels und die vordere und hintere Syndesmose gehören.

Bei experimentellen Untersuchungen fand sich, daß bei Plantarflexion die ligamentäre Führung des oberen Sprunggelenkes vor allem durch die Kollateralbänder gewährleistet wird, während bei Mittelstellung der dorso-mediale Bandapparat und in Dorsalflexion alle Bänder des oberen Sprunggelenkes, mit Ausnahme der hinteren Syndesmose, an der Gelenkstabilisierung beteiligt sind.

Neben diesen passiven Elementen wird das OSG aktiv durch alle Sehnen geführt, die vom Unterschenkel zum Fuß ziehen. Hierbei setzt keine Sehne am Sprungbein selbst an, so daß der Talus keine eigene Beweglichkeit besitzt, sondern passiv bei Bewegungen seiner Gelenkpartner mitgenommen wird.

Die Erkenntnisse der funktionellen Bedeutung der anatomischen und mechanischen Gegebenheiten machen verständlich, warum schon geringe Störungen der Gelenksituation zu drastischen Reduzierungen der Kontaktflächen führen. Da diese Kontaktflächen Belastungen übertragen müssen, die beim Zehenstand das dreifache Körpergewicht erreichen können, erhöht sich bei Verringerung des Kontaktes die Flächenpressung in den noch kommunizierenden Gelenkanteilen auf Werte, die den Toleranzbereich des Knorpels übersteigen können.

Diese Erkenntnisse der Pathomechanik des oberen Sprunggelenkes sind das Äquivalent der klinischen Erfahrung, daß einer exakten Rekonstuktion der Knöchelgabel nach Frakturen des oberen Sprunggelenkes richtungsweisende Bedeutung für das weitere Gelenkschicksal zukommt.

Pathophysiologie der Knöchelgabel

Die Einteilung der Malleolarfrakturen nach LAUGE-HANSEN basiert auf dem Entstehungsmechanismus der einzelnen Verletzungen. Dagegen klassifizieren DANIS und später WEBER die Frakturen nach dem pathologisch-anatomischen Erfolg.

Die genetische Betrachtungsweise hatte in der Aera einer konservativen Behandlung ihre unbestreitbaren Vorteile, da der der Verletzungsmechanik entgegengesetzte Repositionsablauf am sichersten eine Rekonstruktion erlaubte.

Den Verletzungsformen nach LAUGE-HANSEN muß jedoch kritisch angemerkt werden, daß seine Erkenntnisse aus Leichenversuchen stammten, bei denen Bedeutung und Einfluß aktiver Kräfte naturgemäß außer acht bleiben mußten.

Für Indikationsstellung und Technik einer operativen Frakturenbehandlung ist die Klassifizierung von DANIS und WEBER nützlicher. Hierbei muß heute ergänzt werden, daß systematische Untersuchungen an einer großen Fallzahl der Frakturen vom Typ B gezeigt haben, daß 80% dieser Verletzungen zumindest Teileinriße der Syndesmose aufweisen.

Pathophysiologie des Bandapparates

Die Untersuchungen über die Korrelation von Bewegungsausschlag und Anspannung einzelner Bänder sind an Leichen durchgeführt worden. Neben den Vorbehalten, die diesen Ergebnissen bei Ausfall sämtlicher aktiven Bewegungselemente zu machen sind, muß die klinische Bedeutung der gewonnen Erkenntnisse für die Praxis der Bandverletzungen vor allem deswegen kritisch gesehen werden, da die Untersuchungen bei fixiertem Unterschenkel durch passive Bewegungen des Fußes erfolgten. Im aktuellen Unfallgeschehen ist die mechanische Situation jedoch meist umgekehrt, da der Fuß fixiert ist und der Unterschenkel Zwangsbewegungen erfährt.

Die Befunde der unterschiedlichen Belastbarkeit einzelner Bandstrukturen des OSG haben nur quantitative Aussagekraft, da die Bänder insgesamt geprüft wurden. Vergleichende Untersuchungen über einheitlich dimensionierte Bandproben liegen nicht vor. Diesen Untersuchungen lastet im Generellen die Schwierigkeit an Dehnungsmeßstreifen zuverlässig und vergleichbar zu verankern. Die verwendeten Transducer verfälschen das Bild zusätzlich. Eine weitere Schwierigkeit liegt darin, daß die Belastbarkeit von der Zugrichtung, d.h. ihrer Lage zum Faserverlauf erheblich beeinflußt wird. Dies gilt vor allem für Abscherungen am knöchernen Ansatz.

Insgesamt muß jedoch angenommen werden, daß am Sprunggelenk - ähnlich wie am Kniegelenk - eine funktionelle Einheit des gesamten Kapselbandapparates besteht und die anatomisch mögliche Differenzierung in einzelne Strukturen auf funktionelle Überlegungen, insbesondere im Hinblick auf Rekonstruktionsmaßnahmen nur eingeschränkte Bedeutung haben kann.

II. Frakturen des OSG

Malleolarfrakturen – Therapie und Ergebnisse

J. Müller, B. Bachmann und H. Willenegger

Malleolarfrakturen sind Gelenkbrüche und gehören zu den häufigsten Brüchen des menschlichen Skelettes. Sie entstehen als Folge von Subluxationen bis Luxationen der Talusrolle aus der Knöchelgabel. Die Knöchelbrüche zeichnen sich durch eine sehr große Vielfalt von Verletzungsmöglichkeiten aus und waren seit jeher Gegenstand äthiologischer, klinischer und therapeutischer Untersuchungen. Um eine einwandfreie Kongruenz zwischen Gelenkgabel und Talusrolle zu erreichen, muß eine anatomisch korrekte Wiederherstellung der Knöchelgabel erreicht werden, was nur durch funktionell anatomisch korrekte Ausheilung aller Knochen- und Bandschäden garantiert wird. LORENZ BÖHLER stellte in seinem Buch "Technik der Knochenbruchbehandlung" von 1929 folgende Forderung an geheilte Knöchelbrüche: "Jede, auch die kleinste Verschiebung im Sprunggelenk macht dauernd Beschwerden, weil die Gelenkflächen nicht mehr kongruent sind und sich deshalb abschleifen. Mit der Zeit entsteht eine schwerste Arthritis deformans, die umso stärker wird, je größer die Verschiebung war. Das Sprunggelenk bleibt dauernd schmerzhaft. Bei starker Valgus-Stellung tritt eine Umformung des Fußes im Sinne eines Knick-Plattfußes und bei Varus-Stellung im Sinne eines Hóhlfußes ein".

In der Behandlung der Knöchelbrüche liegt das Hauptgewicht auf der anatomisch exakten und stabilen Rekonstruktion der Fibula als Grundlage einer funktionellen Nachbehandlung. Die Rekonstruktion des lateralen Bezirkes der Gelenkgabel mit dem distalen Abschnitt der Fibula und dem tibiofibularen Bandapparat hat aus biomechanischen Gründen absolute Priorität gegenüber dem Innenknöchel.

Prinzipiell stehen uns 2 Behandlungsmöglichkeiten zur Verfügung:

a) Die konservative Behandlung.
b) Die operative Rekonstruktion von Knochen und Band-Kapselapparat.

Das konservative Behandlungsverfahren ist nur erfolgversprechend, wenn:

1. eine perfekte anatomische Reposition der Malleolengabel gelingt und
2. diese Reposition während der Dauer der Heilung ununterbrochen aufrecht erhalten werden kann.

Werden diese beiden Forderungen nicht erfüllt, so führt die konservative Behandlung nicht zum gewünschten Ziel, sondern mit großer Wahrscheinlichkeit zu einer sekundären Arthrose.

Die operative Behandlung erfordert ebenfalls eine perfekte Rekonstruktion der Malleolengabel, vor allem im lateralen Bezirk.

Operative Behandlung heißt:

a) Anatomisch exakte Wiederherstellung des Knochens.
b) Wiederherstellung des Kapsel-Bandapparates.
c) Entfernung von Flake fractures.
d) Stabile Osteosynthese, welche eine funktionelle Nachbehandlung erlaubt.

Die Diagnose einer Knöchelfraktur wird anhand eines a.p. und eines seitlichen Röntgenbildes auf das obere Sprunggelenk zentriert, gestellt. Für die a.p.-Aufnahme muß der Unterschenkel um 20° nach innen rotiert werden, damit die Gabelachse parallel zur Röntgenplatte erscheint. Vermutet man einen Abriß des vorderen Kantendreieckes (Tillaux-Chaput), so empfehlen sich Schrägaufnahmen von 45°. Läsionen des fibulotalaren Bandapparates können mit gehaltenen Aufnahmen dargestellt werden.

Aus der Höhe der Fibula-Fraktur kann direkt auf Verletzungen des Syndesmosenbandes sowie der Membrana interossea geschlossen werden. Eine Fibula-Fraktur auf Höhe des oberen Sprunggelenkes oder distal des Gelenkspaltes ist nie mit einem tibiofibularen Bandschaden kombiniert. Andererseits sind knöcherne Verletzungen im Bereich der Fibula oberhalb des Sprunggelenkes regelmäßig mit einer Ruptur der Syndesmose verbunden. Auf Grund dieser Feststellung basiert die Klassifizierung der Knöchelbrüche in 4 Gruppen von DANIS resp. in 3 Gruppen nach WEBER, wobei in der Gruppe C die Gruppen 3 und 4 von DANIS zusammengefaßt sind (Gruppe 4 von DANIS = Maisonneuve-Frakturen).

Im folgenden basieren wir auf der pathologisch-anatomischen Einteilung von DANIS/WEBER, die sich in den letzten Jahren rasch durchgesetzt hatte und gegenüber der genetisch-funktionellen, sehr komplizierten Klassifizierung der Malleolarfrakturen nach LAUGE-HANSEN rasch und zuverlässig den Schweregrad der Verletzung und das operativ-technische Konzept ableiten läßt. Wir unterscheiden 3 Grundtypen von Knöchelbrüchen. Je proximaler die Fraktur der Fibula liegt, umso schwerer sind die Verletzungen des tibiofibularen Bandapparates und desto ausgeprägte ist die Gabelinsuffizienz (Abb. 1).

Typus A. Die Fibulafraktur liegt auf Höhe des Gelenkspaltes oder distal davon. Der Extremfall ist die reine ligamentäre Läsion der lateralen Kollateralbänder. Der Typus A kann mit oder ohne Abscherfraktur des Innenknöchels kombiniert sein. Wichtig ist, daß weder Verletzungen des Syndesmosenbandes noch der Membrana interossea oder des Lig. deltoideum vorhanden sind.

Typus B. Die Fibulafraktur, meist spiralförmig, liegt auf Höhe des Syndesmosenbandes. Die Fibulafrakturen vom Typus B sind kombiniert mit oder ohne Abrißfraktur des Innenknöchels oder Ruptur

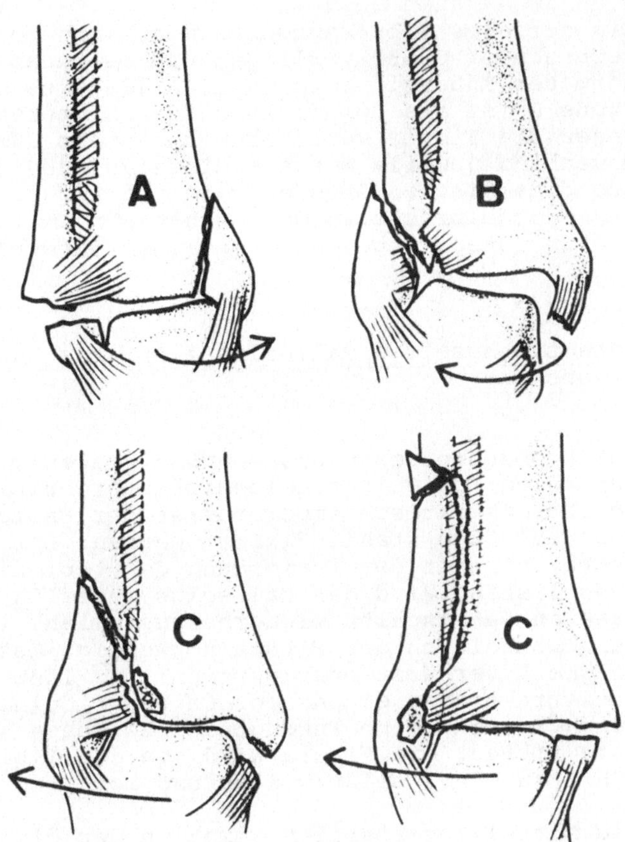

Abb. 1. Einteilung der Malleolarfrakturen aus U. HEIM und K.M. PFEIFFER (2). Typus A: Die Fibula ist quer auf Gelenkhöhe oder distal davon gebrochen, evtl. in Kombination mit Abscherfraktur des Innenknöchels. Typus B: Spiralfraktur auf Höhe der Syndesmose mit partieller oder totaler Reptur des Syndesmosenbandes, Abrißfraktur des Innenknöchels oder Ruptur des Lig. deltoideum. Typus C: Schrägfraktur der Fibula proximal der Syndesmose, Ruptur der Syndesmosenbänder evtl. mit dorsalem Kantendreieck. Hohe Fibulafraktur mit Ruptur der Membrana interossea und beider Syndesmosenbänder

des Lig. deltoideum. Das ventrale Syndesmosenband ist ganz oder partiell rupturiert, wobei die Syndesmosenverletzung auch als Abrißfraktur entweder aus der Tibia oder aus der Fibula möglich ist.

Typus C. Die Fraktur der Fibula liegt oberhalb des Syndesmosenbezirkes und kann sich bis zum Fibulaköpfchen hinauf verlagern. Die Fraktur des Typus C ist immer kombiniert mit einer Abrißfraktur des Innenknöchels oder einer Ruptur des Lig. deltoideum. Die Syndesmosenbänder sind immer verletzt, sei es durch rein ligamentäre Ruptur oder durch entsprechende Abrißfrakturen. Die Membrana interossea ist regelmäßig bis auf die Höhe der Fibulafraktur zerrissen.

Ein dorsales Tibiakantenfragment kann bei allen 3 Frakturtypen in wechselnder Größe vorliegen und ist unabhängig von der Frakturform der Knöchel. Beim Typus A liegt es gegen medial zu. Beim Typus B ist die Lokalisation des hinteren Tibiakantenfragmentes gegen die Fibula verschoben und steht durch das hintere Syndesmosenband jeweils mit dem distalen Fibulafragment in Verbindung. Aus didaktischen Gründen gliedern wir die operative Rekonstruktion der Knöchelbrüche in Osteosynthesen am lateralen Gabelbereich und in Osteosynthesen am medialen Gabelbereich.

Osteosynthese des Malleolus fibularis und Stabilisierung der Syndesmose

Aus biomechanischen Gründen hat die exakte Rekonstruktion des lateralen Malleolengabelbezirkes Priorität. Deshalb sollte operationstaktisch immer zuerst der Malleolus fibularis exakt reponiert und stabil fixiert werden. Der zweite Schritt der Operation gilt der Versorgung des tibiofibularen Bandapparates. Anschließend wird der Malleolus medialis angegangen. Um einen exakten Gabelschluß wiederherzustellen, ist ein korrekter Längenausgleich der Fibula notwendig. Ist das distale Fibulafragment verkürzt oder verdreht, so läßt es sich nicht in die Incisura tibiae einpassen. Da das Fibulaende distal breiter wird, besteht eine Inkongruenz zwischen Außenknöchel und Incisura tibiae. Die Fibula wird von der Tibia abgehoben und das führt zu einer allzu weiten und lockeren Malleolengabel.

Die Mittel zur stabilen Fixation der distalen Fibula richten sich nach der jeweiligen Bruchform und sollten mit einem Minimum an Osteosynthesematerial durchgeführt werden (Abb. 2).

Typus A

- Reine ligamentäre Verletzung: Bandnaht (Abb. 3).
- Kleine Abrißfragmente der Fibulaspitze: Fixation mit 2 Kirschner-Drähten und 1 Zuggurtungsdraht.
- Querer Abriß eines großen Fibulafragmentes: Fixation mit einer leicht schräg verlaufenden Malleolarschraube oder ev. einer 1/3-Rohrplatte.

Abb. 2. (A) Fibulaosteosynthesem beim Typus A und B aus U. HEIM und K.M. PFEIFFER (2).
(a) Verschraubung einer langen Fraktur vom Typus B und Bandnaht, (b) Verschraubung, Neutralisationsplatte, Bandnaht, (c) Neutralisationsplatte, Fixation mit Schrauben des fibularen Ausrißes des vorderen Syndesmosenbandes, (d) 2 vorwiegend verlassene Osteosynthesetypen: Fibulamarknagelung und Cerclage, axiale Verschraubung (e) Versorgung mit Spickdrähten und schräger Transfixation evtl. in Kombination mit einer Zuggurtung.
Typ C: Zuggurtungsosteosynthese beim Typ A.
(B) Weitere Osteosynthesemöglichkeiten

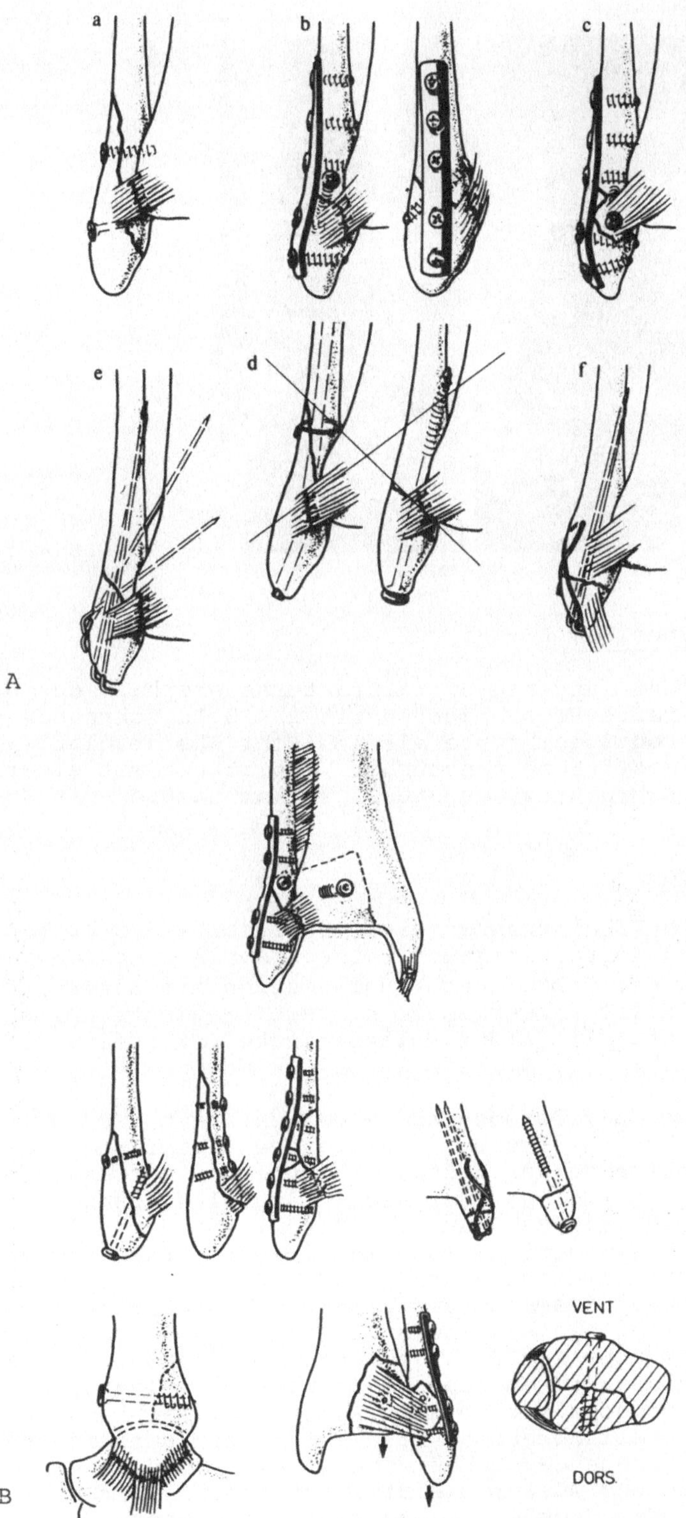

Abb. 2

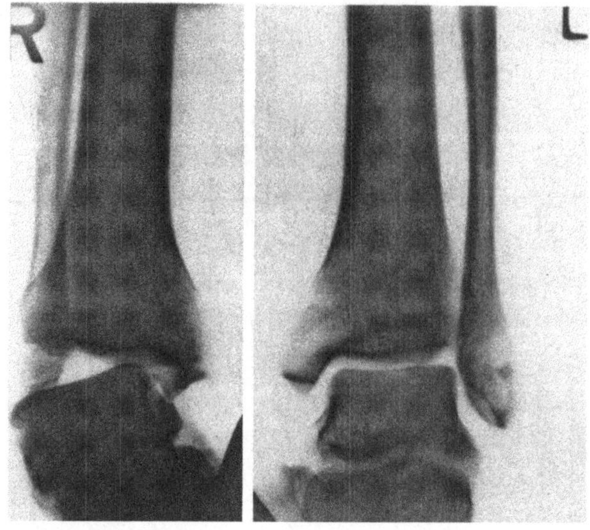

Abb. 3. S.R. Typus A: rein ligamentäre Ruptur des fibulotalaren Bandapparates

Typus B

- Bei längeren Spiralfrakturen oberhalb des Gelenkspaltes: reine Verschraubung mit 2 - 3 Zugschrauben oder in Kombination von Zugschraube mit 1/3-Rohr Abstützplatte (Abb. 4 u. 5).
- Mehrfragmentenbrüche: Verplattung mit einer angebogenen 1/3-Rohrplatte, eventuell in Kombination mit Zugschrauben (Abb. 6).

Typus C

Die Fibulafraktur wird mit einer 1/3-Rohr Neutralisationsplatte und Schrauben stabilisiert. Abrißfrakturen des Syndesmosenbandes an der Tibia oder Fibula werden mit Kleinfragmentenschrauben fixiert. Abgerissene hintere Fragmente werden verschraubt. Bei Instabilität der Malleolengabel Transfixation mit Stellschraube (Abb. 7 u. 8).

Nach der Osteosynthese werden die notwendigen Bandnähte durchgeführt. Die vordere Partie des tibiofibularen Bandes wird genäht, inklusive der distalen Partie der zerrissenen Membrana interossea. Ist nach erfolgter Stabilisierung der Fibula und nach ausgeführter Bandnaht die Stabilität der Malleolengabel nicht gewährleistet, so muß eine Transfixation angeschlossen werden. Die Transfixationsschraube darf nur stabilisieren, keinesfalls aber die Syndesmose komprimieren. Das Gewinde in der Fibula soll erhalten bleiben (kein Gleitloch). Die optimale Lage der Stellschraube ist 3 - 5 cm proximal des OSG. Bei ganz proximalen Fibulafrakturen oder sogar bei der seltenen Luxation des Fibulaköpfchens mit totaler Ruptur der Membrana interossea benötigt man 2 Stellschrauben, kann dafür aber auf eine zusätzliche Osteosynthese der hohen Fibulafraktur verzichten. Nach unserer Erfahrung müssen die Stellschrauben nicht mehr frühzeitig entfernt werden, sondern diese können zusammen mit dem übrigen Osteosynthesenmaterial in einem Eingriff entfernt werden. Da jeder

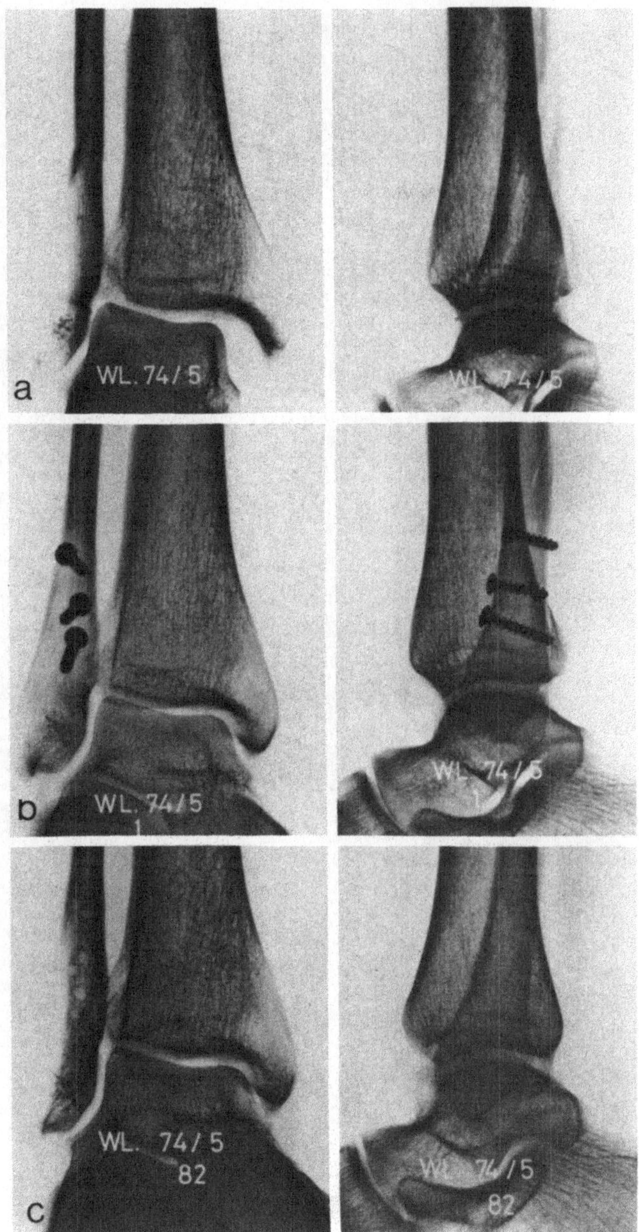

Abb. 4. H.E. Malleolarfraktur vom Typus B. (a) lange Spiralfraktur der Fibula, Ruptur des Lig. deltoideum, (b) 1 Woche postop.: Fixation mit 3 Zugschrauben, (c) Spätkontrolle 22 Wochen nach der Osteosynthese im Anschluß an die Metallentfernung

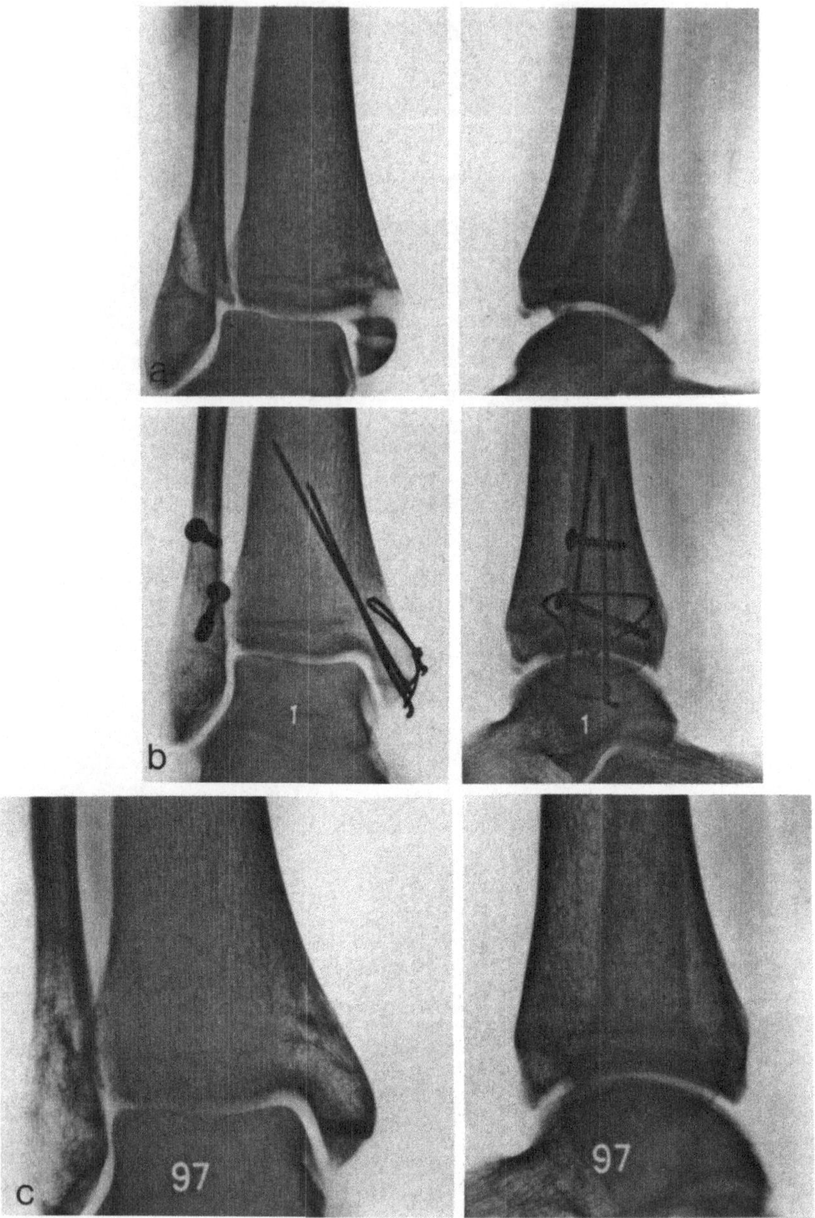

Abb. 5. M.I. Malleolarfraktur vom Typus B. (a) Unfallbild: kurze Schrägfraktur der Fibula, Abrißfraktur des Innenknöchels, (b) Fixation der Fibula mit 2 Zugschrauben und Stabilisierung des Innenknöchels mit 2 Spickdrähten und 1 Zuggurtungsdraht, (c) Spätkontrolle 79 Wochen nach der Osteosynthese

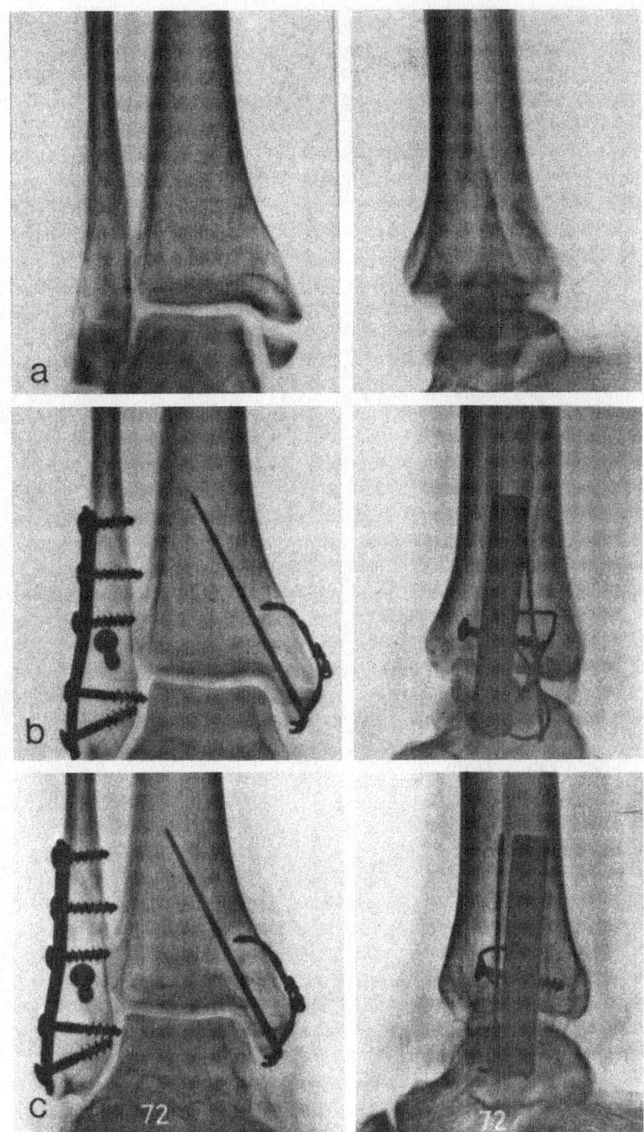

Abb. 6. N.K. Malleolarfraktur vom Typus B. (a) Unfallbild: Schrägfraktur der Fibula, Abrißfraktur des Innenknöchels, kleines dorsales Kantendreieck, (b) Stabilisierung der Fibula mit 1 Zugschraube und Neutralisationsplatte. Der Innenknöchel wird mit 2 Spickdrähten und 1 Zuggurtungsdraht festgehalten. Das kleine, schuppenförmige dorsale Kantendreieck reponiert sich von selbst, (c) Spätkontrolle 72 Wochen nach der Osteosynthese

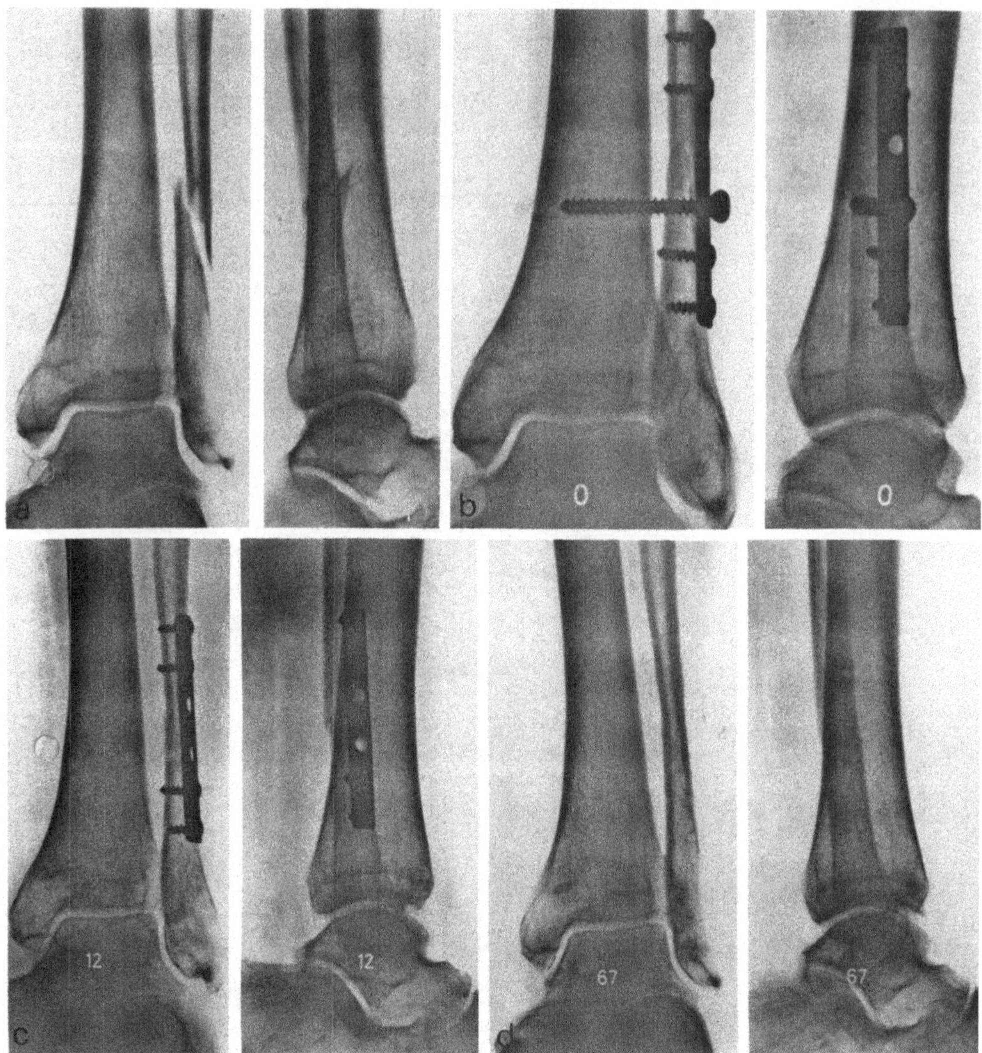

Abb. 7. T.T. Malleolarfraktur vom Typus C. (a) Unfallbild: Trümmerfraktur der Fibula proximal der Syndesmose, Ruptur des Lig. deltoideum, (b) Fixation der Fibulafraktur mit Neutralisationsplatte, Transfixation mit einer Stellschraube durch das drittunterste Plattenloch wegen Gabelinstabilität. Naht des vorderen Syndesmosenbandes und der Membrana interossea (auf eine Naht des Lig. deltoideum wurde verzichtet), (c) 12 Wochen post op.: nach Entfernung der Stellschraube Belastungsbeginn, (d) Spätkontrolle 67 Wochen nach der Osteosynthese. Perfektes Resultat. Das Osteosynthesematerial ist entfernt

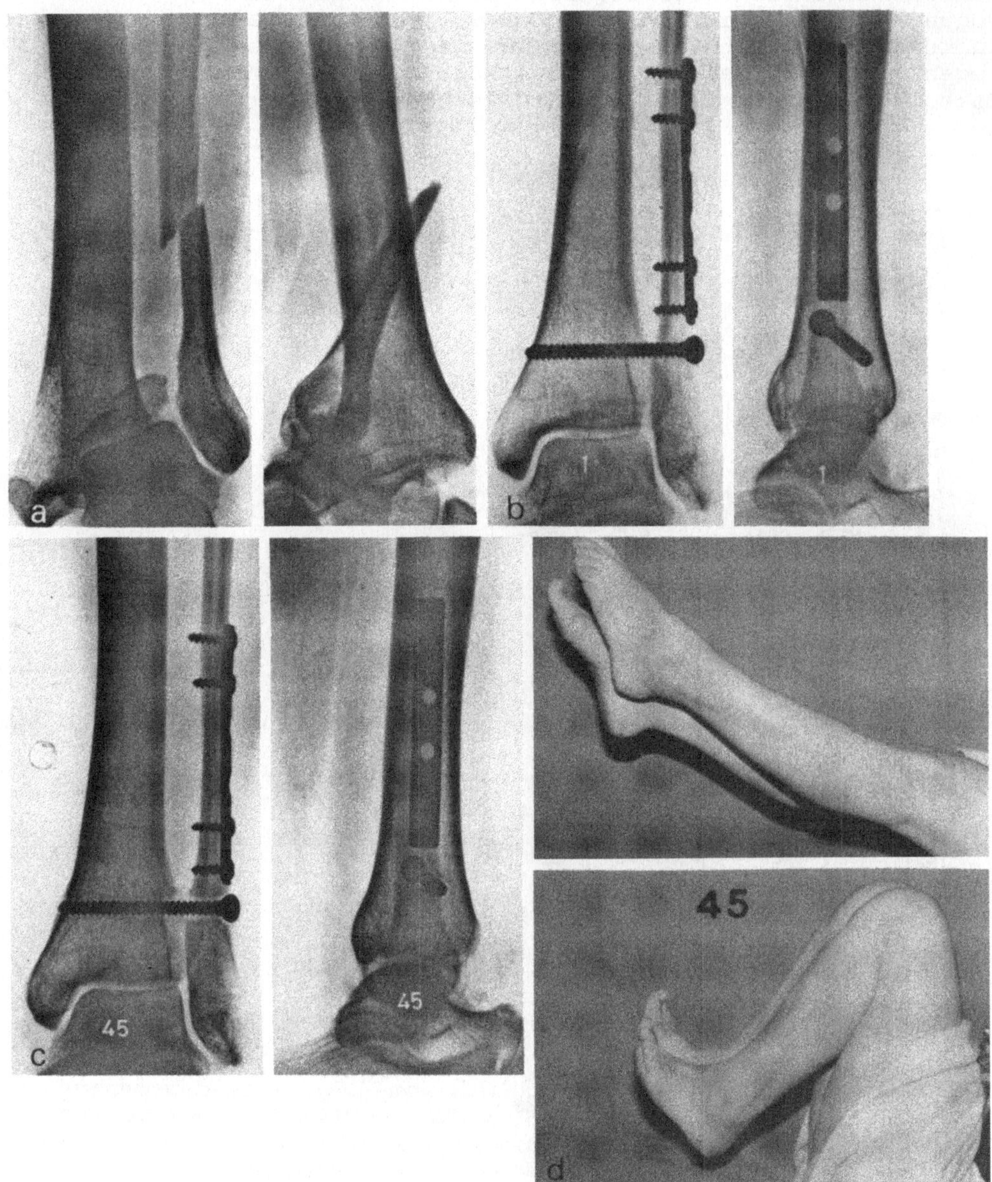

Abb. 8. A.B. Malleolare Luxationsfraktur vom Typus C. (a) Unfallbild: Luxation der Talusrolle nach dorso-lateral, Fibulatrümmerfraktur proximal der Syndesmose, Ruptur des vorderen Syndesmosenbandes und der Membrana interossea, Ruptur des Lig. deltoideum, Absprengung eines kleinen dorsalen Kantendreiecks, (b) Postoperatives Kontrollbild: Stabilisation der Fibula nach exaktem Längenausgleich mit Neutralisationsplatte, die Trümmerzone wird überbrückt, Naht des vorderen Syndesmosenbandes, Transfixation mit 1 Stellschraube distal der Platte, (c) Kontrollbild 45 Wochen post op.: perfekte knöcherne Heilung und Gabelkongruenz, (d) Volle und seitengleiche Funktion

Kompressionseffekt der Transfixationsschraube fehlt, und die Bewegungen im OSG nicht eingeschränkt sind, ist weder mit Verkalkungen noch mit Verknöcherungen der Syndesmose zu rechnen. Gelegentlich kommt es durch die erwünschten Mikrobewegungen zu Osteolysensäume entlang der Stellschrauben (Abb. 9).

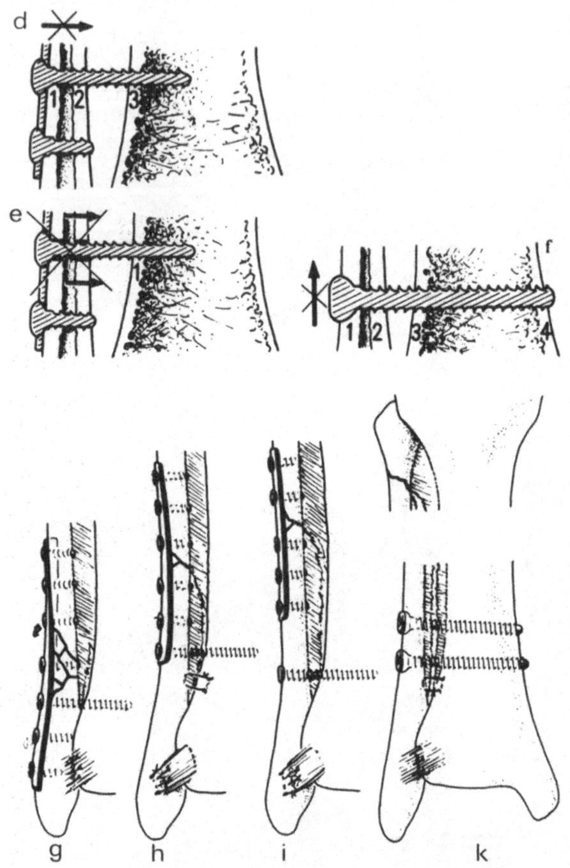

Abb. 9. Transfixation von Fibula und Tibia (nach abgeschlossener Osteosynthese und Bändernaht) aus U. HEIM und K.M. PFEIFFER (2). Die Verankerung in 3 corticalen Gewinden behindert die Kompression. (e) Schlechtes Vorgehen: in die Fibula wurde ein Gleitloch gebohrt. Durch Anziehen der Schraube wird nun zwischen Fibula und Tibia auf die Syndesmose eine Kompression ausgeübt, (f) Die Stellschraube wird in 4 kortikalen Gewinden fixiert. Dadurch wird jede Dislokation der Fibula nach proximal verhindert (bei hohen Fibulafrakturen), (g) Transfixation durch drittunterste Plattenschraube, (h) Transfixation durch unterste Plattenschraube, (i) Transfixation unabhängig der Platte, (k) 2 Stellschrauben bei Maisonneuve-Frakturen oder hohen subcapitalen Fibulafrakturen

Osteosynthese des Malleolus tibialis und des dorsalen oder ventralen Kantenfragmentes

Obwohl dem Innenknöchel biomechanisch nicht dieselbe Bedeutung zukommt wie dem Außenknöchel, so müssen auch Frakturen des Malleolus internus exakt reponiert und einwandfrei stabilisiert werden.

- Kleine Abrißfragmente: Hemi-Cerclage oder Fixation mit 2 Spickdrähten und 1 Zuggurtungsdraht oder eventuell mit 1 Kleinfragmentenschraube und 1 Spickdraht (Abb. 10).
- Größere Abrißfragmente: Doppelte Verschraubung oder eventuell mit 1 Schraube und 2 Spickdraht (Abb. 11).

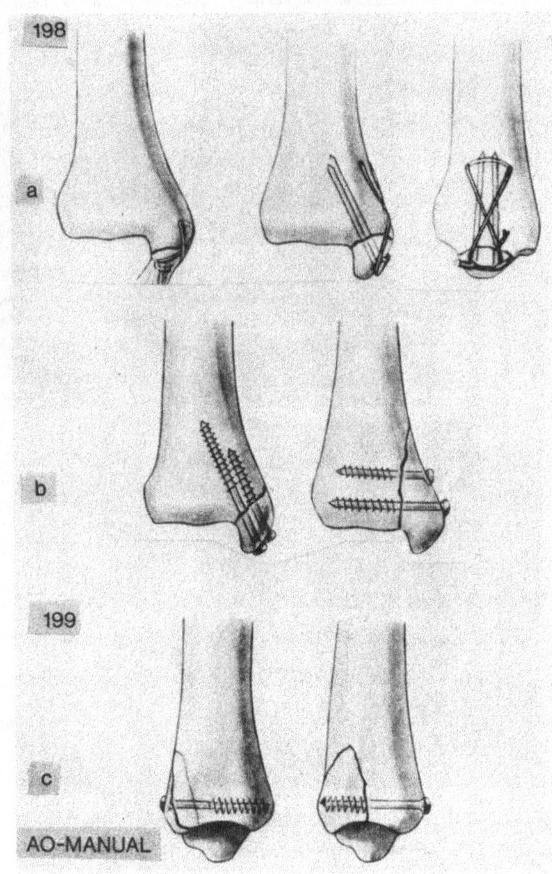

Abb. 10. Osteosynthese des Mall. tibialis und des dorsalen Kantenfragmentes, aus M.E. MÜLLER, M. ALLGÖWER, H. WILLENEGGER (3) (a) Fixation von kleinen Spitzenfragmenten mit Hemicerclagen oder in Kombination von 2 Spickdrähten und Zuggurtungsdraht, (b) Doppelverschraubung von großen Abrißfragmenten oder Abscherfragmenten, (c) Direkte Verschraubung eines medial liegenden hinteren Kantenfragmentes (Typus A) und indirekte Verschraubung bei einem fibular liegenden hinteren Kantenfragment mit Spongiosaschraube (Typus B und C)

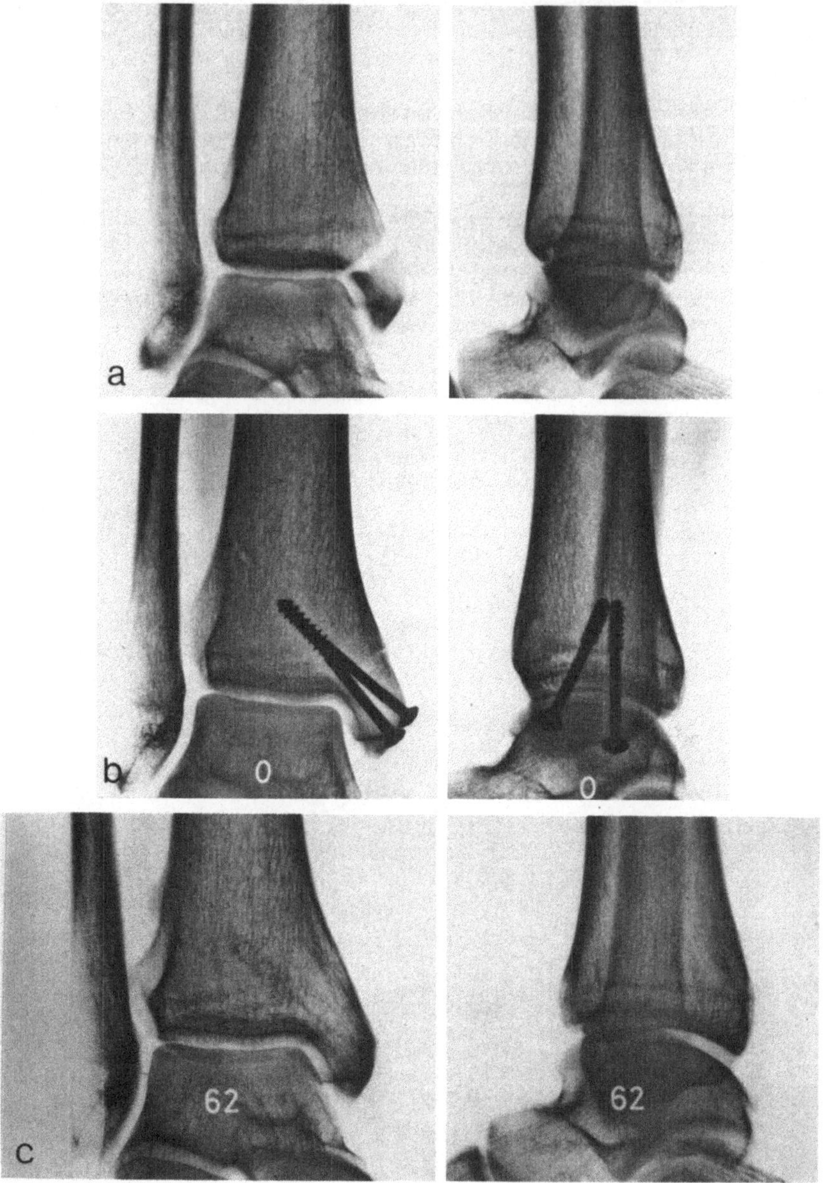

Abb. 11. G.A.: Isolierte Innenknöchelfraktur. (a) Unfallbild: großes Abrißfragment des Innenknöchels, (b) Fixation mit doppelter Verschraubung (c) Spätresultat 62 Wochen nach der Osteosynthese, perfekte Kongruenz im medialen Malleolengabelbereich

- Große Abscherungsfragmente: Doppelte Verschraubung.
- Ein medial liegendes größeres hinteres Kantenfragment (Typ A - Verletzung): direkte Verschraubung von medial-ventral her.
- Mehr fibulawärts gelegene hintere Kantenfragmente (Typ B und Typ C - Verletzung): indirekte Verschraubung von ventral eventuell von einer separaten Stichincision aus, oder direkt von dorsal her (Heim).
- Ligamentäre Ruptur des Lig. deltoideum: Sofern das rupturierte Ligament nicht ins Gelenk hineingeschlagen und die Reposition des Außenknöchels hemmt, erübrigt sich eine Bandnaht. Reine mediale Bandverletzungen sind in der Folge klinisch als völlig irrelevant zu betrachten.

Nachbehandlung

Redondrainage für 48 Std, gepolsterte U-Gips-Schiene zur Ruhigstellung des OSG mit Fuß in Rechtwinkelstellung während 4 - 5 Tagen. Diese Ruhigstellung soll eine aktive Dorsalflexion im Gipsverband ermöglichen. Nach Entfernung der Gipsschiene aktive Übungsbehandlung. Nach 2 Wochen Abrollen des Fußes mit Teilbelastung von 20 kg unter Benützung von Armstützen. Je nach Schweregrad der Verletzung und erreichter Stabilität der Osteosynthese können die Patienten nach 8 - 12 Wochen voll belasten.

Spätresultate

2 Kollektive von Knöchelbrüchen, eines operativ und eines konservativ behandelt, wurden einer 4- bis 12-Jahreskontrolle unterzogen und miteinander verglichen. Die objektiven Kriterien (gemessener Bewegungsumfang, sekundäre Arthrose) und die subjektiven Angaben (Beschwerden) sind streng auseinandergehalten worden. Insbesondere wurde die Beziehung zwischen Repositionsresultat und sekundärer Arthrose gesondert betrachtet. Schlüsseln wir die Resultate der Nachkontrollen nach der Frage des Repositionsstatus auf, so ergeben sich 2 Gruppen:

1. Gruppe mit ungenügender Reposition: Bei den operativ behandelten Fällen umfaßt diese Gruppe 54 (ca. 25%) von insgesamt 213 Fällen, die bereits den Operationssaal mit Repositionsfehlern verließen. Die Höhe dieses Prozentsatzes fällt auf. Die meisten Fälle stammen aber aus der Entwicklungszeit, dem Suchen nach einwandfreien Repositions- und Fixationsmethoden. Eine weitere Ursache dieser Fehlleistungen liegt nicht zuletzt darin, daß eine Vielzahl von Operateuren daran beteiligt war. Innerhalb dieses Teilkollektives war die Häufigkeit der sekundären Arthrose erschreckend, nämlich 100%, d.h. alle Fälle mit einer Inkongruenz des lateralen Bezirkes der Gelenkgabel endeten mit einer Arthrose.

Bei den konservativ behandelten Fällen war die sekundäre Arthrose ebenfalls sehr hoch, aber bei ungenügendem Repositionsresultat mit 59,2% doch niedriger als bei den operierten Fällen.

In der 2. Gruppe wurde die Fälle zusammengefaßt, bei welchen primär perfekte anatomische Wiederherstellung der Knochen-, Band-

und Gelenkverhältnisse erzielt wurde. Hier sind die Spätresultate bei dem operativen Kollektiv sehr gut: 149 Fälle oder 90,3% erreichen röntgenologisch und klinisch restitutio ad integrum. Nur 10 Fälle oder 9,7% gingen nach 4 - 5 Jahren in sekundäre Arthrose über. Analysiert man die letztgenannten 10 Fälle, so ließen sich für die Entstehung der posttraumatischen Arthrose folgende Ursachen eruieren: 5 sekundäre Abweichungen, 4 Knorpelschädigungen, 2 nicht formgerecht eingeheilte Fragmente des Malleolus medialis, 2 bionekrotische antero-laterale Fragmente, 1 starre Transfixation, 1 Ursache nicht bekannt.

Beim konservativ behandelten Kollektiv fanden sich in 45 von 108 Fällen perfekte Repositionsresultate. Nur in einem Fall oder in 2,2% kam es trotz anatomisch perfekter Wiederherstellung der Kongruenz zwischen Gabel und Talusrolle zu einer sekundären Arthrose. Allerdings ist beizufügen, daß von den 45 perfekt reponierten Fällen mehr als 1/3 der Frakturen ohne Dislokation war, was die konservative Behandlungsrate sicher verbesserte.

Ordnet man die Knöchelbrüche nach DANIS/WEBER in Typen A, B und C, so ergibt sich die Feststellung, daß vorwiegend Typ B und C, welche durchschnittlich 3 - 4 Einzelverletzungen aufwiesen, von der anatomisch exakten Wiederherstellung auf operativem Wege profitieren. Beim Typus B zeigen unter den ideal reponierten nur 4 von 81 Fällen eine posttraumatische Arthrose. Demgegenüber zeigen beide Typen B und C nach konservativer Behandlung einen besonders hohen Prozentsatz von sekundärer Arthrose. Es ist auf konservativem Wege sehr schwierig bei den Typen B und C eine anatomisch exakte Reposition aller Einzelverletzungen zu erzielen und festzuhalten. 39 Fälle von 70 Fällen des Typus B, die primär exakt reponiert und konservativ behandelt wurden, erlitten eine sekundäre Arthrose. Von 22 Fällen des Typus C endeten sogar 18 Fälle in einer sekundären Arthrose. Besonders groß ist die Zahl der Fehlleistungen nach unblutiger Reposition beim Typus C. Hier ist der Unterschied zugunsten der operativen Behandlung eklatant. In den Kollektiven vom Typus A ergaben sich bezüglich konservativer und operativer Behandlung keine größeren Unterschiede in den Spätergebnissen, weil sich diese Typen auch auf unblutigem Behandlungswege häufig exakt reponieren lassen.

Das gesamte Kollektiv von 213 Fällen, die operativ behandelt wurden, ergab in den 4 bis 12-Jahreskontrollen eine posttraumatische Arthrosehäufigkeit von 26,8%. Betrachtet man die Gruppe der exakten anatomischen Reposition und Fixation von 159 Fällen getrennt, so lag die Arthrosehäufigkeit nur bei 6,3%, d.h. daß das röntgenologisch manifeste Arthroserisiko bei fehlerfreier operativer Behandlung erwartungsgemäß sicher unter 10% liegen dürfte.

Nachkontrollen von Malleolarfrakturen (4 - 12 Jahre)

108 konservative Fälle			213 operativ behandelte Fälle		
Repositionsresultate (bezgl. Gabel)					
perfekt	ungenügend		perfekt	ungenügend	
45 (40%)	63 (60%)		159 (75%)	54 (25%)	
A	B	C	A	B	C
4 (25%)	43 (60%)	16 (77%)	15 (27%)	18 (32%)	21 (40%)
Sekundäre Arthrose					
perf. Repos.	ungenüg. Repos.		perf. Repos.	ungenüg. Repos.	
1 (2,2%)	59 (93,6%)		6 (6,3%)	54 (100%)	
total 60 von 108 Fällen = 55,5%			total 60 von 213 Fällen = 26,8%		

Ein letzter Gesichtspunkt ist die Diskrepanz zwischen posttraumatischer Arthrose im Röntgenbild und den Beschwerden. Im Gesamtkollektiv der 108 konservativ behandelten Knochenbrüche fanden sich nur 21,3% mittelstarke und starke Beschwerden gegenüber einer Arthrosehäufigkeit von 55,6%. Im operativ behandelten Kollektiv erscheinen die entsprechende Zahlen ungünstiger. 14,3% mittelstarke und starke Beschwerden innerhalb eines Gesamkollektives von 213 Fällen bei einer Arthrosehäufigkeit von 26,8%.

Nachkontrollen von Malleolarfrakturen (4 - 12 Jahre)

Klinische Resultate

108 konservativ behandelt	213 operativ behandelte Fälle	
	perf. Repos.	ungenüg. Repos.
32% seitengleich	89% seitengleich	0%
46% genügend	6% genügend	30%
22% behindert	5% behindert	70%

Infektionsrate bei geschlossenen Malleolarfrakturen:

555 operativ behandelte Malleolarfrakturen:

534 p.p.-Heilung
18 Wundheilungsstörung ohne Knochenbeteiligung (= 3,2%)
3 Infektionen mit Knochenbeteiligung (= 0,54=)
davon: 1 Fall ⟶ Amputation
1 Fall ⟶ Ankylose
1 Fall ⟶ geheilt

Infektionsrate bei offenen Malleolarfrakturen:

17 offene Malleolarfrakturen

davon 1 konservativ
16 operativ
behandelt

Resultat: 15 p.p.-Heilung
1 Infekt mit Knochenbeteiligung (= 5,8%) Ankylose

Zusammenfassend dürften wir das wichtigste Fazit so festhalten, daß die operative Versorgung mit exakter anatomischer Reposition in rund 90% der Fälle zu einem klinischen und radiologischen restitutio ad integrum geführt hat, also zu einem Ergebnis, wie man es bei der konservativen Behandlung nicht annähernd erreichen kann. Allerdings darf man die Schwierigkeit der operativen Behandlung in keiner Weise unterschätzen wie dies die Arhtosehäufigkeit von 100% bei allen Fällen mit ungenügender Reposition eindrücklich belegt.

Literatur

1. BÖHLER, L.: Technik der Knochenbruchbehandlung. Wien: Maudrich, 1929.
2. HEIM, U., PFEIFFER, K.M.: Periphere Osteosynthesen. Berlin-Heidelberg-New York: Springer, 1972.
3. MÜLLER, M.E., ALLGÖWER, M., WILLENEGGER, H.: Manual der Osteosynthese. Berlin-Heidelberg-New York: Springer, 1969.
4. MÜLLER, J., PLASSS, U., WILLENEGGER, H.: Spätergebnisse nach operativ behandelten Malleolarfrakturen. Helv. chir. Acta 38, 329 (1971).
5. TAUBER, J., LANDOLT, M., WILLENEGGER, H.: Spätergebnisse nach konservativ behandelten Knochenbrüchen. Helv. chir. Acta 38, 323 (1971).
6. WEBER, B.G.: Die Verletzungen des oberen Sprunggelenkes. Bern: Huber, 1972.
7. WILLENEGGER, H.: Zur Problematik bei der Versorgung von Malleolarfrakturen, in: Ungelöste Probleme der Chirurgie. Stuttgart: Thieme, 1964.
8. WILLENEGGER, H., WEBER, B.G.: Malleolarfrakturen. Langenbecks Arch. klin. Chir. 313, 489 (1965).

Ergebnisse der Plattenosteosynthese am äußeren Knöchel

S. Decker, J. Müller-Färber und J. Wessely

Nachdem die 1968 in unserer Klinik durchgeführten Nachuntersuchungen konservativ behandelter Luxationsfrakturen des oberen Sprunggelenkes gezeigt hatte, daß die Leistungsfähigkeit der konservativen Behandlung in der Mehrzahl der Fälle überfordert ist (5) und unsere späteren Erfahrungen mit der operativen Behandlung (2) in Übereinstimmung mit anderen Autoren (3, 6, 7, 8, 9, 10, 11, 12, 13, 14) die Überlegenheit der operativen Methode mit guten Ergebnissen belegen konnten, vertreten wir heute uneingeschränkt die Auffassung, daß die frische Luxationsfraktur des oberen Sprunggelenkes mit Verschiebung der Bruchstücke und Verletzung des Bandapparates eine absolute Indikation zur sofortigen operativen Versorgung darstellt.

Da WILLENEGGER (11, 12, 13, 14), WEBER (9, 10) u.a. zeigen konnten, daß die exakte Führung des Talus in der Knöchelgabel aus anatomischen und biomechanischen Gründen in erster Linie durch die Tragfunktion der Fibula gewährleistet wird und daß der Knöchelgabelschluß von der regelrechten Form und Länge des Außenknöchels sowie von der Intaktheit der Syndesmose abhängig ist (6), kommt der anatomiegerechten Rekonstruktion des Außenknöchels bei der operativen Behandlung der Luxationsfrakturen des oberen Sprunggelenkes eine vorrangige Bedeutung zu.

Zur Stabilisierung der Außenknöchelfrakturen verwenden wir in unserer Klinik seit 1972 nahezu ausschließlich die AO-Drittelrohrplatte und zur Fixierung der Innenknöchelfrakturen die Malleolarschraube oder die Drahtzuggurtung (2).

Krankengut

In der Zeit von 1972 - 1975 wurden in der Chirurgischen Klinik der Berufsgenossenschaftlichen Krankenanstalten "Bergmannsheil" Bochum insgesamt 196 Außenknöchelfrakturen mit der AO-Drittelrohrplatte operativ versorgt. Von dieser Gruppe konnten bisher 164 Fälle bis zum Zeitpunkt der Metallentfernung (2) und 98 Fälle zwischen 3 und 5 Jahren nach der Operation nachuntersucht, dokumentiert und ausgewertet werden (Tabelle 1).

Tabelle 1

Malleolarfrakturen		BH - Bochum
Zeitraum		1972 - 1975
Gesamtzahl		196
Osteosynthesen		
Außenknöchel	AO-Drittelrohrplatte	196
Innenknöchel	Drahtzuggurtung	20
	Malleolarschraube	51
nachuntersucht	(b. Metallentfernung)	164
	(3 - 5 Jahre post op.)	98

Nach der von WEBER (9, 10) vorgeschlagenen Einteilung entsprachen 7 Luxationsfrakturen dem Typ A, 127 dem Typ B und 30 dem Typ C (Tabelle 2).

Tabelle 2

Malleolarfrakturen	BH - Bochum
Gesamtzahl	164
Einteilung nach WEBER	
Typ A	7
Typ B	127
Typ C	30

Bei 146 Patienten handelte es sich um geschlossene und bei 18 Patienten um offene Frakturen. Männer waren mit einem Anteil von 100 Fällen wesentlich häufiger betroffen als Frauen und das Alter der Verletzten lag zwischen 14 und 85 Jahren (Tabelle 3).

Tabelle 3

Malleolarfrakturen	BH - Bochum
Verteilung nach Geschlecht und Alter	
Männer	100
Frauen	64

Alter	
10 - 19	5
20 - 29	30
30 - 39	37
40 - 49	41
50 - 59	20
60 - 69	22
70 - 79	7
80 - 89 ..	2

Die verschiedenen Unfallarten verteilten sich in unserem Krankengut verhältnismäßig gleichmäßig auf Artbeits-, Straßen-, häusliche und Sport-Unfälle. Auffallend gering war der Anteil der Verkehrsunfälle (Tabelle 4).

Tabelle 4

Malleolarfrakturen	BH - Bochum
Gesamtzahl	164
Unfallarten	
Arbeit	48
Straße	43
Haus	40
Sport	31
Verkehr ..	2

Operatives Vorgehen und Nachbehandlung

In unserer Klinik werden alle frischen dislocierten Malleolarfrakturen möglichst innerhalb der ersten 6 Std nach dem Unfallereignis operativ versorgt, wenn der Allgemeinzustand des Verletzten es zuläßt und keine sonstigen Gegenindikationen bestehen.

Die verschiedenen Verletzungsformen des oberen Sprunggelenkes werden nach dem Vorschlag von WEBER (9, 10) in die Typen A, B und C eingeteilt. Diese Einteilung erlaubt eine klare Einschätzung des Schweregrades der Verletzung, sie läßt Rückschlüsse auf die wahrscheinliche Art der Bandverletzung zu und ermöglicht gleichzeitig eine exakte Indikationsstellung.

Mit der AO-Drittelrohrplatte und den zugehörigen Kleinfragmentschrauben steht dem Chirurgen ein Osteosynthesematerial zur Verfügung, mit dem praktisch in allen Fällen eine übungsstabile

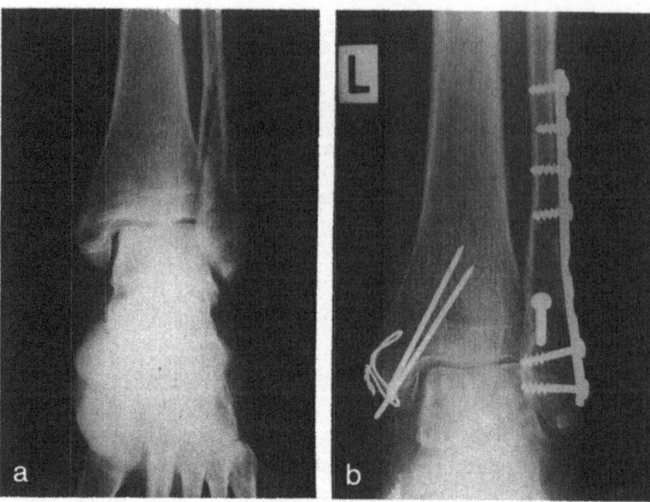

Abb. 1. (a) R.G., weibl., 55 J., Typ B nach WEBER, zunächst konservative Behandlung, (b) sekundäre Osteosynthese mit Drittelrohrplatte und Drahtzuggurtung 2 Monate nach dem Unfall

Osteosynthese einer Außenknöchelfraktur durchgeführt werden kann (Abb. 1). Wir halten Rush-pins oder andere intramedulläre Kraftträger für ungeeignet, da sie keine ausreichende Rotationsstabilität gewährleisten und weil sich mit der Markraumschienung die physiologische Valgusstellung des Außenknöchels nicht wiederherstellen läßt (Abb. 2). Der Vorteil der AO-Drittelrohrplatte und der Kleinfragmentschrauben liegt in der adäquaten Dimensionierung und der Anpassungfähigkeit der Implantate an die lokalen anatomischen Gegebenheiten der Knöchelgabel bei ausreichender Stabilität.

Die Kompression der Bruchflächen bei der typischen von proximal und dorsal nach distal und ventral verlaufenden Schrägfraktur des Außenknöchels erfolgt durch eine oder zwei von ventral her als Zugschrauben eingebrachte Kleinfragmentschrauben (Abb. 1b und 2b). Erst danach wird eine der Form und Länge des Außenknöchels genau angepaßte Drittelrohrplatte als Neutralisationsplatte angelegt und proximal mit KF-Corticalisschrauben und distal mit KF-Spongiosaschrauben besetzt. Selbst bei Stückfrakturen eines atrophischen Knochens, wie wir sie beim älteren Menschen häufig antreffen, läßt sich auf diese Weise eine ausreichende Stabilität erzielen, auch wenn die Schrauben im distalen Bereich keinen guten Halt finden und die Drittelrohrplatte daher nach distal hin nur eine schienende Funktion übernehmen kann.

Neben den Frakturen des Außen- und Innenknöchels spielen die begleitenden Bandverletzungen bei den Luxationsfrakturen des

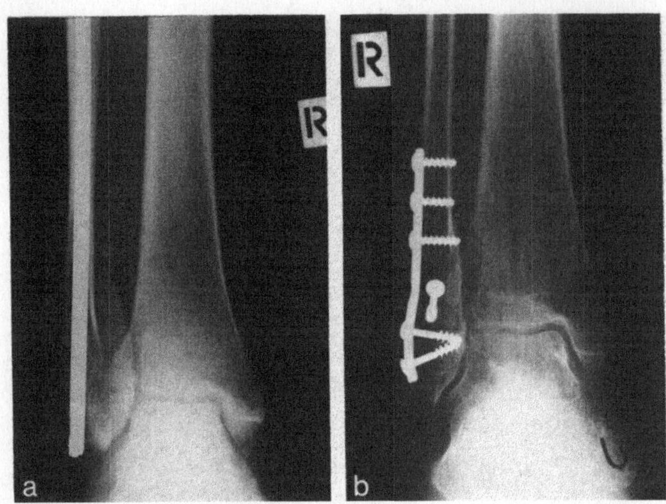

Abb. 2. (a) B.L., männl., 55 J., Typ B nach WEBER, zunächst ungeeignete intramedulläre Osteosynthese, (b) Nagelentfernung und Reosteosynthese mit einer Drittelrohrplatte 6 Monate nach dem Unfall

oberen Sprunggelenkes eine wichtige Rolle und müssen entsprechend ihrem Ausmaß berücksichtigt werden. Ist die ventrale tibiofibulare Bandhaft nur teilweise zerrissen, wie beim Typ B in ca. 50% der Fälle, so beschränken wir uns auf die Naht der betroffenen Bandanteile. Findet sich dagegen eine vollständige Ruptur der Syndesmose einschließlich der Membrana interossea mit völliger Instabilität der Gelenkführung im Sinne eines Typ C, so bringen wir zusätzlich zur Naht eine sog. Stellschraube knapp oberhalb der Syndesmose ein (Abb. 3). Es genügt, wenn die Schraube die fibulanahe Corticalis der Tibia erfaßt. Bei den auf diese Weise versorgten Luxationsfrakturen vom Typ C ist eine postoperative Gipsruhigstellung bis zur Entfernung der Stellschraube nach 3 - 4 Wochen angezeigt. Wir stellen heute die Indikation zur Stellschraube seltener als vor einigen Jahren und verwenden sie keinesfalls nur zur Sicherung der Naht der vorderen Syndesmose.

Die operative Versorgung der Frakturen des Malleolus medialis ist weniger problematisch als die der Fibulafrakturen, da sich am Innenknöchel, je nach Größe des Fragmentes, mit einer Drahtzuggurtung (Abb. 1b) oder mit einer Malleolarschraube (Abb. 4b) in allen Fällen eine übungsstabile Osteosynthese durchführen läßt, ohne daß das Volumen der Implantate die Weichteildeckung nennenswert beeinträchtigt.

Die bei allen Schweregraden der Knöchelverrenkungsbrüche fakultativ vorkommenden hinteren Kantenabsprengungen der Tibia im Sinne eines mehr oder weniger großen Volkmannschen-Dreiecks stellen sich bei der Primärversorgung häufig schon stufenlos ein, wenn die Fibula anatomisch wiederhergestellt wird. Eine zusätz-

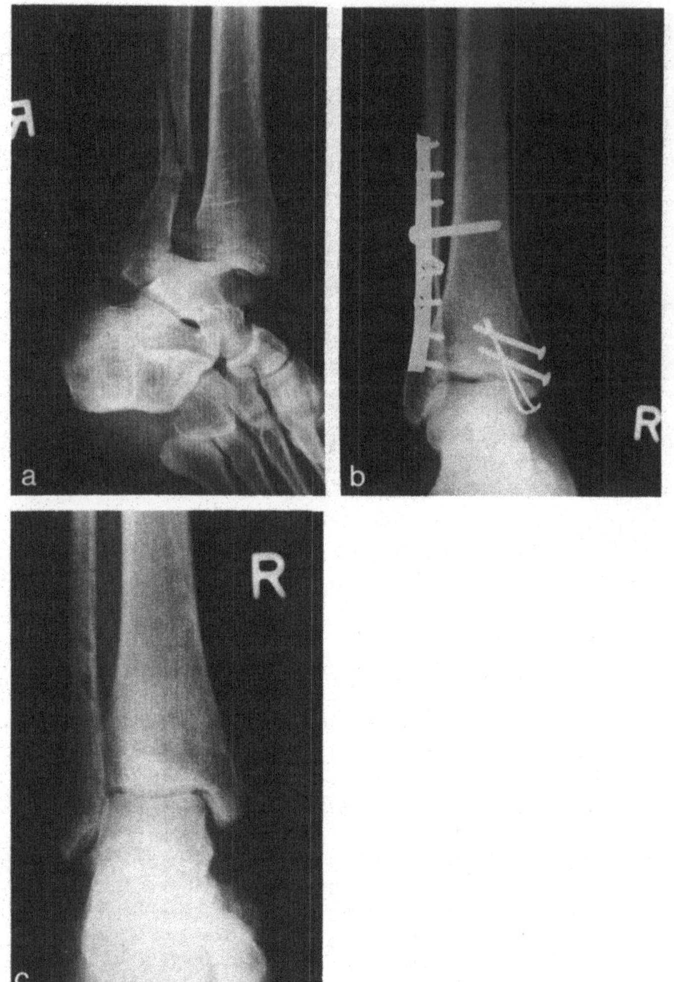

Abb. 3. (a) S.E. weibl., 43 J., Typ C nach WEBER, (b) primäre Osteosynthese mit Drittelrohrplatte, Stellschraube, KF-Schrauben und Kirschner-Drähten, (c) Ergebnis bei Metallenfernung 4 Monate post op. mit guter Funktion

lich Fixierung ist nur dann notwendig, wenn ein Viertel oder mehr der Tibiagelenkfläche betroffen ist (Abb. 5b).

Bei richtiger Technik gestattet das beschriebene Operationsverfahren eine sofort postoperativ einsetzende krankengymnastische Übungsbehandlung, die für das spätere funktionelle Ergebnis von ebenso großer Bedeutung ist wie die einwandfreie technische Durchführung der Osteosynthese. Nach ca. 6 Wochen kann eine mit 10 kg beginnende Teilbelastung des Fußes gestattet werden, die langsam bis zu der nach 8 - 10 Wochen möglichen vollen Belastung gesteigert wird. Das Osteosynthesematerial wurde bei den nach-

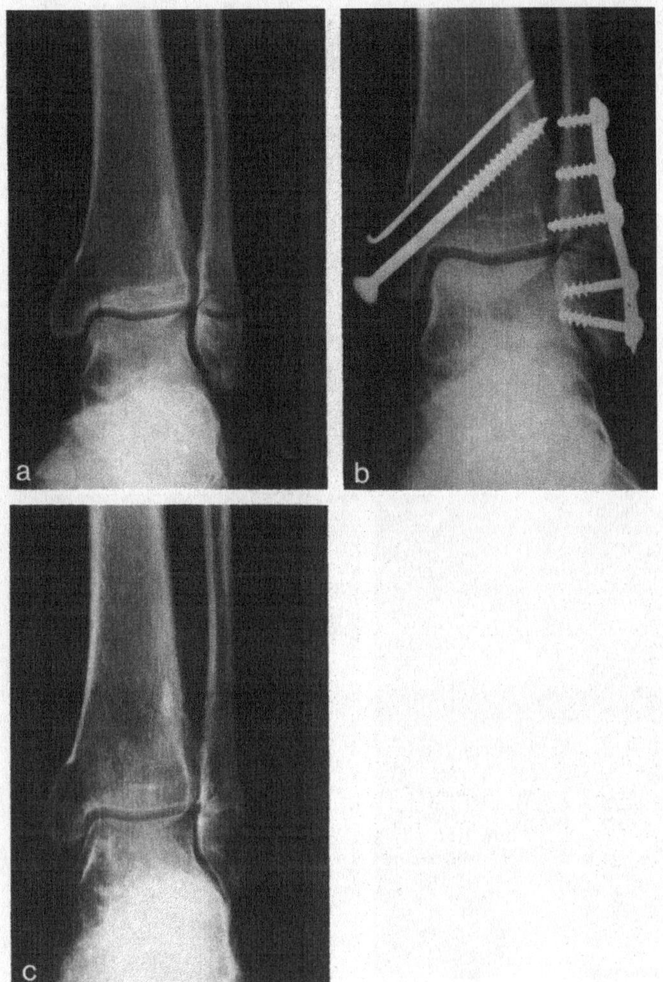

Abb. 4. (a) G.A., männl., 46 J., Typ B nach WEBER, (b) primäre Osteosynthese mit Drittelrohrplatte, Malleolarschraube und Kirschner-Draht, (c) Ergebnis bei Metallentfernung 6 Monate post op. mit guter Funktion

untersuchten Fällen im Durchschnitt 4 - 6 Monate nach dem Ersteingriff wieder entfernt.

Ergebnisse

Nachdem wir 1976 (2) von insgesamt 196 Malleolarfrakturen, die in der Zeit von 1972 - 1975 in unserer Klinik operativ behandelt wurden, die Ergebnisse bei 164 Patienten zum Zeitpunkt der Metallentfernung (4 - 6 Monate post op.) überprüfen konnten, überblicken wir jetzt bei 98 Patienten aus dieser Gruppe einen Zeitraum von 3 bis 5 Jahren nach der Operation.

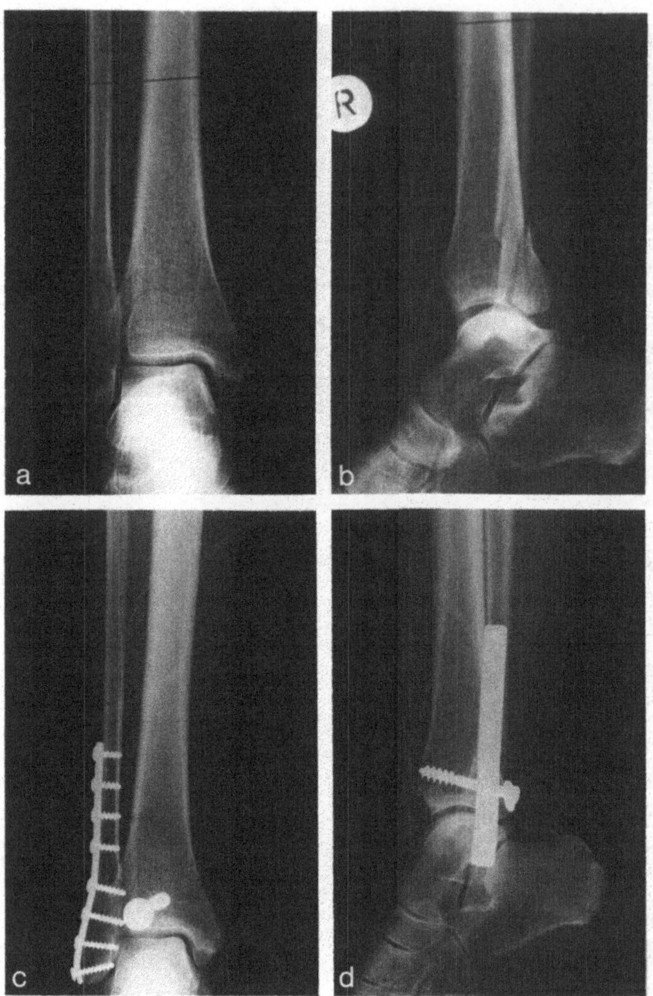

Abb. 5 (a und b) . S.M., weibl., 63 J., Typ B nach WEBER mit großem Volkmannschen Dreieck, (c und d) primäre Osteosynthese mit Drittelrohrplatte und Spongiosaschraube

Bei der stationären Aufnahme zur Metallentfernung (Tabelle 5) zeigten 150 Patienten (= 91,4%) ein gutes bis befriedigendes funktionelles Ergebnis. Eine freie Funktion der Sprunggelenke bezeichneten wir als gut und eine nur endgradige Funktionseinschränkung von nicht mehr als 5 Grad bei der Dorsalflexion bzw. 10 Grad bei der Plantarflexion als befriedigend. Bei den 150 Patienten sind 6 nicht berücksichtigt, die in der Tabelle 5 unter "Infektion" bzw. "Pseudoarthrosen" mitaufgeführt sind, bei denen aber nach entsprechender Behandlung der Komplikation letztlich noch ein befriedigendes funktionelles Ergebnis zu verzeichnen war, so daß sich die Gesamtzahl der guten bis befriedigenden Resultate auf 156 (= 95,1%) erhöht.

Tabelle 5

Malleolarfrakturen		BH - Bochum
	Ergebnisse (b. Metallentfernung)	
164	Gesamtzahl	100%
150 (156)	gut/befriedigend	91,4% (95,1%)
4	unbefriedigend	2,4%
5	Infektionen	3,1%
4	Pseudoarthrosen	2,4%
1	Refraktur	0,6%

Ein unbefriedigendes Ergebnis im Sinne einer deutlichen Funktionsbehinderung fand sich bei 4 Patienten (= 2,4%), von denen 3 älter als 70 Jahre waren und einer bereits beim Ersteingriff einen ausgedehnten primären Knorpelschaden aufwies, der zu einer rasch fortschreitenden Sekundärarthrose führte.

Bei 3 offenen Frakturen und 2 Sekundärversorgungen (= 3,1%) kam es postoperativ zu einer Infektion mit nachfolgender Osteomyelitis. Diese schwerwiegendste Komplikation ist immer dann relativ gut zu beherrschen, wenn die vorangegangene Osteosynthese eine ausreichende Stabilität gewährleistet (4). Trotz der Infektion kam es in allen Fällen zu einer knöchernen Durchbauung der Frakturen und bei 3 Patienten dieser Gruppe fand sich schließlich noch ein befriedigendes funktionelles Ergebnis. In den beiden übrigen Fällen führte die Infektion zu einer weitgehenden Zerstörung der Gelenkflächen, die einmal eine spontane Arthrodese zur Folge hatte und einmal die operative Versteifung des oberen Sprunggelenkes erforderlich machte.

Eine Pseudoarthrosenbildung der Fibula infolge unzureichender Stabilität bzw. zu früher Belastung sahen wir nach operativer Behandlung in 4 Fällen (= 2,4%), von denen 2 durch eine Reosteosynthese unter gleichzeitiger Anlagerung autologer Beckenkammspongiosa und die 2 anderen durch eine Spongiosaplastik bei Belassung des Osteosynthesematerials zur Ausheilung gebracht werden konnten. Das funktionelle Ergebnis bei den Patienten dieser Gruppe war in 3 Fällen befriedigend und in 1 Fall unbefriedigend.

Schließlich beobachteten wir einmal wenige Tage nach der Metallentfernung eine durch ein neuerliches Trauma im Sinne einer Supinationsverletzung verursachte Refraktur des Außenknöchels, die eine Reosteosynthese und Spongiosaplastik erforderlich machte.

Im Zusammenhang mit den aufgeführten Komplikationen ist zu erwähnen, daß in unserer Klinik nahezu alle Assistenten an diesen Operationen beteiligt sind.

Da die in der Tabelle 5 zusammengestellten Ergebnisse auf Grund des kurzen Beobachtungszeitraumes noch keine endgültige Aussage über die Spätergebnisse bzw. Arthrosehäufigkeit nach der operativen Behandlung der Malleolarfrakturen zuließen, haben wir vor kurzem 98 Fälle aus dieser Gruppe 3 - 5 Jahre post op. nachuntersucht und ausgewertet (Tabelle 6).

Tabelle 6

Malleolarfrakturen		BH - Bochum
	Ergebnisse (3 - 5 J. post op.)	
98	Gesamtzahl	100%
92	gut/befriedigend	93,9%
6	unbefriedigend	6,1%
	2 Infektionen - Arthrodese	
	1 Pseudoarthrose - Sekundärarthrose	
	3 ü. 70j. Pat. - Sekundärarthrose	

Diese Nachuntersuchungen ergaben bei 92 Patienten (= 93,9%) ein gutes bis befriedigendes funktionelles Ergebnis. Als Ursachen der 6 unbefriedigenden Ergebnisse fanden sich 2 Infektionen, die zur spontanen bzw. operativen Versteifung des oberen Sprunggelenkes führten, 1 Pseudoarthrose, die nach Reosteosynthese und knöcherner Ausheilung schließlich doch eine Sekundärarthrose mit deutlicher Funktionsbehinderung zur Folge hatte und 3 Fälle mit zum Teil vorbestehenden arthrotischen Veränderungen bei älteren Patienten.

Zusammenfassend glauben wir auf Grund unserer Ergebnisse feststellen zu können, daß von der operativen Behandlung der Außenknöchelfrakturen mit der AO-Drittelrohrplatte und den zugehörigen Kleinfragmentschrauben bessere Spätresultate zu erwarten sind als von der konservativen Behandlung.

Literatur

1. BÖHLER, L.: Die Technik der Knochenbruchbehandlung. Wien: Maudrich 1957.
2. DECKER, S.: Technik und Ergebnisse der operativen Behandlung der Luxationsfrakturen des oberen Sprunggelenkes. Unfallheilk. 80, 249 (1977).
3. FORUDASTAN, H.: Zur AO-Osteosynthese von Knöchelbrüchen. Ergebnisse nach 5 Jahren. Arch. orthop. Unfall-Chir. 68, 42 (1970).
4. HIERHOLZER, G., REHN, J.: Die posttraumatische Osteomyelitis. Stuttgart-New York: Schattauer 1970.

5. LEYENDECKER, K.-P.: Die posttraumatische Stabilität der lateralen Knöchelgabel und ihre Bedeutung für das Schicksal des oberen Sprunggelenkes. Diss. Münster 1968.
6. MÜLLER, M.E., ALLGÖWER, M., WILLENEGGER, H.: Manual der Osteosynthese. Berlin-Heidelberg-New York: Springer 1969.
7. MÜLLER, J., PLAASS, U., WILLENEGGER, H.: Spätergebnisse nach operativ behandelten Malleolarfrakturen. Helv. chir. Acta 38, 329 (1971).
8. RIEDE, U., WILLENEGGER, H., SCHENK, R.: Experimenteller Beitrag zur Erklärung der sekundären Arthrose bei Frakturen des oberen Sprunggelenkes. Helv. chir. Acta 36, 343 (1969).
9. WEBER, B.G.: Die Verletzungen des oberen Sprunggelenkes. Bern-Stuttgart-Wien: Huber 1966.
10. WEBER, B.G.: Die operative Behandlung der Knöchelbrüche. Berlin-Heidelberg-New York: Springer 1967.
11. WILLENEGGER, H.: Die Behandlung der Luxationsfrakturen des oberen Sprunggelenkes nach biomechanischen Gesichtspunkten. Helv. chir. Acta 28, 225 (1961).
12. WILLENEGGER, H.: Malleolarfrakturen. In: Technik der operativen Frakturenbehandlung. Berlin-Göttingen-Heidelberg: Springer 1963.
13. WILLENEGGER, H., WEBER, B.G.: Malleolarfrakturen. Langenbecks Arch. klin. Chir. 313, 489 (1965)
14. WILLENEGGER, H., BROGHAMMER, H.: Spätkontrollen nach Korrektureingriffen bei ungenügend reponierten Malleolarfrakturen. Helv. chir. Acta 38, 337 (1971).

Ergebnisse der Spätversorgung von Luxationsfrakturen des oberen Sprunggelenkes

G. Friedebold

Der grundlegende Wandel in der Auffassung über die Stabilität und damit Funktionstüchtigkeit des oberen Sprunggelenkes durch die Aufdeckung der Schlüsselposition des Außenknöchels und seiner Verbindungen zu Talus und Tibia, zunächst durch DANIS (3), vor allem aber durch WEBER (6), kürzlich auch durch amerikanische Autoren, z.B. YABLON (8) und Mitarbeiter, hat die Sicherheit in der Wiederherstellung bei Luxationsfrakturen des oberen Sprunggelenkes entscheidend erhöht. Vor allem die Systematik WEBERs (6) hat zur Aufstellung von Richtlinien geführt, die in ihrer Exaktheit dem jahrzehntelang beherrschenden Reglement der konservativen Knochenbruchbehandlung L. BÖHLERs (1) vergleichbar sind. Wo auch immer derartige Brüche des oberen Sprunggelenkes frisch zur Behandlung gelangen, sollten die Voraussetzungen geschaffen werden, nach diesen Richtlinien zu verfahren. Übereinstimmung besteht darüber, die operative Versorgung dringlich, d.h., als Sofortmaßnahme durchzuführen, falls nicht entscheidende Gegenindikationen bestehen.

Derartige Gegenindikationen, organisatorische Unzulänglichkeiten in der frühzeitigen Zuweisung der Verletzten, vor allem aber unzulängliche konservative - gelegentlich auch operative - Behandlung sind immer wieder Anlaß für eine definitive Spätversorgung. Die Entscheidung erstreckt sich in dieser Situation auf drei gegebene Möglichkeiten:

1. Verzicht auf jede operative Maßnahme und Versorgung mit orthopädischem Schuh. Hier ist naturgemäß meistens der Wunsch des Patienten maßgebend, vor allem wenn dieser von einer vorausgegangenen Operation enttäuscht ist.
2. Die Arthrodese. Sie hat ihre Hauptindikation bei der Inkongruenzarthrose, wenn eine Wiederherstellung der articulierenden Flächen aussichtslos erscheint, aber auch bei der Verstarrungsarthrose, die durch rekonstruktive Maßnahmen nicht behoben werden kann, wenn eine Abrollsohle nicht ausreicht, eine schmerzfreie Gehleistung zu erzielen.
3. Die Sekundärrekonstruktion des Gelenkes, die - falls sie erfolgreich ist - die zweifellos wertvollste Maßnahme darstellen muß, da ein schmerzfreies und funktionstüchtiges Sprunggelenk resultiert.

WELLER (7) hat mit seinen Mitarbeitern kürzlich die Sammelstudie der deutschen Sektion der AO International veröffentlicht, in der er die Hauptvarianten schlechter Ergebnisse nach Sprunggelenksverletzungen klassifiziert und die Möglichkeiten der Korrektureingriffe aufzeigt. Hauptgesichtspunkt ist auch bei der Sekundärrekonstruktion in Übereinstimmung mit WEBER (6) die exakte anatomiegerechte Wiederherstellung des fibularen Tragpfeilers in seiner Relation zur Tibia. In dieser Sammelstudie werden Früh- und Späkorrekturen unterschieden, wobei erstere sich auf korrekturbedürftige Situationen erstrecken, die sich noch im Stadium der Knochenneubildung befinden, ein Endzustand also - Konsolidierung oder Pseudoarthrose - noch nicht eingetreten ist. Die Übergänge sind hier zweifellos fließend und schon gar nicht kalendarisch definierbar. Welches Unterscheidungsmerkmal jedoch immer angezogen werden könnte, die Frühkorrektur sollte bessere Ergebnisse erwarten lassen als eine Spätkorrektur.

Die vorliegende Untersuchung des eigenen Krankheitsgutes galt daher der vereinfachten Frage, welche Rolle der Zeitfaktor in der Sekundärrekonstruktion verletzter oberer Sprunggelenke spielt, bzw. ob es eine Art Schwelle gibt, nach der ein wiederherstellender Eingriff nicht mehr sinnvoll erscheint, sondern von vorn herein durch eine Arthrodese zu ersetzen ist.

Das Gesamtkollektiv erstreckt sich auf 654 operativ versorgte Luxationsfrakturen des oberen Sprunggelenkes aus einem Zeitraum von 10 Jahren (1. 1. 67 bis 31. 12. 76); nicht erfaßt sind die vor allem im ersten Drittel dieser Periode noch relativ häufigen konservativ behandelten Fälle besonders des Typs A, sowie die wegen bestehender Gegenindikationen zwangsläufig nicht Operierten. Bei 107 der operativ versorgten Patienten handelte es sich um Spätversorgungen. Hauptursache hierfür waren septische Hautverhältnisse sowie vorangegangene unzulängliche konservative Behandlung. Der weitaus größte Teil setzte sich aus Zuweisungen von außerhalb, bzw. Einweisungen aus der poliklinischen Ambulanz, zusammen. In 23 dieser Fälle mußte infolge fortgeschrittener Inkongruenzarthrose eine Arthrodese durchgeführt werden, das entspricht einem Fünftel dieses Kollektivs. Die übrigen 84 hier pauschal als "veraltet" zu bezeichnenden Sprunggelenksverletzungen wurden einer rekonstruktiven Operation unterzogen.

Dieser Personenkreis wurde ggf. mehrfach zu einer Kontrolluntersuchung aufgefordert. Erschienen sind 46 dieser Patienten, d.h. immerhin 38 konnten nicht mehr erfaßt werden. Diese relativ große Zahl, die bei Nachuntersuchungen über größere Zeiträume immer wiederkehrt, ist in erster Linie mit der besonderen Situation Berlins, eines geschlossenen Wohngebietes mit großer Fluktuation, erklärbar. Übrig blieben 19 Frauen und 27 Männer. Der Altersdurchschnitt lag bei 38,3 Jahren; die mittlere Zeit vom Unfall bis zur Operation betrug 91,8 Tage, d.h. drei Monate, die Extreme lagen bei 15 bzw. 306 Tagen. Aufgeschlüsselt nach dem Verletzungstyp ergab sich folgende Verteilung:

Typ A = 11, d.h. 25%
Typ B = 18, d.h. 39%
Typ C = 10, d.h. 22%

falls man bei den vorliegenden Zahlen eine Prozentangabe für vertretbar ansieht. 7 Patienten (= 15%) gestatteten nachträglich keine sichere Zuordnung mehr, da sie zu einem Zeitpunkt operiert wurden, als diese Gebrauchsskala noch nicht allgemein gebräuchlich war und Ausgangsbilder nicht ermittelt werden konnten.

Jeder erfaßte Einzelfall wurde nach drei voneinander abweichenden Aspekten beurteilt:

I. nach der von WEBER (6) aufgestellten, auch der WELLERschen Sammelstatistik zugrunde gelegten Skala mit "strengem" Maßstab, d.h. unter besonderer Betonung des Röntgenbefundes;
II. nach den gleichen Kriterien ohne Berücksichtigung des Röntgenbefundes;
III. nach der subjektiven Bewertung des Patienten.

Alle Ergebnisse wurden in Anlehnung an das von WEBER aufgestellte Punktesystem ermittelt, wobei allerdings noch zwischen "befriedigend" und "schlecht" unterschieden wurde, damit in den Ergebnisgruppen II und III bei Fortfall der Röntgenbewertung ein etwas größerer Differenzierungsspielraum zur Verfügung stand. Die zunächst summarische Betrachtung der Ergebnisse ergibt folgendes Bild: (Tabelle 1).

Tabelle 1. Ergebnisse

Ergebnis I		
5 Fälle	sehr gut	1 = 11,6%
7 Fälle	gut	2 = 16,3%
2 Fälle	befriedigend	3 = 4,6%
29 Fälle	schlecht	4 = 67,5%
(3 Fälle sind nicht zu beurteilen)		
Ergebnis II		
16 Fälle	sehr gut	1 = 34,8%
9 Fälle	gut	2 = 19,6%
0 Fälle	befriedigend	3 = 0 %
21 Fälle	schlecht	4 = 45,6%
Ergebnis III		
17 Fälle	sehr gut	1 = 37,0%
9 Fälle	gut	2 = 19,5%
7 Fälle	befriedigend	3 = 15,2%
13 Fälle	schlecht	4 = 28,3%

Wie zu erwarten gibt es von I nach II eine Verschiebung nach oben; d.h. unter Fortlassung des Röntgenbefundes ist auch aus ärztlicher Sicht ein besserer Durchschnitt zu verzeichnen. Auffallend ist aber, daß es eine noch ausgeprägtere Besserbewertung durch den Patienten selbst gibt.

Wichtig ist jedoch der Einzelfall, besonders wenn über den Faktor "Zeit" eine Aussage gemacht werden soll. Da außerdem zu erwarten ist, daß die Ergebnisse ein Gefälle vom Typ A zum Typ C aufweisen, wird im folgenden aufgezeigt, wie die Bewertungsabweichung des Einzelfalles innerhalb der drei Typen zustande kommt (Abb. 1).

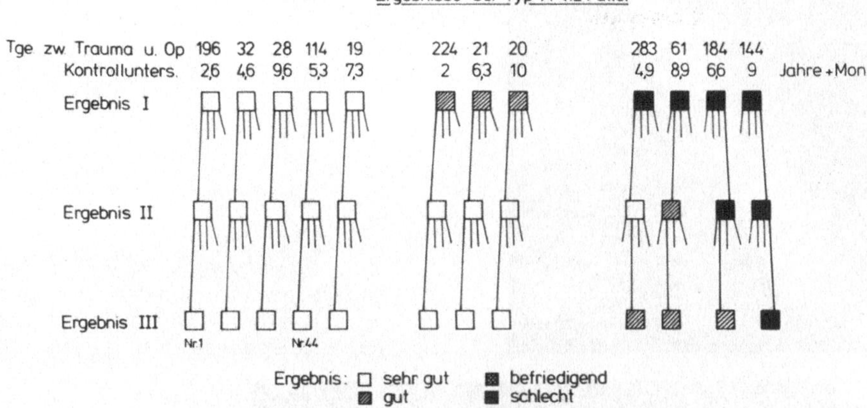

Abb. 1. Ergebnisse der Rekonstruktion nach Frakturen Typ A

Jedes Kästchen der oberen Reihe repräsentiert einen Einzelfall der unten aufgeführten Kategorie nach dem Bewertungsschema I, die darunter liegenden Reihen den jeweils gleichen Fall unter den "milderen" Kriterien der Schemata II bzw. III, wobei die Wahl des Abgangs der Verbindungslinie bereits die Tendenz erkennen läßt. Die Abbildung zeigt ferner zwei Zeitangaben, den Zeitpunkt der Rekonstruktion nach dem Trauma, sowie den Zeitraum der Nachuntersuchung nach der Operation, also den bisher zu beurteilenden Verlauf. Hier ist ohne statistische Sicherung zu entnehmen, daß die Negativergebnisse im allgemeinen sehr späte Rekonstruktionen darstellen, aber auch zwei besonders späte Wiederherstellungen "sehr gute" Ergebnisse aufweisen, diese also auch zu einem solchen Zeitpunkt noch prinzipiell möglich sind. Zwei Beispiele aus dieser Gruppe: Der Fall 44 (Abb. 2) vom Typ A mit Innenknöchelpseudoarthrose; und der Fall 1 vom Typ A (Abb. 3) mit Verkürzung und schwerer Dislokation der Fibula in Höhe des Gelenkspaltes.

Die 16 Fälle des Typs B sehen erwartungsgemäß ungünstiger aus (Abb. 4). Herausgegriffen sei hier ein Beispiel (Fall 38) (Abb. 5), bei dem die Stabilisierung noch mit dem inzwischen verlassenen Rush-Pin vorgenommen war, wodurch die physiologische Valgusstellung nicht in vollem Umfang erreicht wurde, so daß der Fall aufgrund des Röntgenbefundes nur mit "gut" einzuordnen war; klinisches Bild, sowie die subjektive Wertung des Patienten waren dennoch nach 10 Jahren einwandfrei, obwohl es sich um eine sehr späte Rekonstruktion handelt.

Die schlechtesten Ergebnisse ergibt naturgemäß der Typ C (Abb. 6), da die immer vorhandene Sprengung der Knöchelgabel für die Sekundärrekonstruktion besondere Probleme aufwirft, weil trotz Wiederherstellung besserer mechanischer Verhältnisse, biologisch

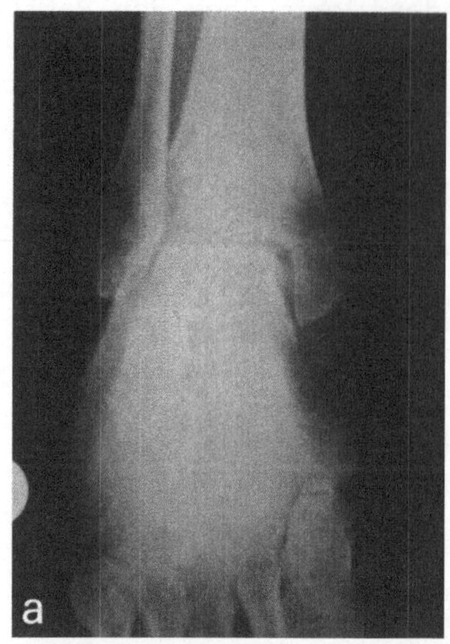

Abb. 2. Rekonstruktion bei Innenknöchelpseudoarthrose. (a) Ausgangsposition, (b) Postoperative Kontrolle, (c) Endergebnis

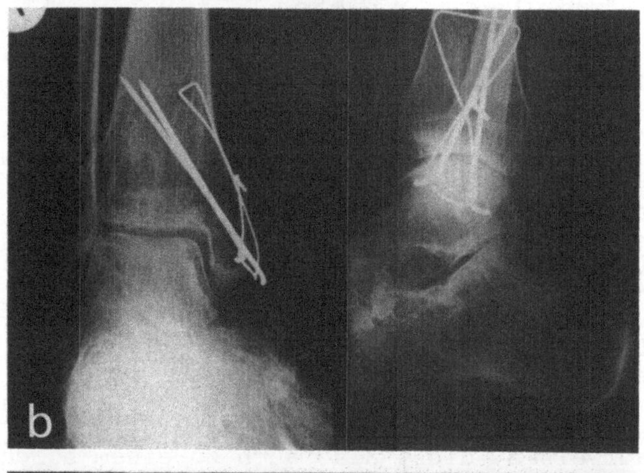

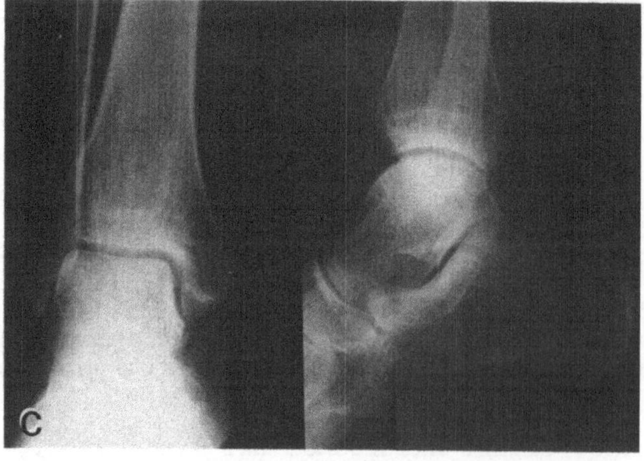

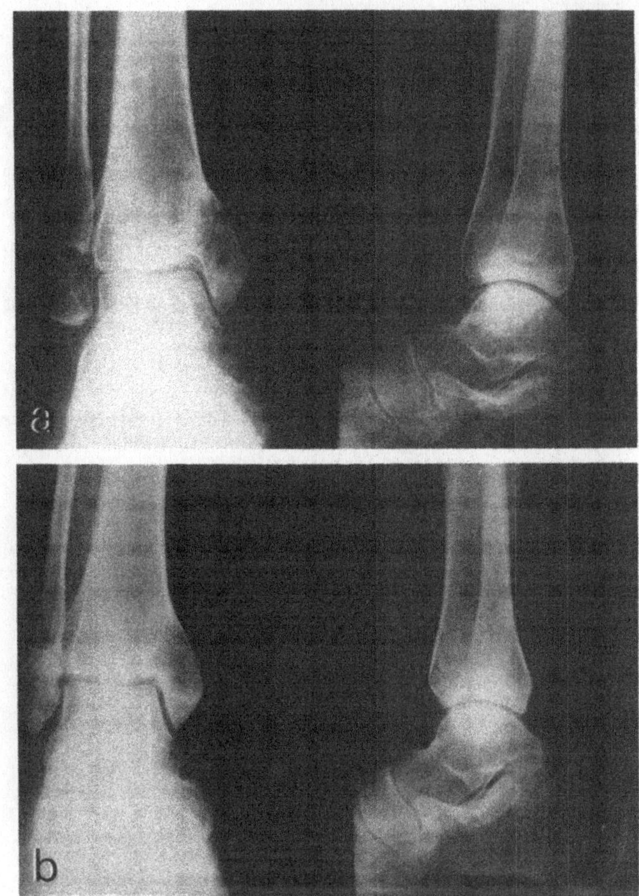

Abb. 3. Rekonstruktion bei Fibulapseudoarthrose nach OSG-Fraktur Typ A. (a) Ausgangssituation; (b) Rekonstruktionsergebnis

eine Regeneration des inzwischen mehr oder weniger stark geschädigten Knorpels nicht in ausreichendem Maße erwartet werden kann. Aufgezeigt werden <u>drei</u> Fälle:

Nr. 17 (Abb. 7) bei dem der Mißerfolg vor allem auf die Inkongruenz von Seiten der Tibiagelenkfläche zurückgeführt werden muß, der aber immerhin bei Außerachtlassung des Röntgenbefundes nach fast drei Jahren etwas besser zu bewerten ist. Hier ist mit hoher Wahrscheinlichkeit mit weiterer Verschlechterung zu rechnen.
Nr. 9 (Abb. 8) Insuffizienz der Knöchelgabel mit Subluxationsstellung des Talus; Stabilisierung der valgisierten Fibula nur mit Stellschraube nach Entfernung des Interponats zwischen Tibia und Talus nach 158 Tagen. Das röntgenologische aber auch das klinisch-funktionelle Ergebnis müssen aus ärztlicher Sicht als "schlecht" bezeichnet werden; während letzteres subjektiv immer-

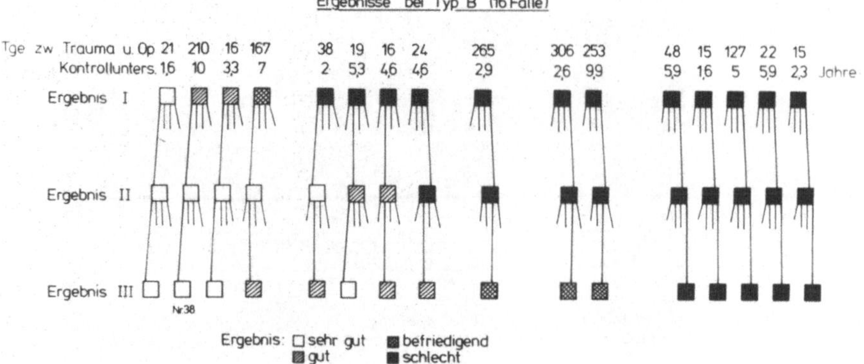

Abb. 4. Ergebnisse der Rekonstruktion nach Frakturen Typ B

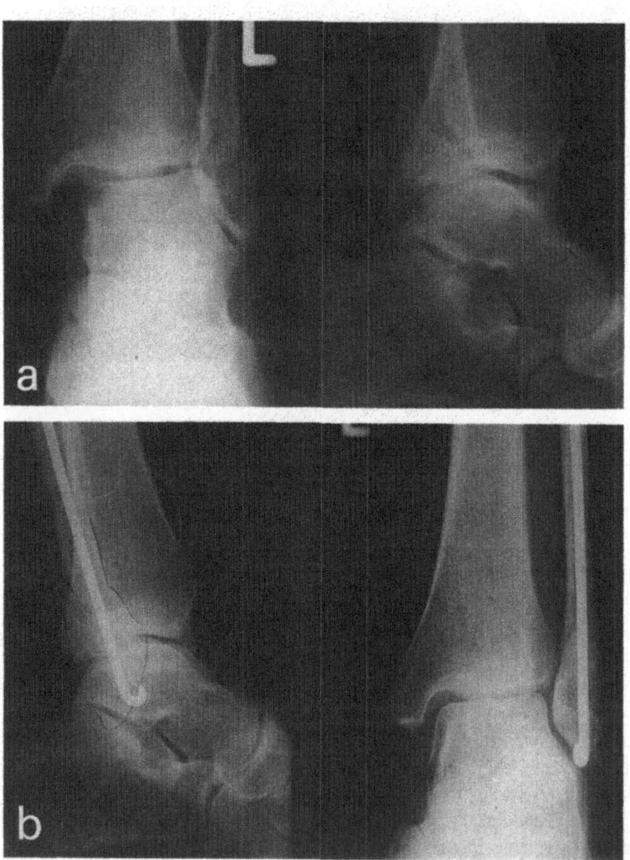

Abb. 5a und b. Rekonstruktion nach OSG-Fraktur Typ B. (a) Frakturbild, (b) Kontrolle nach Frakturheilung unter Fehlstellung des Außenknöchels

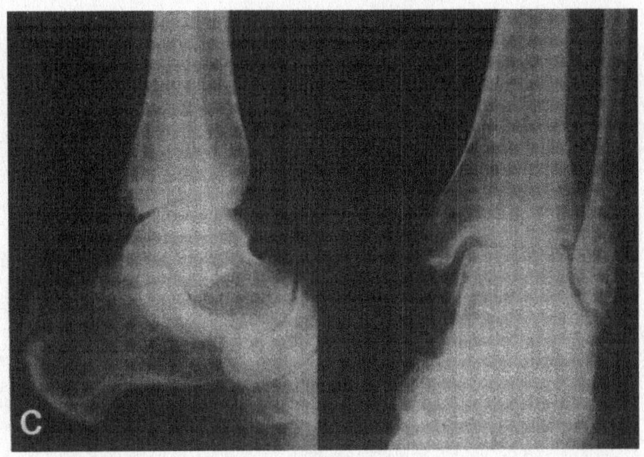

Abb. 5c. Rekonstruktionsergebnis

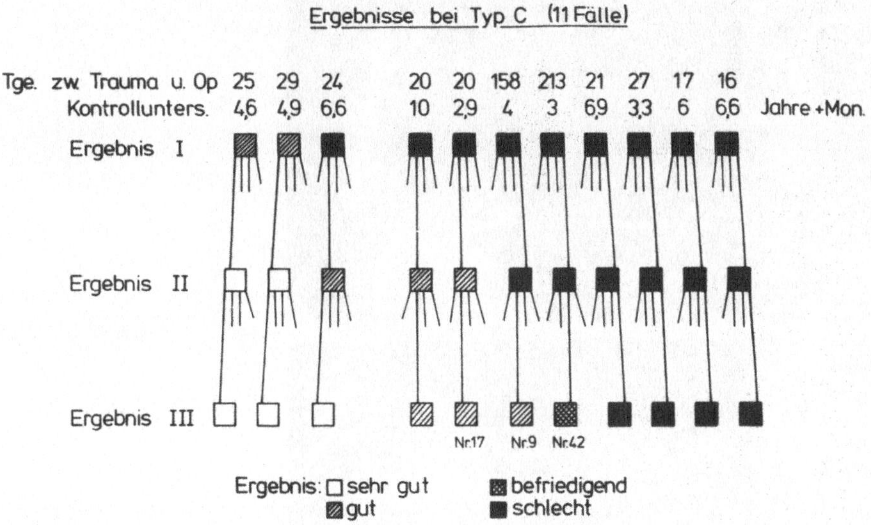

Ergebnisse bei Typ C (11 Fälle)

Tge. zw. Trauma u. Op	25	29	24	20	20	158	213	21	27	17	16	
Kontrollunters.	4,6	4,9	6,6	10	2,9	4	3	6,9	3,3	6	6,6	Jahre + Mon.
Ergebnis I												
Ergebnis II												
Ergebnis III					Nr.17	Nr.9	Nr.42					

Ergebnis: □ sehr gut ▨ gut ▩ befriedigend ■ schlecht

Abb. 6. Ergebnisse der Rekonstruktion nach Frakturen Typ C

hin als "gut" angesehen wird. Fall Nr. 42 (Abb. 9) wird 213 Tage nach einer unzulänglichen operativen Versorgung rekonstruiert, wobei zwar Verkürzung und Außenrotation des Außenknöchels nicht aber die relative Varusfehlstellung behoben werden, so daß das Ergebnis nach 3 Jahren als "schlecht" angesehen werden muß; subjektiv wird es noch als "befriedigend" betrachtet.

Der Versuch, eine Korrelation der Ergebnisse zur zwischen Trauma und Rekonstruktion vertrichenen Zeit herzustellen, war wegen der Heterogenität des Gesamtkollektivs nicht möglich. Je mehr Parameter - z.B. auch die hier nicht erfaßte Anzahl der Operateure - in die Betrachtung eingehen, umso größer muß das Kol-

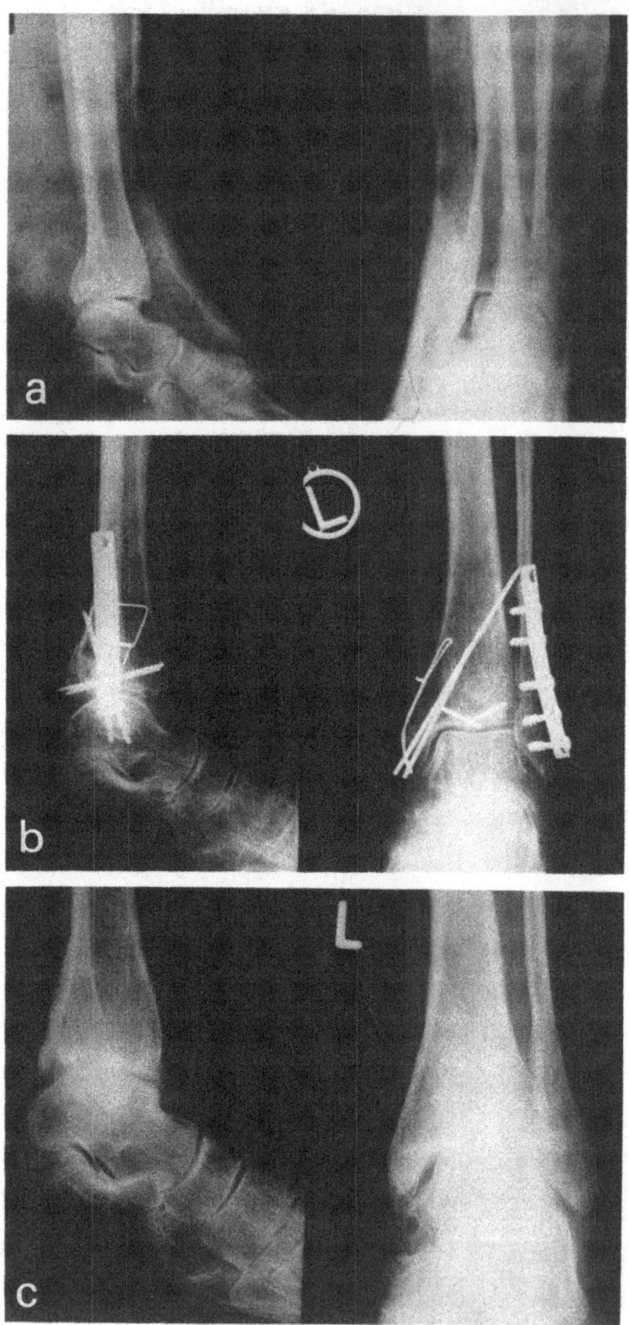

Abb. 7. Rekonstruktion nach Malleolarfraktur Typ C. (a) Kontrolle bei konservativer Frakturbehandlung, (b) Kontrolle nach Rekonstruktion, (c) Derzeitiger Zustand

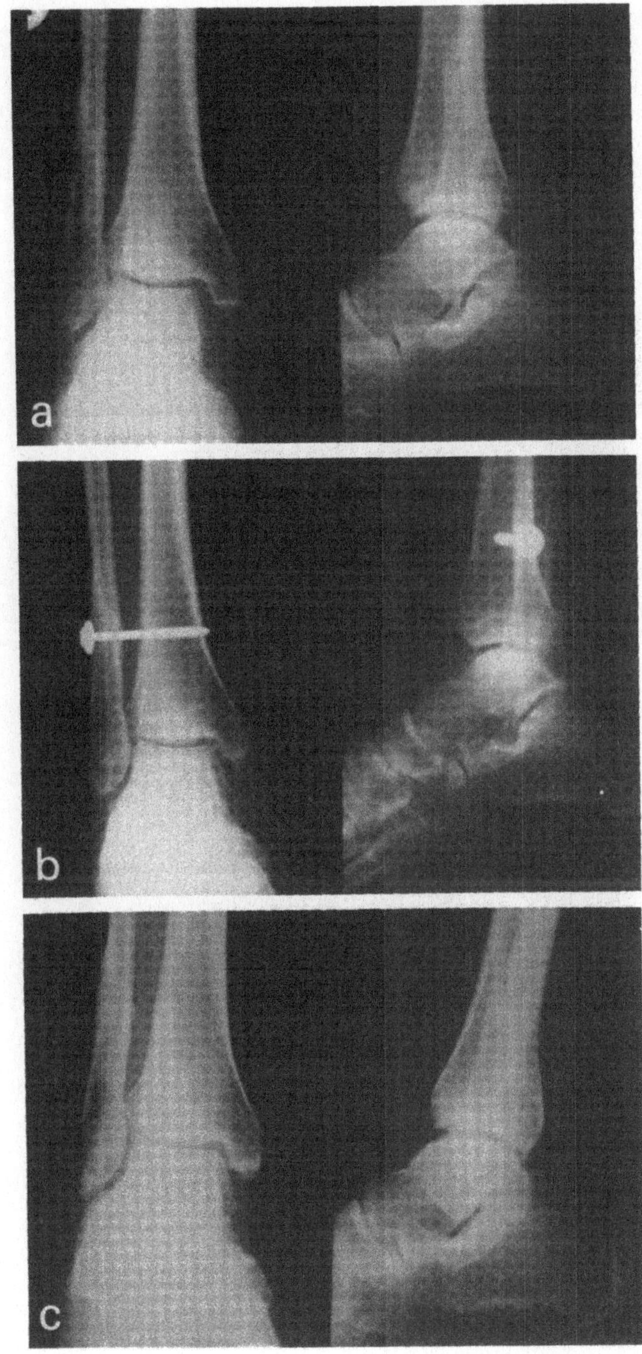

Abb. 8. Rekonstruktion nach Insuffizienz der Knöchelgabel. (a) Ausgangsposition, (b) Kontrolle nach Rekonstruktion, (c) Derzeitiger Zustand

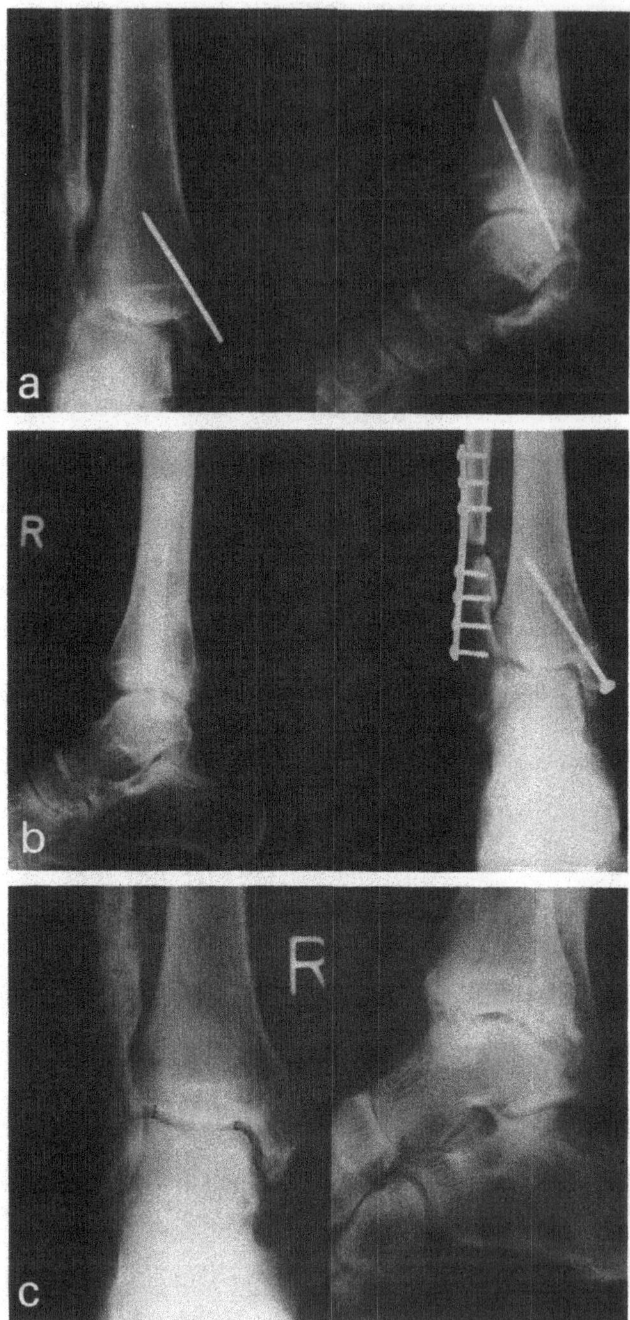

Abb. 9. Rekonstruktion nach insuffizient versorgter Fraktur Typ C. (a) Situation 7 Monate nach primärer Osteosynthese, (b) Kontrolle nach Rekonstruktion, (c) Derzeitiger Zustand

lektiv sein, um verbindliche Aussagen treffen zu können. Immerhin zeigt doch die Analyse, daß Spätrekonstruktionen im Einzelfall ihre Berechtigung haben, wenn es gelingt, einen funktionsgerechten Gabelschluß mit stabilen Verhältnissen im fibularen Bereich herzustellen. Als Alternative zur Arthrodese haben diese Eingriffe in der Hand des Erfahrenen heute schon ihre Berechtigung, wie auch die WELLERsche Sammelstudie zeigt.

Lassen Sie mich abschließend auf die Diskrepanz zwischen den Ergebniswertungen in der Gruppen I, II und III eingehen. Ohne Frage muß eine anatomisch einwandfreie Wiederherstellung der artikulierenden Flächen des Sprunggelenkes und seines komplexen Bandapparates nicht nur die besten funktionellen Ergebnisse erwarten lassen, sondern auch die beste Prävention gegen die Entwicklung einer Arthrose darstellen. Von den beiden Faktoren aber, die das Schicksal eines Gelenkes bestimmen, dem <u>mechanischen</u> und dem <u>biologischen</u>, beeinflußen wir unmittelbar und kontrolliert nur den ersteren. Die Auswirkung auf das biologische Gleichgewicht im Stoffwechsel zwischen den synovialen Schichten, der Synovia selbst und dem mehr oder weniger geschädigten Knorpel (COTTA (<u>2</u>) kann mit ausreichender Wahrscheinlichkeit nicht vorausgesehen werden; keinesfalls jedoch kann bei ausgeglichener Mechanik eine Verschlechterung der biologischen Situation erwartet werden. Von den Ergebnissen hüftgelenk- und kniegelenknaher Osteotomien wissen wir, daß selbst bei röntgenologisch manifester Arthrose die Gelenke für viele Jahre gut beweglich und schmerzfrei belastungsfähig sein können. Die Frage ist also zu stellen, ob nicht der hier aufgezeigte Unterschied der Bewertungsgruppen, der sich ja immerhin auch auf längere Zeiträume erstreckt, in ähnlicher Weise zu beurteilen ist, d.h. im Einzelfall auch bei nicht einwandfrei wiederhergestelltem Sprunggelenk der biologische Effekt ausreicht, für einen ausreichend langen Zeitraum ein funktionstüchtiges Gelenk zu erhalten. Die Erfahrung an den Gelenken von Fußballspielern, von denen kaum eins dem strengen Maßstab der Gruppe I entspricht, ohne daß Alltag und Sport dadurch beeinträchtigt sind, zeigt, daß es ein gewisses Maß an Anpaßung gibt, und daß keineswegs eine initiale arthrotische Veränderung in jedem Fall den Keim für eine progrediente Verschlechterung darstellen muß (FICAT (<u>4</u>). Anders ist wohl auch die 90%ige Erfolgsquote von HEIM und NÄSER (<u>5</u>) von Rekonstruktionen bei Frakturen des pilon tibial junger Sportler kaum zu erklären. Auch an den Ergebnissen von Hüftpfannenfrakturen sehen wird, daß trotz röntgenologischer Veränderungen eine kompensierte Situation bestehen bleiben kann, die bestenfalls zur Einhaltung bestimmter Lebensgewohnheiten zwingt, nicht aber in jedem Fall zu einer klinisch relevanten Arthrose führen muß. Für den operierenden Arzt kann nur der "strenge" Maßstab befriedigen; Zufriedenheit des Patienten über eine Reihe von Jahren hinweg stellt jedoch auch nicht den schlechtesten Gradmesser unseres Handelns dar.

<u>Literatur</u>

1. BÖHLER, L.: "Die Technik der Knochenbruchbehandlung" Bd. II, 2. Teil, 12. u. 13. Aufl. Wien-Bonn-Bern: Maudrich 1957.
2. COTTA, H.: "Morpho-pathogenetische Betrachtung zur Präarthrose und präarthrotischen Deformität". 64. Tag. d. DGOT, Würzburg (1977).

3. DANIS, R.: "Théorie et pratique de l'ostéosynthèse". Liège-Paris: Desoer et Masson 1949.
4. FICAT, P.: "Le début de l'arthrose". Rév. Chir. orthop. 63, 323 (1977).
5. HEIM, V., NÄSER, M.: "Fractures du pilon tibial". Rév. Chir. orthop. 63, 5 (1977).
6. WEBER, B.G.: "Die Verletzungen des oberen Sprunggelenkes". 2. Aufl. Bern-Stuttgart-Wien: Huber 1972.
7. WELLER, S., KNAPP, U., ECK, TH.: "Ergebnisse nach Korrektureingriffen am oberen Sprunggelenk". Sammelstudie der Deutschen Sektion der AO-International. Unfallheilkde. 80, 213, (1977).
8. YABLON, J.G., HELLER, F.G., SHOUSE, L.: "The Key Role of the Lateral Malleolus in displaced Fractures of the Ankle". J. Bone Jt. Surg. 59 A, 169 (1977).

Verletzungen der Syndesmose

H. Henkemeyer

Die Syndesmose, ein an sich etwas unscharfer Begriff, bezeichnet eigentlich nur die Ligamenta tibiofobularia anteriores et posteriores und die von ihnen umschlossene Articulatio tibiofibularis. Daß die Syndesmose aus der pathophysiologischen Sicht des Unfallchirurgen untrennbar mit der Biomechanik des oberen Sprunggelenkes und insbesondere der distalen Fibula verbunden ist, darf als bekann vorausgesetzt werden. WILLENEGGER und WEBER (7) haben basierend auf der Arbeit von DANIS (2) und unter Verwertung der Erkenntnisse von BRAUNE und FISCHER (1) sowie EBERHARD und INMAN (3) zur Analyse des menschlichen Gangs die Bedeutung des Außenknöchels und der Syndesmose für die normale Funktion und die Verletzungen des Gelenks so klar formuliert, daß WEBERs Klassifikation zumindest in deutschem Sprachraum heute allgemein akzeptiert ist. Die "fracture susligamentaire" DANIS (2) oder der Typ C nach WEBER bietet jedoch auch heute noch diagnostische und therapeutische Schwierigkeiten, wie an einem eigenen Fall gezeigt werden soll:

Ein 22jähriger Mann zog sich eine Typ C-Fraktur mit Syndesmosensprengung zu, die durch Verschraubung der Tubercule de Chaput-Fragmente versorgt wurde, in der Meinung durch diese Maßnahme müsse die Malleolengabel anatomisch wiederhergestellt sein. Das Röntgenbild (Abb. 1a) zeigt indessen eindeutig eine massive Verkürzung der Fibula, indem ihre Malleolarspitze praktisch auf gleicher Höhe wie die des Innenknöchels liegt.

Durch eine Plattenosteosynthese wurde 14 Tage nach dem Eingriff die richtige Länge der Fibula und damit die Kongruenz der Gabel wiederhergestellt (Abb. 1b). Intraoperativ war die Straffung des schlaff vorliegenden Lig. tibiofibulare ant. nach der Längenwiederherstellung zu beobachten.

Wir haben uns experimentell mit den Bewegungsausschlägen der distalen Fibula bei erhaltener, durchtrennter, transfixierter und in Fehlstellung transfixierter Syndesmose befaßt HENKEMEYER (4). Die entsprechenden Ergebnisse lauten zusammengefaßt:

Die distale Fibula bewegt sich
- bei Dorsalflexion nach dorsal, lateral, cranial und im Sinne der Außenrotation (Abb. 2)
- bei Plantarflexion nach ventral, medial, caudal und im Sinne der Innenrotation (Abb. 2).

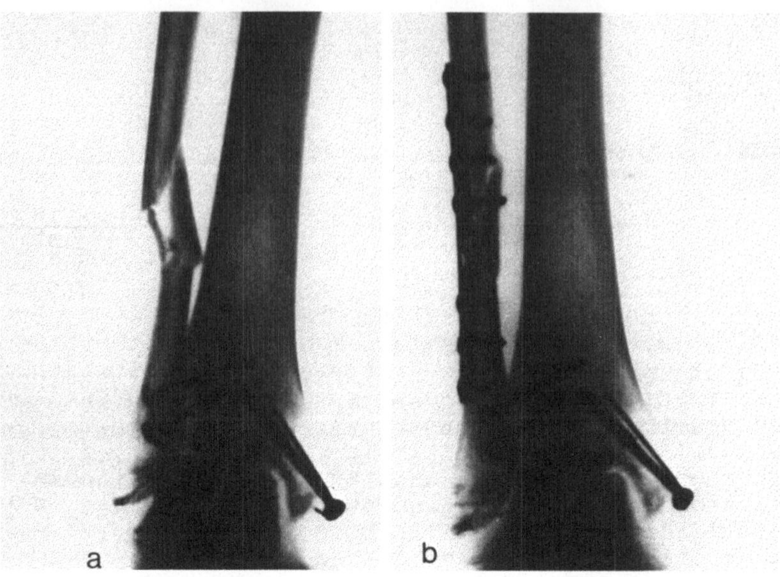

Abb. 1. Syndesmosensprengung mit Ausrißfraktur des Tub. tib. ant. nach Primärversorgung (a) und Reoperation zur Längerwiederherstellung der Fibula (b)

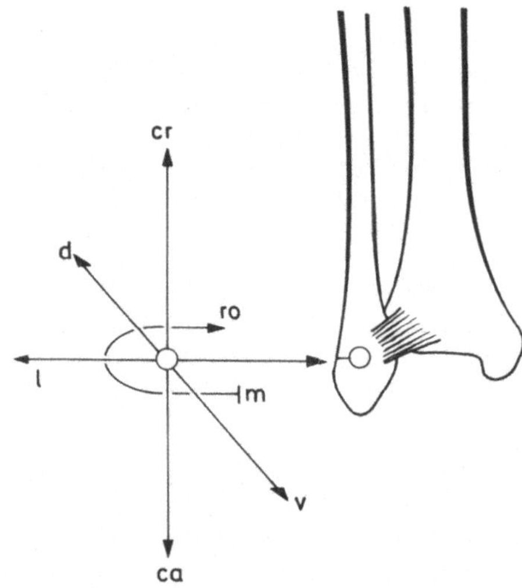

Abb. 2. Schematische Darstellung der untersuchten Bewegungsausschläge der distalen Fibula

Das Ausmaß dieser Bewegungsausschläge liegt im Mittel bei 1,3 m in der ventro-dorsalen, bei 0,96 mm in der medio-lateralen, bei 0,22 mm in der cranio-caudalen und bei 3,7° in der Rotation.

Die gleichen Bewegungen entstehen qualitativ auch bei falscher Einpassung der distalen Fibula, wenngleich von einer veränderte Ausgangsposition aus. Bei einer standardisierten Verkürzungsosteotomie von 3 mm und anschließender Transfixation mit geschlossener Gabel entstand neben einer erheblichen Gabelerweiterung eine konstante Außenrotationsfehlstellung von 4,65 + o,13° (Abb. 3).

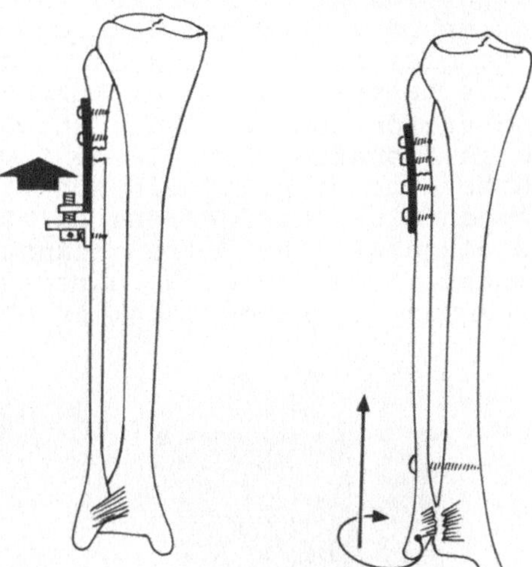

Abb. 3. Schematische Darstellung der experimentellen Anordnung zur Messung der Stellungsänderung der distalen Fibula durch Verkürzungsosteotomie und der Bewegungsausschläge nach Wiedereinpassung

In diesem Zusammenhang ist es auch interessant, daß die gleichen Bewegungsausschläge, nur wenig quantitativ verändert, auch dann entstehen, wenn die Transfixation mit der von uns angegebenen Stellschraube 2 cm oberhalb der Syndesmose mit einem aus der Frontalebene um 30° von dorsal nach ventral ansteigenden Winkel erfolgte.

Es folgt daraus, daß die früher geforderte Entfernung der Stellschraube vor der Belastung dann nicht erforderlich ist, wenn das Stellschraubenprinzip mit richtiger Schraubenlage verwirklicht wird.

Es ist nach dem bisher Ausgeführten leicht einzusehen, daß eine exakte Einpassung der distalen Fibula in die Incisura tibiofibularis nur dann möglich ist, wenn deren Länge wiedergehergestellt ist. Bei einer hohen Fibulafraktur spielt dabei ein eventueller Drehfehler geringen Grades keine Rolle, da die Fibula in ihrer Achse so flexibel ist, daß das proximale Tibiofibulargelenk für die Drehbeweglichkeit der distalen Fibula von untergeordneter Bedeutung ist. Dies wird durch die noch nicht so seltenen Syndostosen oberhalb der Syndesmose bewiesen, die symtomlos bezüglich Bewegungsumfang und Arthrose des oberen Sprunggelenkes bleiben. Es ist auch keineswegs richtig, daß Syndesmosenrupturen nur bei Kindern und Jugendlichen ohne Fibularfraktur möglich seien. In unserem kürzlich veröffentlichten Kollektiv von 42 Syndesmosenläsionen, waren immerhin drei Erwachsene ohne Fibularfraktur, 35, 34 und 27 Jahre alt.

Auch der folgende Fall einer 37jährigen Frau weist keine hohe Fibulafraktur auf: Sie hatte sich vor knapp einem Jahr bei einem

Pronations-Distorsions-Trauma eine Sprunggelenksverletzung rechts zugezogen, die immerhin Anlaß gab, eine 4wöchige Gipsruhigstellung zu verordnen. Sie war nie ganz beschwerdefrei geworden, und nach längerer Belastung wurden die Schmerzen im Knöchelbereich unerträglich. Es trat jeweils eine erhebliche Schwellung auf, die nach Hochlagerung über Nacht verschwand. Bei der Untersuchung vor wenigen Wochen fand sich lediglich ein umschriebener Druckschmerz über dem Tuberculum ant. Die Beweglichkeit war fast seitengleich. Man hatte den Eindruck, daß der Talus bei ruckweiser Lateralisation am Außenknöchel anschlug, ein Phänomen, das dann verschwand, wenn die Knöchelgabel manuell zugedrückt wurde. Die in Pronation "gehaltenen" Vergleichsaufnahmen deuten den vermehrten "talar tilt" als Ausdruck der Gabelerweiterung nur in wenigen Winkelgraden eben an. Zwar ist die von MERLE D'AUBIGNE (5) als diagnostische Hilfe genannte "ligne claire" verbreitert, doch demonstrieren die etwas unterschiedlichen Projektionen beider Aufnahmen die Fragwürdigkeit eben dieses Kriteriums (Abb. 4).

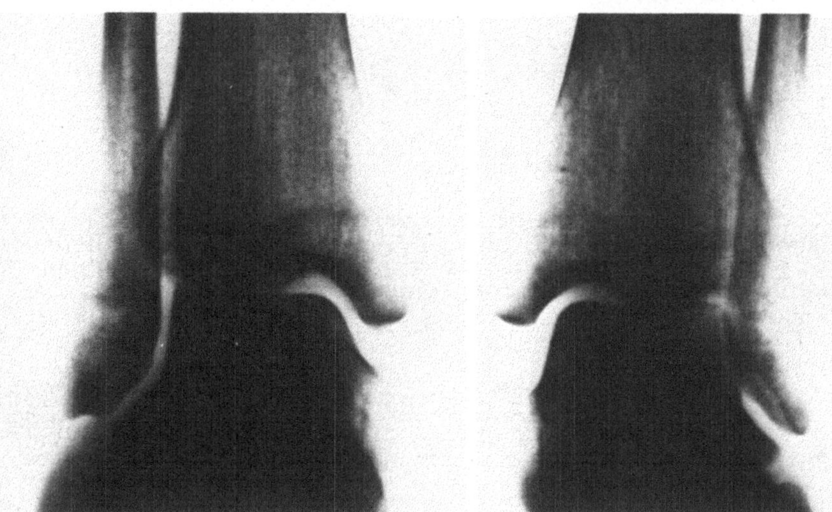

Abb. 4. In Pronation gehaltene Vergleichsaufnahme bei veralteter Syndesmosenruptur rechts

Bei der operativen Revision der vermuteten Syndesmosenläsion fand sich nun ein eindrucksvoller Befund: Das Lig. tibiofibulare ant. war in Verlängerung geheilt und lag spannungslos mit geschlängelten Fasern vor. Erst bei maximaler Dorsalflexion streckten sich die Fasern als Ausdruck der zunehmenden Spannung. Da die ehemalige Rupturstelle mit dem bloßen Auge nicht zu erkennen war, entschlossen wir uns, das Tubercule de Chaput mit dem tibialen Ansatz des Bandes flach auszumeißeln. Der jetzt mögliche Einblick in die Articulatio tibiafibularis zeigte beide Gelenksflächen spiegelnd glatt, die Gabel ließ sich manuell vollständig schließen und mit einer Stellschraube sichern. Mit einer Kleinfragmentspongiosazugschraube wurde das Tuberculum ant. nach Ventralverlagerung reinseriert, war zur Anspannung das Bandes führte. Die Patientin belastet inzwischen weitgehend beschwerdefrei, im übrigen mit der Stellschraube (Abb. 5).

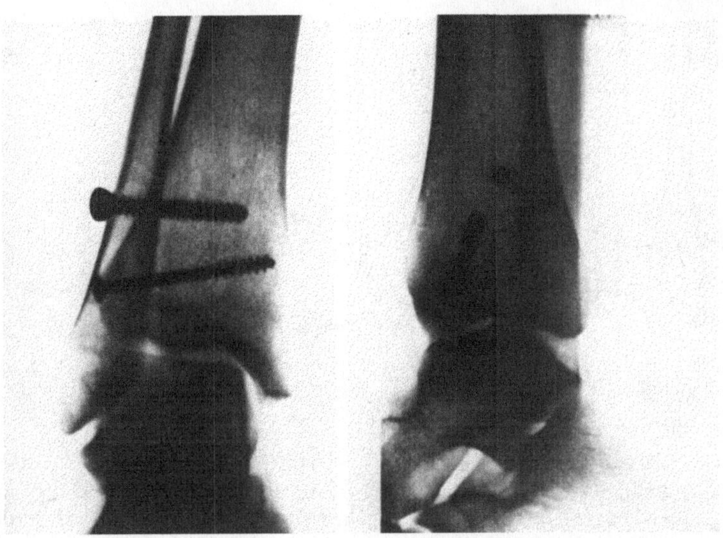

Abb. 5. Veraltete Syndesmosenruptur durch Ventralverlagerung des Tub. tibiale ant. versorgt und durch Stellschraube gesichert

Dieser Fall ist besonders geeignet, die Rolle der distalen Fibula als Führungsstab des oberen Sprunggelenkes und der Syndesmose als dessen "Stoßdämpfer" zu erhellen. Trotz der beschriebenen Läsion hat der "Stoßdämpfer" = "Fibula-Syndesmosen-Komplex" das obere Sprunggelenk vor Schaden im Sinne der eigentlich zu erwartenden Arthrose bewahrt. Sein Versagen hat sich in den beschriebenen Symptomen nach längerer Belastung warnend angekündigt.

Unsere Untersuchungen mit der Verkürzungsosteotomie beweisen, daß sich die Fibula in jeder beliebigen Fehlstellung einpassen läßt. Die Fehleinpassung führt abhängig von der Verkürzung zu einer zunehmenden Erweiterung der Malleolengabel und Außenrotationsfehlstellung des Außenknöchels mit der Folge der Reduzierung der kontaktierenden Gelenkflächen und damit der posttraumatischen Arthrose, wie RIEDE und WILLENEGGER (6) gezeigt haben. Außenrotations- und Lateralisationsfehlstellung sind Folge der in verschiedenen Höhen verschiedenen Krümmungsradien der beiden Komponenten des Tibiofibulargelenkes (Abb. 6).

Die Tatsache, daß bei dem zuletzt gezeigten Fall die Narbe makroskopisch nicht zu lokalisieren war, beweist unseres Erachtens nicht, daß die adaptierende Naht nach Transfixation entbehrlich ist, obwohl es Fälle gibt, in denen es sogar nach konservativer Therapie zu einer integralen Heilung der Strukturen kommt. Dies setzt jedoch eine solche Vielzahl glücklicher Umstände voraus, die sich zudem noch weitgehend der Diagnostik entziehen, daß eine konservative Versorgung auch in besonderen Einzelfällen kaum noch begründet werden kann.

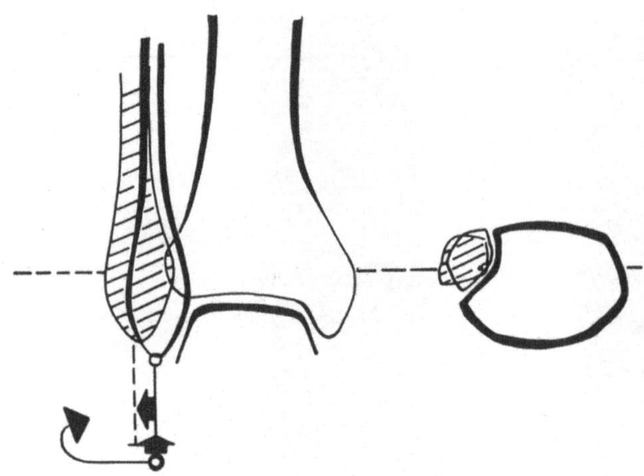

Abb. 6. Schematische Darstellung der Gabelerweiterung und Außenrotationsfehlstellung durch Einpassen der verkürzten Fibula in unterschiedliche Krümmungsradien der Incisura tibiofibularis

Literatur

1. BRAUNE, W., FISCHER, O.: Der Gang des Menschen, 1. Theil. Abh. d. Math. Phys. Classe d. Kgl. Sächs. Ges. d. Wissenschaften, 21, 151 (1895).
2. DANIS, R.: Théorie et pratique de l'ostéosynthèse. Liège-Paris: Desoer et Masson & Cie. 1949.
3. EBERHARD, H.D., INMAN, V.T.: Fundamental studies of human locomotion and other informations relating to design of artificial limbs. University of California. Berkeley 1947.
4. HENKEMEYER, H.: Habilitationsschrift. Ulm 1975.
5. MERLE D'AUBIGNE, R., SMETS, W.: Les formes frustes de déplacement externe de l'astragal dans les fractures malléolaires. Presse Med. 8, 157 (1934).
6. RIEDE, U.N., SCHWEIZER, G.: Funktionell-morphometrische Analyse des Gelenkknorpels. Langenbeck Arch. Chir. 333, 91 (1973).
7. WILLENEGGER, H., WEBER, B.G.: Malleolarfrakturen. Langenbeck Arch. klin. Chir. 313, 489 (1965).

Diskussionsbemerkungen und Empfehlungen aller Teilnehmer (Leitung: A. Pannike)

Zusammengefaßt und redigiert von A. Rüter und C. Burri

Indikationen zur Osteosynthese

Frakturen Typ A (nach WEBER)

Unverschobene Frakturen dieses Types können konservativ behandelt werden. Es ist jedoch zu bedenken, daß sich die Dislokation des abgescherten Innenknöchels gelegentlich in den Standardaufnahmen nicht zu erkennen gibt und erst durch Schrägaufnahmen ausreichend zur Darstellung kommt.

Da es sich bei der Außenknöchelfraktur dieses Typs um einen knöchernen Bandriß handelt, ist die Verletzung oft schwer zu retinieren. Daher werden zumindest in den ersten 3 Wochen Röntgenkontrollen nach folgendem Schema notwendig:
Nach Anlegen des Gipses - 3. Tag - 7. Tag - 14. Tag.

Wird nach Rückgang der Schwellung der zunächst gespaltene Gips nicht nur geschlossen, sondern vollständig erneuert, sind entsprechende Zwischenkontrollen selbstverständlich.

Auf den Röntgenbildern ist auf ein Klaffen der lateralen Begrenzung des Außenknöchels zu achten. Dies weist auf eine Interposition von Periost oder Bandursprüngen hin, durch die das distale Fragment in Varusstellung kippt, die nicht belassen werden darf.

Da die operative Versorgung dieses Frakturtyps meistens einen einfachen Eingriff darstellt, bleibt zu überlegen, ob die Vorteile einer durch die Ostesynthese ermöglichten Frühmobilisation nicht auch in diesen Fällen den Ausschlag zu Gunsten der Operation geben sollten. Die Entscheidung ist dem Einzelfall anzupassen.

Lassen sich die Frakturen des Types A beim Repositionsversuch in Narkose nicht einwandfrei einrichten oder treten unter Gipsruhigstellung nachträglich Verschiebungen auf, ist die Indikation zum operativen Vorgehen zweifelsfrei gegeben.

Frakturen Typ B (nach WEBER)

Die Operationsindikation findet ihre Begründung hauptsächlich dadurch, daß bei sorgfältiger Revision 80% der Typ B Frakturen zumindest teilweise Syndesmosenschäden aufweisen.

Diese Brüche sollen ausnahmslos osteosynthetisch versorgt werden. Diese Einstellung ist dadurch begründet, daß häufig vor der ersten Röntgenaufnahme eine gewisse Spontanreposition stattgefunden hat. Der erste dokumentierte Befund wird daher der im Unfallmoment tatsächlich auftretenene Dislokation nicht gerecht und damit das Ausmaß begleitender Bandverletzungen leicht unterschätzt.

Daraus ergibt sich, daß auch nichtverschobene Frakturen des Types B offen revidiert und operativ werden sollen.

Frakturen Typ C (nach WEBER)

Diese Verletzungen gehen immer mit Rissen oder Ausrissen der Syndesmose einher. Die Indikation zur operativen Versorgung ist daher gegeben.

Die oben skizzierten Indikationen erfahren gelegentlich durch die Allgemein- oder Lokalsituation gewiße Einschränkungen.

Die Allgemeinsituation läßt sich durch eine entsprechende Vorbehandlung fast immer soweit bessern, daß die operative Versorgunge durchgeführt werden kann.

Lokale Gegenindikationen bestehen bei traumatischen Weichteilschäden oder vorbestehenden Durchblutungsstörungen. Diese Veränderungen betreffen in den meisten Fällen vorwiegend das Gebiet des Innenknöchels. In dieser Situation kann und soll die Osteosynthese des Außenknöchels sobald als möglich in Angriff genommen werden. Die "Leitschiene" des Sprunggelenkes ist damit wieder hergestellt. Falls nötig, schließt sich die Versorgung des Innenknöchels zu einer zweiten Sitzung nach Normalisierung der lokalen Situation an. Hierbei ist es häufig möglich, den reponierten Innenknöchel durch percutane Spickung oder eine Schraube, die über eine Stichincision eingebracht wurde, adäquat zu retinieren.

Offene Frakturen müssen sofort operiert werden. Die Lage der Implantate ist hierbei gelegentlich zu variieren, damit die Bedeckung mit vitalen Weichteilen sicher gewährleistet ist.

Auch oberflächliche Schürfungen stellen eine Indikation zur Sofortversorgung dar, da binnen kurzem mit einer Superinfektion gerechnet werden muß, die dann ein operatives Vorgehen verbietet.

Finden sich ausgedehnte Wunden oder erhebliche Contusionen, die die Forderung nach einer Deckung der Implantate mit vitalen Weichteilen nicht erfüllen können, bleibt in Einzelfällen nur die Versorgung mit einem Fixateur extern. Hierbei sollen die Steinmann-Nägel im Gebiet intakter Weichteile eingebracht werden, wobei es notwendig sein kann bis in das obere Drittel der Tibia bzw. den Mittelfuß auszuweichen.

Zeitpunkt der Operation

Den besten Zeitpunkt der Operation stellt die Sofortversorgung in den ersten 6 Std dar.

Falls dieser Termin aus Gründen des Antransportes oder klinikinterner Organisation überschritten wurde, muß mit der Operation bis zum sicheren Rückgang der Schwellung gewartet werden. In den meisten Fällen nimmt dies mindestens 1 Woche in Anspruch.

Kommen die Verletzten mit noch bestehender Luxation zur Aufnahme, ist davon auszugehen, daß die Weichteile eine erhebliche Schädigung erfahren haben, die zunächst häufig unterschätzt wird. In diesen Fällen ist es daher ratsam, die Fraktur so rasch wie möglich "nur" zu reponieren, Ausmaß und Rückgang der Weichteilschädigung zu beobachten und erst nach Normalisierung der Situation die Osteosynthese durchzuführen.

Mit Ausnahme der oben erwähnten schweren offenen Weichteilschäden und der massiven Contusionen reicht es aus, die in Narkose reponierte Malleolarfraktur unter Hochlagerung des Beines bis zum Operationstermin durch einen gespaltenen Unterschenkelgipsverband bzw. eine U-Longuette mit Sohle ruhigzustellen.

Das Anlegen einer Extension ist nicht notwendig.

Die Festlegung des definitiven Zeitpunktes einer verzögert durchgeführten Operation bedarf jeweils der sorgfältigen Abschätzung der Weichteilsituation. Nicht selten wird es notwendig 10 - 14 Tage abzuwarten.

Zugänge

Außenknöchel

Der Längsschnitt vor der distalen Fibula erleichtert die Revision der Syndesmose (Abb. 1).
Der hintere Längsschnitt ist indiciert, wenn ein knöcherner Ausriß des hinteren Syndesmosenbandes an der Tibia - entsprechend einem kleinen Volkmannschen Dreieck - osteosynthetisch versorgt werden soll (Abb. 2).

Beide Zugänge werden distal leicht bogenförmig in Richtung auf die Knöchelspitze geführt.

Liegt eine rein ligamentäre Verletzung des Außenknöchels vor, erfolgt der Zugang bogenförmig vor und unter der Knöchelspitze (Abb. 3).

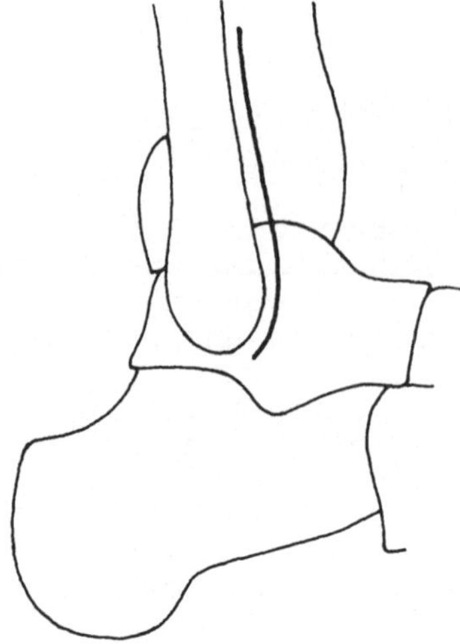

Abb. 1. Zugang zum Außenknöchel vor der Fibula

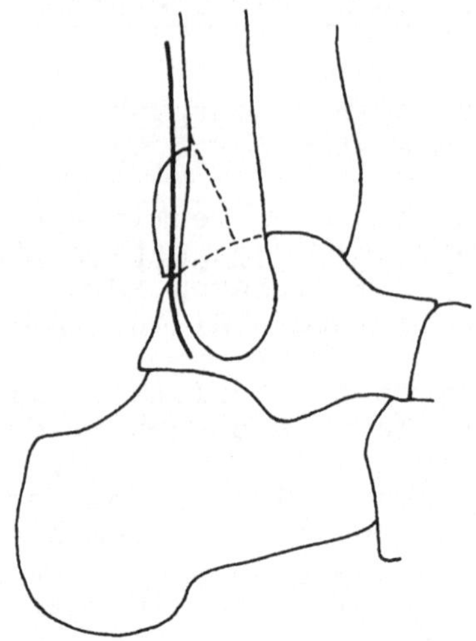

Abb. 2. Zugang zum Außenknöchel hinter der Fibula

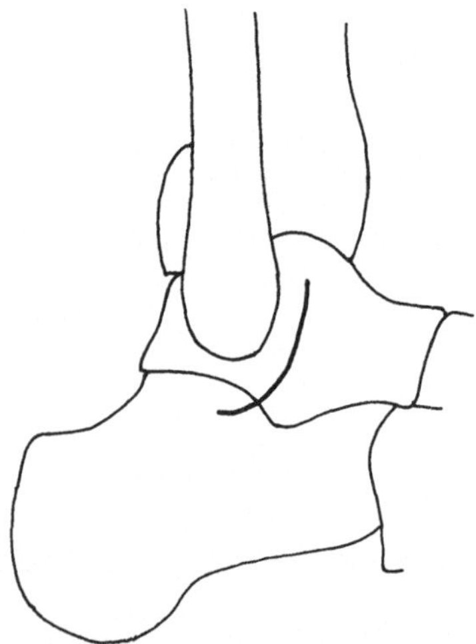

Abb. 3. Zugang zur Versorgung ligamentärer Verletzungen

Innenknöchel

Ein isolierter Bruch des medialen Malleolos wurd durch eine leicht bogenförmige Incision vor und unter dem Knöchel angegangen. Bei entsprechender Ausdehnung der Frakturzone kann dieser Zugang lateral der Tibiavorderkante nach cranial erweitert werden (Abb. 4).

Der bogenförmig dorsal geführte Zugang erlaubt eine Erweiterung nach cranial zur Darstellung der dorsalen Tibiafläche und damit des Volkmannschen Dreiecks. Bei entsprechenden Bruchformen empfiehlt sich daher dieses Vorgehen (Abb. 5).

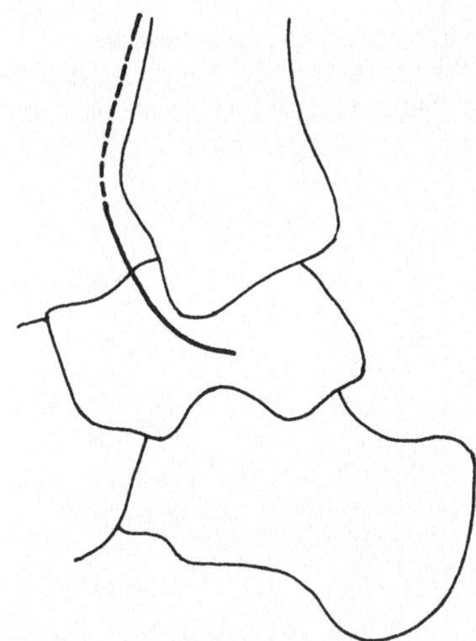

Abb. 4. Standardzugang zum Innenknöchel

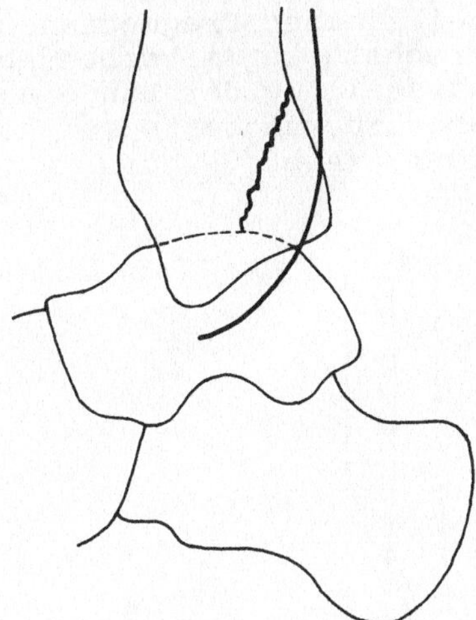

Abb. 5. Dorsaler Zugang zum Innenknöchel bei osteosynthesepflichtigem Volkmannschen Dreieck

Der Zugang zur rein ligamentären Verletzung oder Abrißfraktur erfolgt wiederum bogenförmig vor und unter der Knöchelspitze (s. Abb. 4).

Implantate

Außenknöchel

Zur Versorgung von Quer- und kurzen Schrägfrakturen eignet sich die Osteosynthese durch 2 Spickdrähte und eine achtförmig geführte Drahtschlinge als "Zuggurtung", wobei biomechanisch an dieser Stelle kein eigentlicher Zuggurtungseffekt zustande kommt (Abb. 6).

Bei langen Schrägfrakturen und Spiralfrakturen ohne Trümmerzone ergibt die Osteosynthese mit 2 - 3 Zugschrauben in den meisten Fällen ausreichende Stabilität (Abb. 7).

Alternativ kann die Kombination Zugschraube/Neutralisationsplatte empfohlen werden.

Bei Mehrfragment- und Defektbrüchen wird das Vorgehen analog eines "großen Knochens" notwendig. Nach Wiederaufbau der Kontur durch Einsetzen der einzelnen Fragmente mit Hilfe von Zugschrauben erfolgt die "neutralisierende" Osteosynthese mit einer Drittelrohrplatte (Abb. 8).

Bei kleinen Fragmenten und Trümmerzonen müssen die einzelnen Bruchstücke im Verbund belassen werden. Nach sorgfältiger Wiederherstellung der Länge und Valgität des Außenknöchels wird eine Überbrückungsosteosynthese mit einer Drittelrohrplatte durchgeführt (Abb. 9).

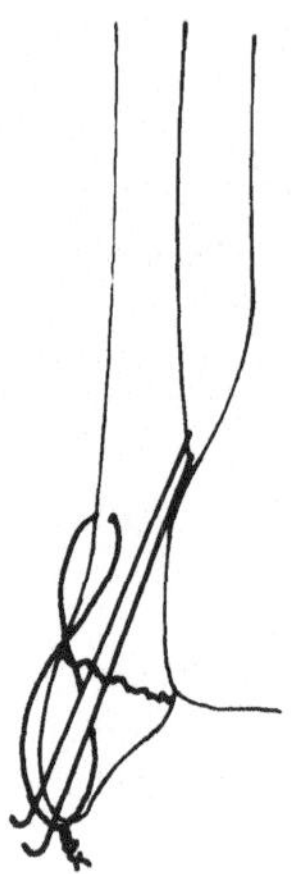

Abb. 6. Osteosynthese kurzer Schrägfrakturen des Außenknöchels

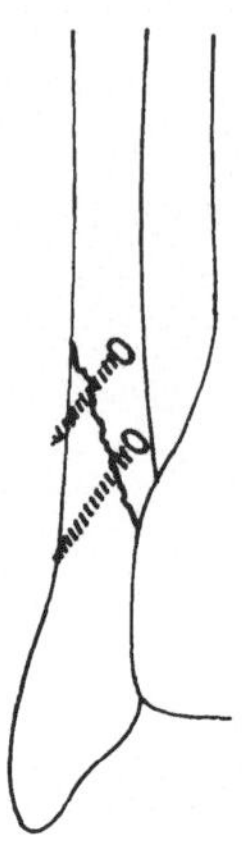

Abb. 7. Versorgung langer Schrägfrakturen mit Zuschrauben

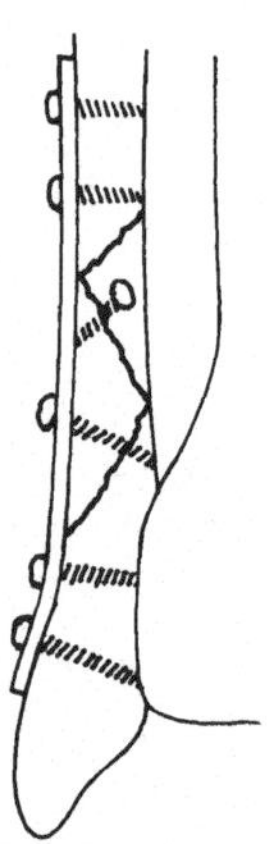

Abb. 8. Osteosynthese bei Mehrfragmentbrüchen

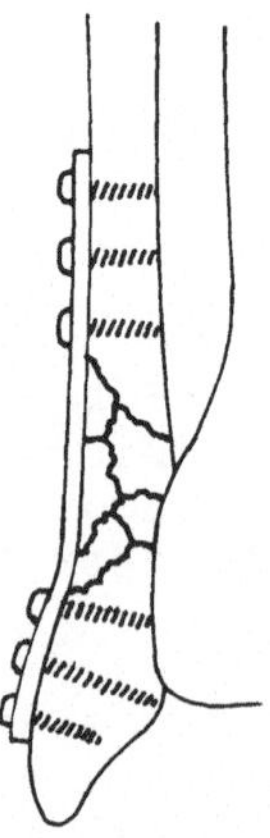

Abb. 9. Überbrückungsosteosynthese bei Trümmerfrakturen

Die verwendete Drittelrohrplatte muß mindestens 5 Loch lang sein, bei Trümmerzonen entsprechend länger. Insgesamt hat es sich als vorteilhaft erwiesen, die Platte nach dorsal versetzt anzulegen. Dies verbessert die Weichteildeckung und ermöglicht häufig, Zugschrauben direkt durch die Platte einzubringen.

In allen Fällen ist sorgfältig darauf zu achten, daß die Platten entsprechend der physiologischen Valgität des Außenknöchels vorgebogen werden.

Innenknöchel

Die Osteosynthese langer Schrägfrakturen (Typ A) erfolgt am besten durch 2 Malleolarschrauben, die annähernd parallel zum Gelenk eingebracht werden, wobei die erste direkt über dem Gelenk, die zweite etwas weiter proximal liegt (Abb. 10).

Quer- und kurze Schrägfrakturen des Jugendlichen werden durch 2 Kleinfragment-Spongiosaschrauben sicher stabilisiert (Abb. 11). Da die Spongiosa in den medialen Anteilen des Pilons kompakter ist als lateral cranial, sollen die Schrauben nur so lang gewählt werden, daß ihr Gewinde sicher jenseits der Bruchebene liegt.

Bei denselben Bruchformen des älteren Menschen bietet die Spongiosa oft keinen ausreichenden Schraubenhalt. Diese Frakturen werden daher am sichersten durch 2 Spickdrähte, die die gegenüberliegende Corticalis perforieren sowie eine achtförmig angelegte Drahtschlinge im Sinne einer Zuggurtung stabilisiert (Abb. 12).

Syndesmosenverletzungen

Die Versorgung der Syndesmosenruptur selbst erfolgt durch atraumatisches feines Nahtmaterial.

Die Indikation zur Syndesmosenstellschraube kann nicht anhand der Höhe der Außenknöchelfraktur gestellt werden. Nicht selten ist die Membrana interossea bis weit nach cranial über die Fraktur hinaus gerissen. Nach stabiler Osteosynthese des Außenknöchels ist daher der Gabelschluß durch Zug an der distalen Fibula mit einem

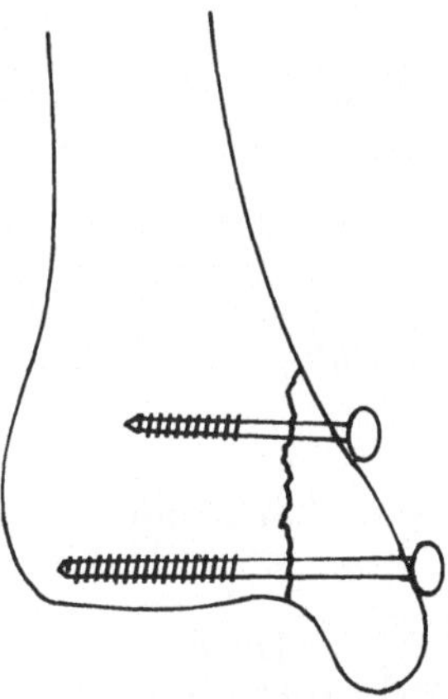

Abb. 10. Osteosynthese langer Abscherfrakturen des Innenknöchels mit zwei Malleolarschrauben

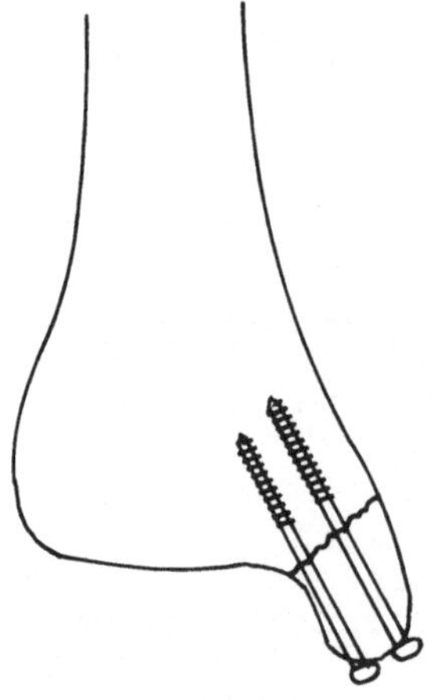

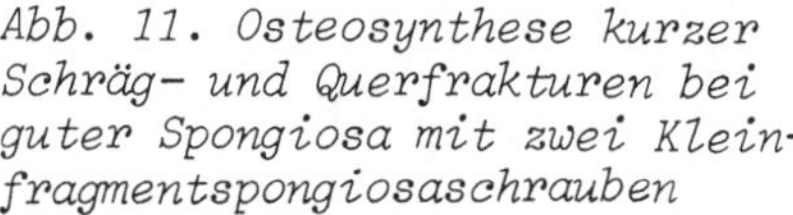

Abb. 11. Osteosynthese kurzer Schräg- und Querfrakturen bei guter Spongiosa mit zwei Kleinfragmentspongiosaschrauben

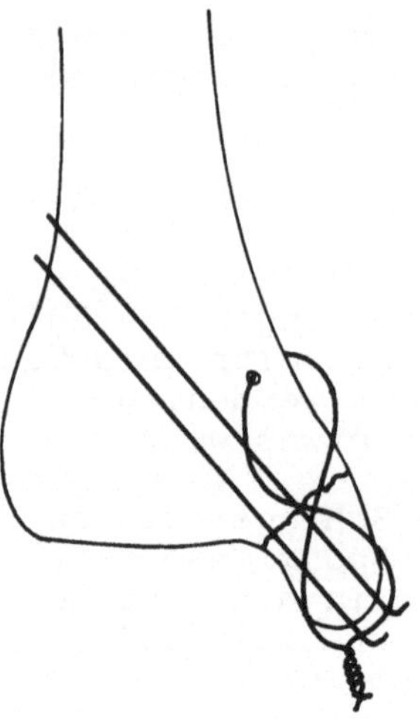

Abb. 12. Osteosynthese kurzer Schräg- und Querfrakturen bei schlechter Spongiosa mit Spickdrähten und Zuggurtungsschlinge

Haken oder Einschieben eines Elevatoriums zu prüfen. Läßt sich der Außenknöchel nach lateral dislocieren, muß eine Stellschraube eingebracht werden. Nach den Erkenntnissen der Biomechanik der Knöchelgabel wird diese Schraube 2 cm proximal der Syndesmose, parallel zum Gelenkspalt und unter 30° von lateral dorsal nach medial ventral angelegt, sie ist kurz zu wählen und erfaßt nur die laterale Corticalis der Tibia (Abb. 13).

Bei den hohen Frakturen der Fibula (Typ Maisonneuve) macht das exakte Einpaßen des Außenknöchels in die Incisur der Tibia erhebliche Unsicherheiten, wenn die exakte Länge der Fibula nicht zuvor wieder hergestellt wurde. Daher soll auch bei diesen hohen Frakturen zunächst die korrekte Osteosynthese des Wadenbeins durchgeführt werden, zumindest wenn der Bruch in den distalen 2/3 der Fibula liegt.

Osteosynthesen im oberen Drittel müssen dem Erfahrenen vorbehalten bleiben, da in diesem Gebiet eine Schädigung des N. peronaeus leicht möglich ist.

Da bei allen hohen Fibulafrakturen durch die Verletzung der Membrana interossea die Knöchelgabel auch bei stabiler Osteosynthese nicht genügend geführt wird, ist hier das Einsetzen einer Stellschraube obligatorisch.

Nachbehandlung

Unmittelbar postoperationem wird eine Unterschenkelschiene mit Sohle bzw. ein gespaltener Unterschenkelgipsverband in Recht-

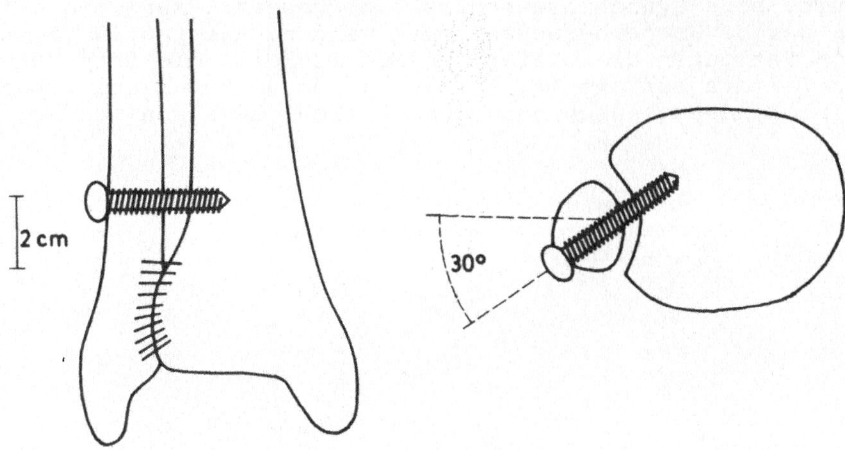

Abb. 13. Richtige Lage einer Syndesmosenstellschraube. 2 cm oberhalb der Syndesmose, parallel zum Gelenk, unter 30° von hinten nach vorn, erfaßt nur die laterale Corticalis der Tibia

winkelstellung des oberen Sprunggelenkes angelegt. Nur so läßt sich eine Spitzfußstellung sicher vermeiden. Mit dieser Schiene erfolgt die Hochlagerung des Beines auf Schaumstoffkissen oder einem Schienengestell. Hierbei kann die Rechtwinkelstellung des Sprunggelenkes nur dann schmerzfrei aufrecht erhalten werden, wenn das Kniegelenk 45-60° gebeugt ist.

Die Gipsschiene wird so gewickelt bzw. eröffnet, daß ab dem 2. Tag die Dorsalflexion des Fußes Aktiv geübt werden kann.

Bei gesicherter Wundheilung (5. bis 6. Tag) wird das Bein zur täglichen Übungsbehandlung aus der Schiene genommen. Nach Fadenentfernung soll das Sprunggelenk dann vollständig frei mobilisiert werden. Sind die normalen Bewegungsausschläge weitgehend erreicht, richtet sich die weitere Nachbehandlung nach Konstitution und Zuverlässigkeit des Verletzten.

Die sicherste Situation zur ungestörten Bruchheilung schafft das Anlegen eines geschlossenen Unterschenkelgehgipsverbandes.

Kräftige und zuverlässige Patienten können Gipsfrei unter Teilbelastung mit 2 Stöcken entlassen werden.

Nach 6 - 7 Wochen sind die Frakturen in den allermeisten Fällen konsolidiert, so daß ab diesem Termin der Gips entfernt bzw. die Teilbelastung beendet und eine Vollbelastung aufgenommen werden kann.

Die Metallentfernung erfolgt - meist entsprechend den Wünschen und Möglichkeiten des Patienten - innerhalb des zweiten Halbjahres nach Osteosynthese.

Wurde eine Syndesmosenschraube eingesetzt, kann diese isoliert in der 8. Woche herausgenommen werden. Alternativ ergibt sich für den Patienten die einfachere Möglichkeit, die Entfernung aller Implantate auf die 12. bis 16. Woche vorzuverlegen. Länger sollte eine Syndesmosenschraube jedoch nicht belassen werden.

III. Bandverletzungen des OSG

Die frischen lateralen Bandverletzungen am oberen Sprunggelenk

R. Rockenstein

Die lateralen Bandverletzungen am oberen Sprunggelenk gehören zu den häufigsten Bandverletzungen des menschlichen Körpers. Sie werden durch ein extremes Supinationstrauma des Fußes ausgelöst, wobei der Unfallmechanismus aus einer kombinierten Zwangsbewegung des Fußes im Sinne einer Supination, Adduktion und Plantarflexion besteht. Beim Gehen wird zum Beispiel der Fuß in einer leichten Supinations- und Plantarflexionsstellung auf Ferse und lateralem Fußrand aufgesetzt und über Klein- und Großzehenballen abgerollt. In diesem Moment kann sich der Körper bei feststehendem Fuß gegen den Fuß hindrehen. Dadurch kommt es zur Adduktion und Inversion des Vorderfußes und zur Supination des ganzen Fußes (5). Das auf dem äußeren Fußrand lastende Körpergewicht wird vorwiegend von den Peronealmuskeln aufgefangen. In Extremlagen setzt dann die Bandhemmung ein. Wird die Belastungsgrenze hierbei überschitten, so kommt es zu Verletzungen des lateralen Bandapparates (9). In der Mehrzahl werden solche Verletzungen bei Sportlern beobachtet, da bei vielen Sportarten das obere Sprunggelenk hochgradig beansprucht wird und oft Unfallmechanismen ausgesetzt wird. Auf Grund der anatomischen Verhältnisse des Außenbandapparates sind bei einem Supinationstrauma in erster Linie das Ligamentum fibulo talare anterius betroffen, da sich dieses bei extremer Plantarflexion und Supinationsbewegung anspannt und am ehesten rupturiert (6). Bei weiterer Supination und Inversion des Fußes kommt es in vielen Fällen dann zur Ruptur des Ligamentum fibulo calcaneare und bei der hinzukommenden Adduktionsbewegung des Fußes in seltenen Fällen zusätzlich zur Ruptur des Ligamentum fibulo talare posterius, also aller 3 Anteile des Außenbandapparates.

Klinisches Bild

Bei der klinischen Untersuchung der frischen lateralen Bandverletzungen imponiert eine deutliche Schwellung im Bereich der Außenknöchelspitze mit mehr oder minder ausgeprägtem Dehnungsschmerz. Der Dehnungsschmerz ist kein Kriterium für die Schwere der Bandverletzung. Bei vollständig eingetretener Ruptur des vorderen und mittleren Anteils des Außenbandapparates ist der Dehnungsschmerz meist nicht so stark ausgeprägt wie bei partiellen Einrissen, da es bei vollständigem Bandriß zu keiner nennenswerten weiteren Dehnung gesunder oder verletzter Fasern kommt. Mit der häufig gebrauchten Diagnose "Distorsion" sollte man sich nicht länger begnügen, da damit über das Ausmaß der Bandläsion keine Aussage gemacht wird. Unzulänglich behandelte Distorsionen führen häufig zu einer Instabilität des oberen Sprunggelenkes, die zu weiteren Distorsionen Anlaß gibt und im Laufe von Jahren zu schwersten arthrotischen Veränderungen führen kann (7).

Diagnostik

Zur Diagnostik der fibularen Bandruptur sind die herkömmlichen Röntgenbilder im seitlichen und ap-Strahlengang nicht ausreichend, da bei dieser Aufnahmetechnik nur Bandausriße an Außenknöchelspitze, Calcaneus oder Talus einen Hinweis auf eine Bandläsion geben können, von totalen Luxationen des Talus einmal abgesehen. Zur Durchführung einer zweckmäßigen Therapie ist jedoch eine exakte Diagnosestellung unerläßlich. Nur durch gehaltene Röntgenaufnahmen von beiden oberen Sprunggelenken läßt sich das Ausmaß der Bandverletzungen dokumentieren. Es sind immer vergleichende gehaltene Aufnahmen von beiden oberen Sprunggelenken notwendig, um eine habituelle Bandlockerung, die in der Literatur mit etwa 5% der Fälle angegeben ist, auszuschließen (7). Auf Grund von Nachuntersuchungen des eigenen Krankengutes konnte diese Zahl bestätigt werden. Wir fanden in 5,2% eine habituelle Bandlockerung mit einer Taluskippung von über 5 Grad auf der gesunden Seite.

Die Technik der gehaltenen Röntgenaufnahmen ist einfach (Abb. 1). Während eine Hand des Untersuchers die Knöchelgabel umfaßt, wird mit der anderen Hand der Talus in die Subluxationsstellung gebracht. Bei dieser Technik werden in der Regel wenig Schmerzen angegeben, so daß wir eine Anästhesie, insbesondere eine Blockade des Nervus fibularis für nicht notwendig erachten. Die Aufnahmen im ap-Strahlengang werden bei einer Innenrotation des Unterschenkels von 15 bis 20 Grad und einer Plantarflexion des Fußes von 30 bis 35 Grad angefertigt. Die Innenrotation des Fußes ist not-

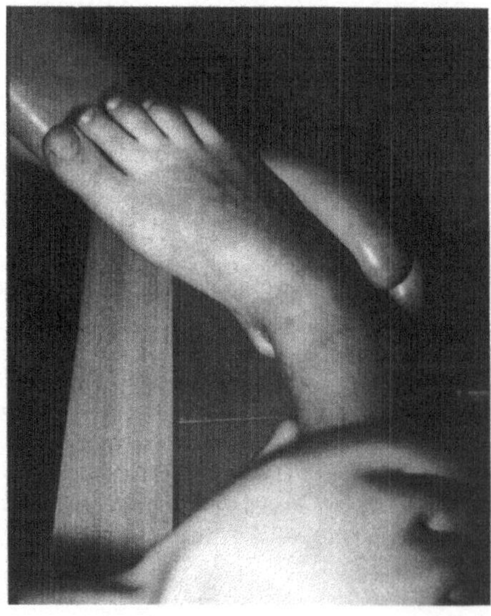

Abb. 1. Technik der gehaltenen Röntgenaufnahme des oberen Sprunggelenkes im a.p. Strahlengang. Plantarflexion des Fußes von 30° - 35° und Innenrotation des Unterschenkels von 15° - 20°

wendig, um einen parallelen Verlauf des Sprunggelenksachse zur Unterfläche und damit einen guten Einblick in die Sprunggelenksgabel zu erhalten. Um die Funktion der einzelnen Bandteile besser zu verstehen, soll ihre funktionelle anatomische Anordnung näher erläutert werden:

Das Ligamentum fibulo talare anterius hat seinen Ursprung am Vorderrand des Außenknöchels und verläuft in horizontaler Richtung nach vorne zur Außenseite des Talushalses. Es ist das schwächste aller 3 Bandanteile und nur bei Plantar- und Supinationsbewegungen angespannt, in der Rechtwinkelstellung des oberen Sprunggelenkes sowie in Dorsalflexionsstellung des Fußes ist es erschlafft (Abb. 2). Wie HUPFAUER (6) feststellt, ändern sich die Verlaufs-

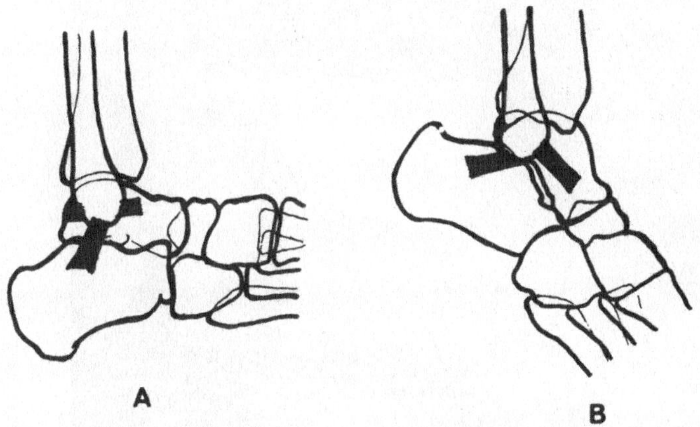

Abb. 2. Verlaufrichtungen der fibularen Bandanteile bei Dorsal- und Plantarflexionsstellung des Fußes. (A) das Lig. fib. tal. ant. ist erschlafft, (B) bei extremer Plantarflexionsstellung ist es maximal angespannt

richtungen der beiden wichtigsten Bänder bei Plantarflexion des Fußes derart, daß das Ligamentum fibulo talare mehr vertikal und damit nahezu parallel zur Belastungsachse verläuft und somit allein die übermäßige Inversion und Supination des Fußes hemmt. Das Ligamentum fibulo calcaneare ist in dieser Stellung fast horizontal gerichtet und ist damit funktionell weniger wirksam geworden. Bei einer gehaltenen Röntgenaufnahme im ap-Strahlengang läßt sich hierbei nicht immer exakt eine Bandläsion nachweisen. REICHEN und MARTI (8) geben an, daß bei einer isolierten Ruptur des Ligamentum fibulo talare anterius der fibulo talare Gelenkspalt deutlich klafft, während die Taluskippung nur diskret ist oder fehlen kann. Im günstigsten Fall ist bei isolierter Ruptur des Ligamentum fibulo talare anterius eine Taluskippung bis 10 Grad möglich, da das intakte Ligamentum fibulo calcaneare die weitere Taluskippung verhindert. Auf Grund der anatomischen Gegebenheiten läßt sich jedoch eine isolierte Ruptur des Ligamentum fibulo talare anterius, also des vorderen Zügels des Außenbandapparates, wesentlich eindrucksvoller durch eine Subluxation des Talus in der horizontalen Ebene, durch das sogenannte Schubladenphänomen feststellen. Zu diesem Zweck sind gehaltene Aufnahmen im seitlichen Strahlengang notwendig (Abb. 3). Der Fuß wird hierbei in Rechtwinkelstellung gehalten und die Ferse auf einer Unterlage aufgelegt. Der Unterschenkel wird dann mit 20 Grad innenrotiert und mit ca. 25 kg nach dorsal belastet. In dieser gehaltenen Stellung wird die Aufnahme geschossen. Auch hier werden vergleichende Aufnahmen von beiden oberen Sprunggelenken angefertigt. Durch diese Technik kann man eine isolierte Ruptur des Ligamentum fibulo talare anterius durch Vergleich mit der gesunden Seite eindeutig durch die Subluxationsstellung des Talus nach ventral nachweisen (Abb. 4).

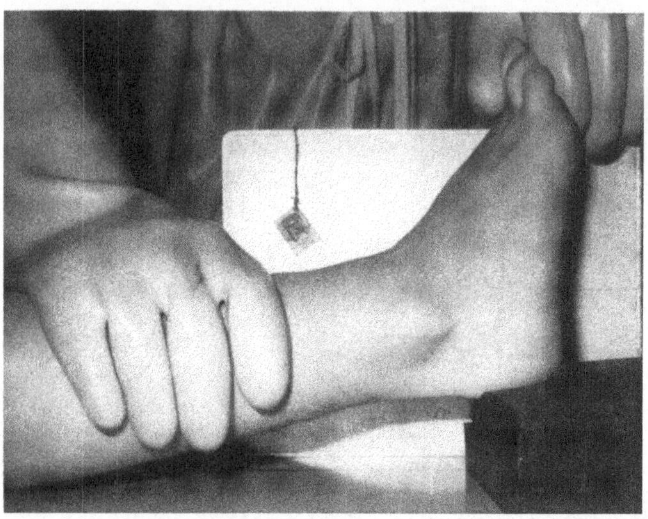

Abb. 3. Technik der gehaltenen Röntgenaufnahme des oberen Sprunggelenkes im seitlichen Strahlengang. Rechtwinkelstellung des Fußes und Innenrotation des Unterschenkels von 20° - 25°. Dabei wird der Unterschenkel mit ca. 25 kg nach dorsal belastet

Die Diagnostik einer Ruptur des Ligamentum fibulo calcaneare bereitet keine Schwierigkeiten, sofern man die Technik der gehaltenen Aufnahmen im ap-Strahlengang verwendet (Abb. 5). Das Ligamentum fibulo calcaneare entspringt an der Außenknöchelspitze und zieht meist in einem Winkel von etwa 10 bis 45 Grad nach dorsal zur lateralen Fläche des Fersenbeines. Es verhindert bei max. Supinationsstellung des Fußes die Taluskippung. Da das Supinationstrauma fast immer bei zusätzlicher Plantarflexion des Fußes erfolgt, wird als erstes das Ligamentum fibulo talare anterius rupturieren, und bei Zunahme der Supinationsbewegung mit einer zusätzlichen Komponente der Inversion kommt es dann zur Ruptur des Ligamentum fibulo calcaneare. Theoretisch wäre eine isolierte Ruptur des Ligamentum fibulo calcaneare möglich, wenn die Umkippbewegung des Fußes in einer Rechtwinkelstellung im OSG erfolgen würde. In unserem Krankengut wurde eine isolierte Ruptur des Ligamentum fibulo calcaneare nicht beobachtet.

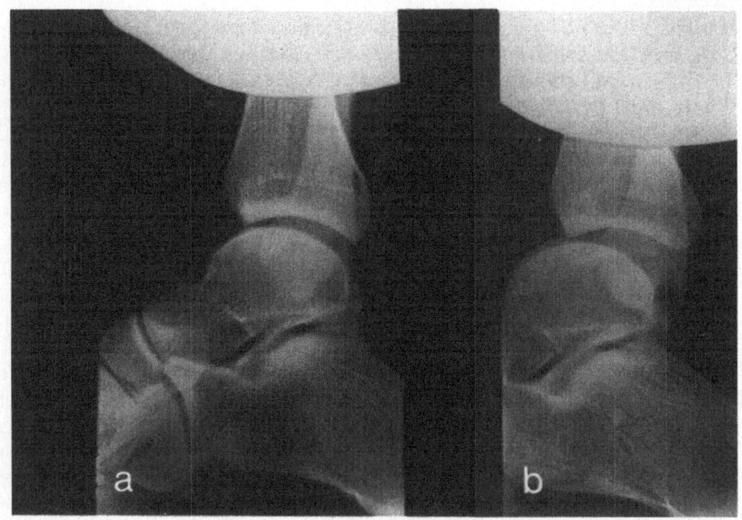

Abb. 4. Ruptur des Lig. fib. tal. ant.: vermehrte Subluxationsstellung des Talus nach ventral auf der gehaltenen seitlichen Röntgenaufnahme. (a) gesunde Seite, (b) verletzte Seite

Nach Ruptur des Ligamentum fibulo calcaneare und bei Zunahme der Adduktionsbewegungen wird sich das Ligamentum fibulo talare posterius anspannen. Es zieht vom Hinterrand des Außenknöchels in etwa horizontaler Verlaufsrichtung zur Rückseite des Talus. Es liegt bei intaktem Außenbandapparat, dem Talus förmlich an-

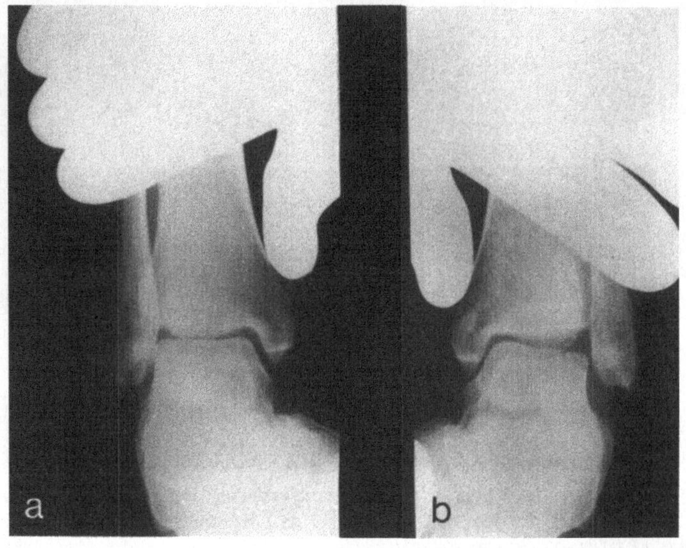

Abb. 5. Kombinierte Verletzung des Lig. fib. tal. ant. und des Lig. fib. calcaneare: vermehrte Taluskippung auf der a.p.-Röntgenaufnahme. (a) gesunde Seite, (b) verletzte Seite

modelliert, unter den beiden Peroneussehnen. Beim Ablauf des Supinationstraumas wird es nach erfolgter Ruptur des Ligamentum fibulo calcaneare und einer dadurch entstehenden erheblichen Instabilität des Talus als letztes Band rupturieren. Es ist ein ebenso kräftiger Faserzug wie das Ligamentum fibulo calcaneare und wird besonders durch extreme Adduktion des Fußes angespannt. Eine Ruptur aller 3 Bänder wurde in unserem Krankengut in knapp 10% der Fälle beobachtet.

Diese Ergebnisse der klinischen Untersuchungen konnten experimentell am amputierten Bein bestätigt werden (Abb. 6). Es werden nacheinander von ventral nach dorsal die Außenbandanteile durchtrennt und gehaltene Aufnahmen im ap- und seitlichen Strahlengang angefertigt. Bei isolierter Durchtrennung des Ligamentum fibulo talare anterius ist hierbei nur in der seitlichen Aufnahme eine Luxation des Talus nach ventral nachzuweisen. Auf der gehaltenen ap-Aufnahme läßt sich diese Verletzungsart nicht feststellen, da weder eine Taluskippung noch ein Klaffen des fibulo talaren Gelenkspaltes besteht. Ursache hierfür ist möglicherweise eine nicht genügende Plantarflexion des Fußes.

Bei kombinierter Durchtrennung des vorderen und mittleren Anteils des Außenbandapparates läßt sich sicher im ap-Strahlengang die Taluskippung nachweisen, da das durchgetrennte Ligamentum fibulo calcaneare die Taluskippung ermöglicht. Die Subluxationsmöglichkeit in der Horizontalebene hat sich hierbei nicht verändert.

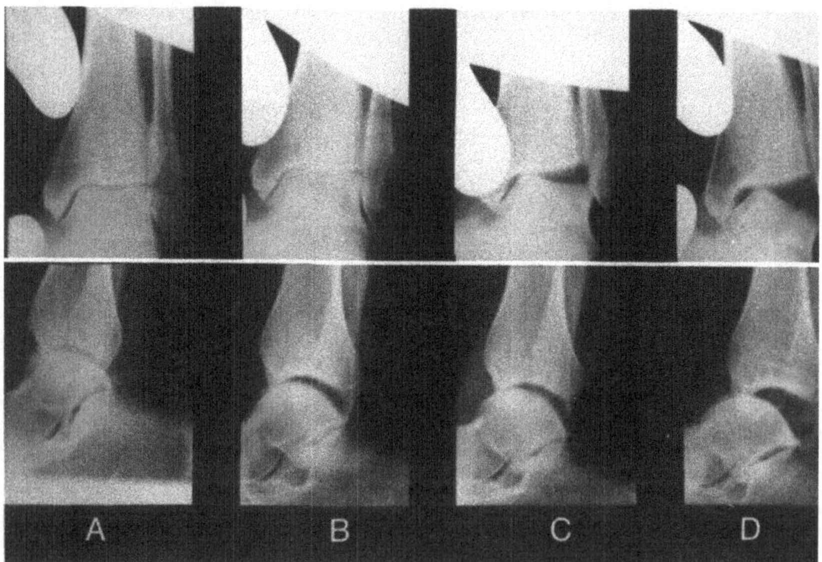

Abb. 6. Gehaltene Röntgenaufnahmen des oberen Sprunggelenkes im a.-p.-Strahlengang (obere Reihe) und im seitlichen Strahlengang (untere Reihe) (A) intakter Bandapparat; (B) isolierte Durchtrennung des Lig. fib. tal. anterius; (C) kombinierte Durchtrennung des Lig. fib. tal. ant. und des Lig. fibulocalcaneare; (D) Durchtrennung des Lig. fib. tal. ant., des Lig. fibulocalcaneare und des Lig. fib. tal. posterius

Werden alle 3 Außenbandanteile durchtrennt, so resultiert eine solche Instabilität, so daß der Talus in beiden Richtungen erheblich luxiert werden kann.

Ergebnisse

Wir haben an der BG Unfallklinik Tübingen in einem Zeitraum vom 1. 7. 1971 bis 30. 6. 1977 etwa 1400 Patienten mit fibularer Bandläsion behandelt. Routinemäßig wurden in den vergangenen 6 Jahren gehaltene Röntgenaufnahmen im ap-Strahlengang angefertigt und die Indikationsstellung zur Operation bei vermehrter Taluskippung im Vergleich zur Gegenseite gestellt. Etwa jede 10. Distorsion wies hierbei einen Bandschaden auf, der durch diese Aufnahmetechnik dokumentiert werden konnte. Insgesamt wurden 144 Patienten operativ versorgt, wobei von den operierten Fällen in 5,8% eine Bandplastik nach Watson Jones durchgeführt werden mußte, da Bandanteile nach früher abgelaufenen und unzureichend behandelten Distorsionen aufgebraucht waren (4). Bei insgesamt 102 Patienten erfolgte die primäre Bandnaht. Es handelte sich dabei ausschließlich um frische Verletzungen, die nicht älter als 48 Stunden zurücklagen. Die Auswertung der operierten Fälle zeigt, daß vorwiegend eine kombinierte Verletzung des Ligamentum fibulo talare anterius und des Ligamentum fibulo calcaneare vorlag (Tabelle 1). Die isolierten Verletzungen des vorderen Bandes haben hierbei nur einen Anteil von 11,7%. Auf Grund theoretischer Überlegungen müßte dem Unfallmechanismus zu Folge die alleinige Ruptur des vorderen Bandanteiles überwiegen. Wir haben uns jedoch bisher der gehaltenen Aufnahmetechnik im ap-Strahlen-

Tabelle 1. Frische, operativ versorgte Verletzungen des fibularen Bandapparates an der Berufsgenossenschaftlichen Unfallklinik Tübingen vom 01. 07. 1971 - 31. 06. 1977

	Anzahl der Fälle	Talus-kippung	
A. Isolierte Ruptur des Lig. fib. tal. ant.	12	2° - 10°	11,7%
B. Ruptur des Lig. fib. tal. ant. und Beteiligung des Lig. fib. calcaneare (Überdehnung bzw. Einriß)	6	3° - 20°	78,5%
Ruptur des Lig. fib. tal. ant. und Ruptur des Lig. fib. calcaneare	74	2° - 29°	
C. Ruptur des Lig. fib. tal. ant. und Ruptur des Lig. fib. calcaneare und Ruptur des Lig. fib. tal. post.	10	11° - 46°	9,8%

gang bedient und die Indikation zur operativen Therapie auf Grund der vermehrten Taluskippung gestellt. Möglicherweise sind hierbei weitere Patienten mit einer isolierten Ruptur des Ligamentum fibulo talare anterius nicht mit erfaßt worden. Bei einer routinemäßigen Anwendung der von HUPFAUER (6) und WEBER (10) zusätzlich empfohlenen Aufnahmetechnik im seitlichen Strahlengang würden sicherlich viel mehr isolierte vordere Bandrupturen festgestellt werden können. Da jedoch eine isolierte Ruptur des vorderen Bandes die Stabilität des oberen Sprunggelenkes, vor allem in Bezug auf die Kippbewegung des Talus nur wenige beeinträchtigen wird, stellt sich die Frage, ob solcher Verletzungen operativ behandelt werden müssen. Eine Antwort hierfür ist sicherlich erst nach weiteren Untersuchungen möglich. Als Empfehlung läßt sich sagen, daß man bei klinischem Verdacht einer isolierten Ruptur des Ligamentum fibulo talare anterius, also bei Druckschmerz und Hämatombildung im ventralen Bereich des Außenknöchels auf eine gehaltene Aufnahme im seitlichen Strahlengang nicht verzichten sollte, und vor allem dann, wenn sich in der gehaltenen ap-Aufnahme keine oder eine nur minimale Taluskippung nachweisen läßt. Nur so läßt sich das Patientengut mit einer isolierten Ruptur des vorderen Zügels des Außenbandapparates erfassen.

Bei unserem Patientengut traten die fibularen Bandverletzungen mit 57,8% am häufigsten bei sportlichen Betätigungen auf. Es folgen mit 32,4% die Verletzungen beim Gehen, beim Umkippen auf der Treppe und in absatzhohen Holzschuhen, den sogenannten Clogs. Arbeits- und Verkehrsunfälle sind zusammen mit nur 9,8% beteiligt. Bei der Altersverteilung (Tabelle 2) überwiegen die jugendlichen Patienten im Alter von 14 bis 25 Jahren, vorwiegend waren dabei Sportstudenten betroffen. Bandverletzungen im Kindesalter waren selten und wurden von uns in der Regel konservativ behandelt.
Wie BAUMGARTNER (2) angibt, wurden bei dem Krankengut des Kinderspitals Basel interligamentäre Bandläsionen im Kindesalter nicht beobachtet, vielmehr handelte es sich um knöcherne Bandausriße, die operativ revidiert und fixiert wurden. Bei älteren Patienten, etwa bei über 50jährigen, führt das Supinationstrauma meist zu Außenknöchelfrakturen, so daß auch in diesem Altersabschnitt fast keine isolierten Außenbandläsionen vorkommen.

Tabelle 2. Altersverteilung von 102 operativ versorgten Verletzungen des fibularen Bandapparates vom 01. 07. 1971 - 31. 06. 1977 an der Berufsgenossenschaftlichen Unfallklinik Tübingen

Anzahl der Patienten	Alter	Prozent
67	14 - 25	65,7%
21	26 - 40	20,6%
14	41 - 51	13,7%

Die Operationstechnik und die postoperative Nachbehandlung wurde von WEBER (10) 1966 angegeben, so daß ich auf Einzelheiten sicherlich nicht einzugehen brauche. Die interligamentäre Ruptur wird durch direkte Naht versorgt, knöcherne Bandausrisse lassen sich durch ein V-förmig angelegtes Bohrloch reinserieren. Eine Ruhigstellung des verletzten Fußes erfolgte nach abgeschlossener Wundheilung und nach Entfernung der Fäden durch einen Gehgipsverband für weitere 4 Wochen.

Von den 102 operativ versorgten Bandläsionen konnten insgesamt 93 Patienten auf das Operationsergebnis hin befragt werden. Davon wurden 50 Patienten klinisch und radiologisch nachuntersucht, die restlichen 43 antworteten mit dem ihnen zugesandten Fragebogen. Von den 93 Patienten waren 73 völlig beschwerdefrei, 13 Patienten gaben leichte und 7 Patienten starke Beschwerden an (Tabelle 3).

Tabelle 3. Behandlungsergebnisse von 93 Patienten mit frischer fibularer Bandläsion

		Patienten	Prozent
A. völlig beschwerdefrei		73	78,5%
B. leichte Beschwerden		13	14,0%
Schmerzhaftigkeit nach Belastung	4		
Schwellneigung nach Belastung	4		
Vorzeitige Ermüdbarkeit	2		
Wetterfühligkeit	2		
Sensibilitätsstörung	1		
C. Starke Beschwerden		7	7,5%
Schwellneigung nach geringer Belastung	1		
Bewegungseinschränkung	5		
Häufiges Umknicken	1		
		93	100%

Interessant waren die Angaben der Patienten über den Erfolg ihrer Operation. Es wurden in einigen Fällen zwar leichte Beschwerden angegeben, trotzdem waren diese Patienten mit dem Operationsergebnis zufrieden (Tabelle 4). Insgesamt waren von den 93 Patienten 86 mit dem Operationgsergebnis sehr zufrieden und antworteten auf die Frage, ob sie ihr Sprunggelenk wieder wie früher belasten könnten mit "ja". Davon waren etwa 90% Sportler, die ihre frühere sportliche Betätigung wieder aufgenommen haben. 6 Patienten waren weniger zufrieden und berichteten über rasche Ermüdbarkeit und Schwellneigung. Von diesen 6 waren jedoch zwei Patienten,

Tabelle 4. Operationserfolg bei 93 Patienten mit frischer fibularer Bandläsion

	Patienten		Prozent
sehr zufrieden	86	=	92,5%
weniger zufrieden	6	=	6,4%
nicht zufrieden	1	=	1,1%

bei denen die Operation noch nicht 3 Monate zurücklag, so daß man mit einer Rückbildung dieser leichten Beschwerden rechnen kann. Ein Patient war mit dem Operationsergebnis nicht zufrieden, da er über häufiges Umknicken, Belastungsschmerzen und Schwellneigung klagte. Die radiologisch nachuntersuchten 50 Patienten boten 6 mal eine Bandlockerung der gesunden Seite, während die operierte Seite keine Taluskippung aufwies. Diese berichteten, daß sie im operierten Gelenk einen bessere Halt hätten, als auf der nicht operierten Seite (Abb. 7). In einem Fall betrug die Taluskippung auf der operierten Seite 11 Grad. Subjektive Beschwerden wurden jedoch nicht angegeben.

Wenn man diese 2 Patienten, bei denen die Operation knapp 3 Monate zurücklag und die noch über leichte Beschwerden klagten, einmal ausklammert, da erfahrungsgemäß nach diesem Zeitraum eine Rückbildung der Schwellneigung und Ermüdbarkeit zu erwarten ist, so würde sich der Prozentsatz, der mit dem Operationsergebnis zufriedenen Patienten auf 95,7% erhöhen.

Auf Grund der guten Ergebnisse der operativen Therapie bei frischen fibularen Bandverletzungen läßt sich ableiten, daß jede sogenannte Distorsion auf eine mögliche Bandruptur hin überprüft werden sollte. Das Schicksal der Sprunggelenksdistorsionen entscheidet sich mit der sicheren Diagnostik einer entstandenen Instabilität (9). Lassen sich bei der gehaltenen Röntgenaufnahmetechnik Bandrupturen nachweisen, so empfehlen wir die operative Behandlungsmethode.

Literatur

1. ANDREASI, A., ZANARELIA, G.: Il trattamento chirurgico delle distorsioni laterali gravi recenti della caviglia ed i suoi risultati a distanza. Minverva Ortopedica 28, 243 (1977).
2. BAUMGARTNER, R., JANI, L., HERZOG, B.: Verletzung des Ligamentum fibulo-talare im Kindesalter. Helv. chir. Acta 42, 443 (1975).
3. DIETSCHI, C., ZOLLINGER, H.: Beitrag zur Diagnostik der lateralen Bandverletzungen des oberen Sprunggelenkes. Z. Orthop. 111, 724 (1973).
4. HOLZ, U., WELLER, S.: In: Injuries of the Ligaments and their Repair 206 - 211. Old Injuries of the Ligaments of the Ankle Joint. Lateral Ligament Plasty According to Watson-Jones. Stuttgart: Thieme, 1977.

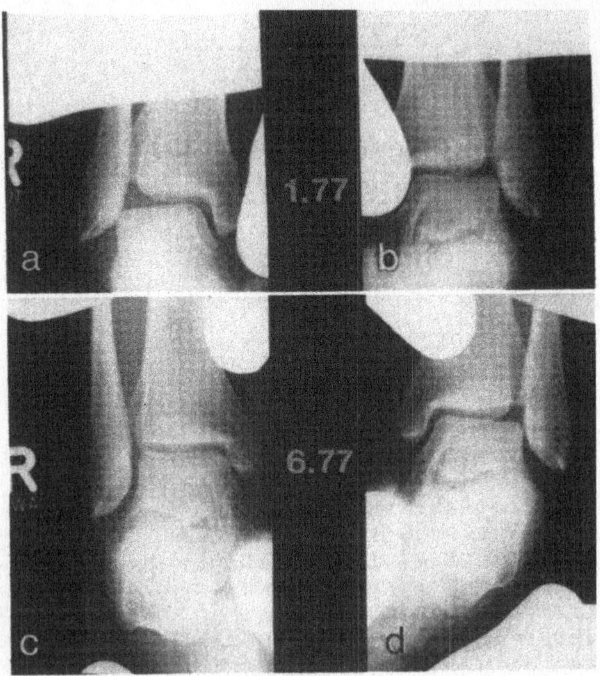

Abb. 7. Vergleichende gehaltene Röntgenaufnahmen des oberen Sprunggelenkes bei habitueller Bandlockerung. (a) verletzte Seite (kombinierte Verletzung des Lig. fib. tal. anterius und des Lig. fibulocalcaneare); (b) unverletzte Seite bei habitueller Bandlockerung; (c) postoperatives Ergebnis: straffe Bandführung ohne Taluskippung; (d) geringe Taluskippung bei habitueller Bandlockerung

5. HORT, W., BIEHL, G.: Die Bandverletzungen des oberen Sprunggelenkes. Sportarzt und Sportmedizin 24, 201 (1973).
6. HUPFAUER, W.: Beitrag zur Diagnostik der frischen fibularen Bandruptur. Mschr. Unfallheilk. 73, 178 (1970).
7. PLAUE, R.: Die Diagnostik der lateralen Kapselbandschäden des oberen Sprunggelenkes. Arch. orth. Unfall-chir. 63, 135 (1968).
8. REICHEN, A. MARTI, R.: Die frische fibulare Bandruptur, Diagnose, Therapie, Resultate. Arch. orthop. Unfall-chir. 80, 211 (1974).
9. SEILER, H., HOLZRICHTER, D.: Zur standardisierten Diagnostik der "Ligamentären Außenknöchelfrakturen". Chir. Praxis 22, 667 (1977).
10. WEBER, B.G.: Die Verletzungen des oberen Sprunggelenkes. Bern-Stuttgart-Wien: Huber 1972.
11. ZOBEL, K.: Außenbandrisse des Sprunggelenkes. Mschr. Unfallheilkunde 66, 41 (1963).

Primäre Außenbandnaht am oberen Sprunggelenk bei Ruptur-Ergebnisse

H. Seiler und D. Holzrichter

Häufigkeit und Einteilung des frischen fibularen Collateralschadens

Fibulare Collateralbandschäden am oberen Sprunggelenk sind von erheblicher zahlenmäßiger Bedeutung. Im Jahre 1976 wurden in Homburg/Saar insgesamt 520 isolierte Collateralbandverletzungen an den Extremitätengelenken behandelt, 50% davon am oberen Sprunggelenk. Im Verhältnis 40 : 1 überwiegend war dabei das laterale Kompartiment geschädigt. Der Anteil nachgewiesener frischer Außenbandrupturen darunter betrug 1976 ca. 11%. Alle anderen Regionen, auch das Kniegelenk, wiesen mit einem Anteil zwischen 13 und 5% wesentlich seltener Bandschäden auf.

Typischer Unfallmechanismus ist supinatorisches Umknicken des Fußes in leichter Spitzfußstellung. Abhängig vom Zustand des osteoligamentären Systems, Innervationszustand der Fußpronatoren und Größe der angreifenden Drehmomente erleidet der fibulare Bandapparat dabei unterschiedlich schwere Schädigungen.

Im Hinblick auf Therapie, Prognose und in Analogie zum Kniegelenk empfiehlt sich eine Unterteilung in

1. Bandschaden mit erhaltener Stabilität,
2. Bandschaden mit Instabilität durch Ruptur des Lgt. fibulotalare anterius und
3. durch Ruptur zusätzlicher Außenbandanteile.

Wir haben unter 127 operierten Außenbandrupturen keine isolierte Ruptur des Lgt. fibulocalcaneare gefunden, wie sie als Seltenheit von FRANCILLON (7) und LINDSTRAND (10) beschrieben wurde. Nach Leichenversuchen unter Nachahmung des Unfallmechanismus von GÜTTNER (9) und klinisch operativen Erfahrungen auch anderer Autoren (13, 15) führt eine entsprechend schwere Supinationsdistorsion immer erst zur Ruptur des Lgt. fibulotalare anterius.

Durch seinen Verlauf in der Fibulalängsachse in Spitzfußstellung ist es beim typischen Unfallmechanismus besonders exponiert. Das zweigelenkige Lgt. fibulocalcaneare reißt bei weiterwirkender Gewalteinwirkung. Es war bei den anhand des Operationsberichtes verwertbaren Fällen in unserer Serie in nur 45% durchtrennt. Das kräftige Lgt. fibulotalare posterius war in nur 4% unserer Fälle ebenfalls rupturiert.

Lokale Begleitverletzungen sind bei allen Schweregraden der Außenbandschädigungen möglich. Neben den häufigen Knorpelschäden am Talus werden posttraumatische Peronealsehnenluxationen beschrieben. Während zusätzliche Innenknöchelfrakturen aus dieser Studie ausgeschlossen wurden, sind als Rarität 3 Außenbandrupturen bei Fibulaschaftfrakturen bzw. Zerreißung der Sehne des Extensor digitorum longus zu erwähnen.

Therapeutisches Ziel bei der Außenbandruptur am oberen Sprunggelenk, von LAUGE-HANSEN treffend als ligamentäre Frakturen bezeichnet, ist ein schmerzfreies, voll belastbares, auf Dauer stabiles und damit arthrosefreies Gelenk. Es sollen im folgenden die Vorteile der primären Bandnaht an 100 nachuntersuchten, frischen fibularen Collateralbandrupturen aufgezeigt werden.

Pathophysiologie der Bandheilung

Mehr noch als Technik und Aussage der diagnostisch anzuwendenden gehaltenen Röntgenaufnahmen ist die Therapie der frischen Außenbandruptur umstritten. Während die von FREEMAN (8) empfohlene funktionelle Behandlung der frischen Außenbandruptur nicht mehr empfohlen werden kann, sehen Anhänger der konservativen Behandlung (1, 9, 14), insbesondere viele niedergelassene Chirurgen, nach einer bis zu 16 Wochen dauernden Gipsruhigstellung gute Ergebnisse. Die Fixationsdauer wird dabei vom Ausmaß der Instabilität bei gehaltenen Röntgenaufnahmen abhängig gemacht. ANDERSON (2) operiert erst bei kombinierten Rupturen.

Aus allgemeiner klinischer und experimenteller Erfahrung läßt die primäre Bandnaht mit kurzfristiger Ruhigstellung auch am oberen Sprunggelenk folgende Vorteile erwarten:

1. Eine größere Stabilität des durchtrennten und genähten Collateralbandes wurde von CALYTON et al. (4) am Kniegelenk des Hundes vergleichend gegenüber alleiniger Immobilisation gefunden. Es gilt dies für alle Phasen der Heilung. Auch die schnelle Ausrichtung der neugebildeten kollagenen Fibrillen durch leichte Zugbelastungen, von BURRI et al (3) nachgewiesen, verhindert die Ausbildung eines langstreckigen, dehnungsanfälligen Narbengewebes.
2. Langfristige Immobilisation, die nach klinischer Erfahrung bei der konservativen Behandlung der Außenbandruptur signifikant bessere Ergebnisse bringt (1), führt insbesondere bei gleichzeitigem Hämarthros über enzymatische Schädigung und Beeinträchtigung der Knorpelernährung zur Arthrose, wie DUSTMANN u. Mitarb. (6) experimentell nachgewiesen haben.
3. Nur intraoperativ sind reine Knorpelschäden der Talusrollenkanten zu erkennen.
4. Die Interposition von Kapselbandstümpfen wird verhindert.

Therapeutisches Vorgehen

Bei nachgewiesener frischer Instabilität führen wir daher möglichst vor Eintritt der Ödemphase die adaptierende Bandnaht durch, wenn keine Kontraindikationen, wie schlechte Hautverhältnisse durch Spannungsblasen, Ulcera cruris, arterielle Verschlußkrankheit, bestehen. Soll unter Berücksichtigung des biologischen Alters des Verletzten, einer evtl. vorbestehenden Arthrose, der sportlichen Inaktivität und bei Polytraumatisation keine Bandnaht durchgeführt werden, halten wir eine 8wöchige Gipsfixation für angezeigt. Hingewiesen werden muß auf die Möglichkeit der Außenbandruptur gerade beim Schulkind, meist in Form von periostalen bzw. perichondralen Ausrissen, die besonders von Defektheilungen bedroht sind.

Sicher ist bei spontaner Adaption der Bandenden ohne Defekt oder Interponat eine stabile Narbenbildung mit alleiniger Immobilisation zu erreichen. Die operative Behandlung jeder echten, nachgewiesenen Instabilität ist gerechtfertigt, da eine nur geringe Dislokation der Bandenden unter Belastung bei gehaltenen Aufnahmen nicht immer von einer vollständigen Reposition in Ruhestellung gefolgt ist.

Sensibilitätsstörungen und Neurome sind bei dem von uns bevorzugten, etwas ventral konvexen Schnitt vor der Fibula durch Schonung des N. peronaeus superficialis im oberen Wundwinkel zu vermeiden. Vorteil ist die gute Exposition des praktisch immer betroffenen ventralen Bandapparates bis zum Talushals (Abb. 1).

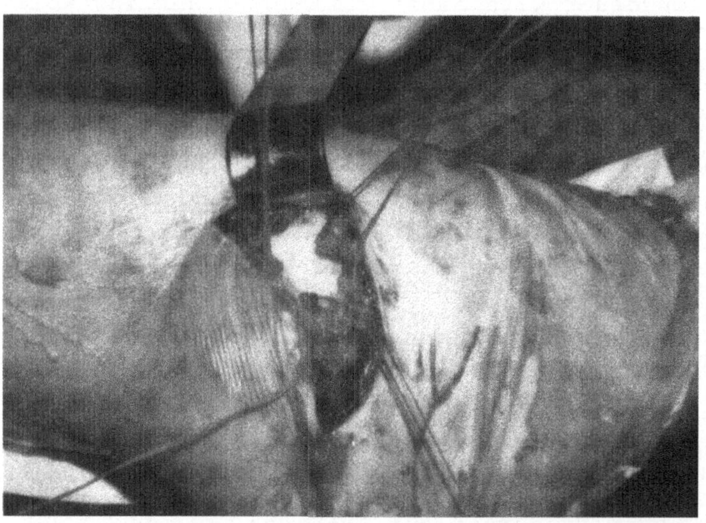

Abb. 1. Intraoperativer Befund bei frischer Außenbandruptur. Die zerrissenen Band- und Kapselanteile sind mit Fäden angeschlungen. Der Talus ist erheblich nach ventral subluxiert

Bei Schnitten im Bereich des Sinus tarsi sind die Äste des N. suralis zu schonen. Das Hämarthros wird ausgespült, die Talusrolle auf Knorpelschäden inspiziert. Nur dünnes Nahtmaterial, wir benutzen Kopfnähte mit atraumatischem Dexon 2 x O, vermindert eine Drosselung der Durchblutung der Bandenden mit folgender

Heilungsstörung. Ziel der Bandnaht ist eine Adaptation, keine Nahtstabilisierung. Beim Knoten sind Supination, Plantarflexion und spontane Subluxation des Talus nach ventral durch entsprechendes Halten und Unterpolsterung nur des Unterschenkels zu vermeiden. Durch schonende Behandlung der Haut ist der Nekrosegefährdung besonders über dem Sinus tarsi Rechnung zu tragen. Periostale oder ossäre Bandausrisse, die nach übereinstimmenden Mitteilungen in etwa 14% (13) zu erwarten sind, werden über konvergierende 2 mm-Bohrkanäle transossär reinseriert. In unserem Material waren diese Ausrisse überwiegend taluswärts gelegen. Seltener läßt sich eine Spickdrahtadaption durchführen.

Die postoperativen Ergebnisse lassen sich durch frühzeitige aktive Bewegungstherapie aus dem Gipsverband verbessern. Eine Nahtgefährdung am Lgt. fibulotalare anterius tritt erst bei ca. 15° Dorsal- bzw. Plantarflexion auf, das Lgt. fibulocalcaneare ist vom dorso-plantaren Bewegungsablauf in seinem Spannungszustand unabhängig (17). Supinationsbewegungen sind jedoch zu vermeiden. Wir benutzen postoperativ eine UL-Longette, die bei meist guter Beweglichkeit nach Entfernung der Fäden in einen Unterschenkelgehgips umgewandelt wird.

Patientengut

Von 127 operierten frischen Außenbandrupturen aus den Jahren 1971 bis 1976 wurden nach einem mittleren Intervall von 12 (2/65) Monaten/100 Rupturen bei 99 Patienten entsprechend 79% nachuntersucht.

Betroffen sind meist sportlich aktive Jugendliche, wobei Männer 2 : 1 überwiegen (Tabelle 1). Als unfallverursachende Sportarten standen Fuß- und Handball weit im Vordergrund. Unter den lokalen Begleitverletzungen sind zu den aufgeführten (osteo) chondralen Frakturen in ca. 20% kleinere Knorpelläsionen hinzuzurechnen, die nur teilweise im OP-Bericht vermerkt waren.
Die Polytraumatisationen wurden ausschließlich bei Verkehrsunfällen beobachtet, häufigste Begleitverletzung war der kontralaterale Hüftverrenkungsbruch.

Die Bandnaht wurde nur 40mal innerhalb der 6-Stundengrenze durchgeführt, auch die Verzögerung über 10 bis 14 Tage in insgesamt 5 Fällen ließ keine negative Beeinflussung erkennen.

Wegen der überwiegend guten Beweglichkeit nach der im Mittel über 6 Wochen durchgeführten Ruhigstellung im Gipsverband war in nur 2 Fällen anschließend noch eine krankengymnastische Nachbehandlung notwendig. Die Behandlungsdauer betrug durchschnittlich 8 Wochen.

Ergebnisse

In Tabelle 2 sind die subjektiven und objektiven Restsymptome bei insgesamt 37 der nachuntersuchten Rupturen angeführt. Subjektiv beschwerdefrei waren 69% aller Nachuntersuchten. Es läßt sich keine signifikante Veränderung der subjektiven Symptome insgesamt

Tabelle 1. Nachuntersuchte Außenbandrupturen (n = 100)

Kriterium	Anzahl
Unfallanamnese	
Sport	37
Haus	33
BG	24
Verkehr	6
Alter bei Unfall	22 (9/56)
Männer/Frauen	69/31
rechts/links	58/42
Begleitverletzungen	
Ruptur des Extensor dig. longus	1
(osteo) chondrale Frakturen	2
Polytraumatisationen	3

in Abhängigkeit vom postoperativen Intervall unter bzw. über 1 Jahr nachweisen. Leichte, überwiegend operationstraumatisch bedingte Beschwerden, wie Narbenschmerzen, Schwächegefühl, Wetterfühligkeit, vermindern sich bei den Spätergebnissen von 19 auf 14%. Der gegenläufige relative Anstieg starker subjektiver Beschwerden, darunter Sensibilitätsstörungen, Umknickneigung, Behinderung in Sport oder Beruf, beruht vor allem auf leichten Gefühlstörungen bei einigen unserer ersten Fälle.

Eine Bewegungseinschränkung von mindestens 10° in den Sprunggelenken bestand 6mal, wobei immer die Plantarflexion, einmal zusätzlich die Supination behindert war. Es läßt dies auf nahtbedingte Verkürzungen, vor allem des Lgt. fibulotalare anterius schließen. Die maximale Einschränkung von 30° wurde bei einem Patienten mit posttraumatischer Arthrose nach großer Flakefraktur gefunden. Schwellungszustände der Malleolengabel und Atrophie der Wadenmuskulatur von 1 bis maximal 2 cm mit jeweils 14% insgesamt, waren bei Spätergebnissen deutlich seltener.

Dem therapeutischen Ziel entsprechend wird der Wert einer Behandlung bei fibularer Collateralbandruptur vor allem an einer verbleibenden röntgenologischen Instabilität und Arthroserate gemessen. Eine Instabilität von 3 bis maximal 4 mm bestand in 5% gleichmäßig bei Früh- und Spätergebnissen. Eine Lockerung von 2 und 1 mm, in 2 bzw. 4 Fällen beobachtet, ist nach unseren Erfahrungen bei der frischen Ruptur nicht als pathologische Instabilität anzusehen. NOESBERGER et al. (12) halten sogar 3 mm noch für tolerabel.

Im Gegensatz zur frischen Ruptur, bei der wir routinemäßig nur noch das in Abb. 2 gezeigte symmetrische Lagerungsgerät zum Nach-

Tabelle 2. Restsymptome bei 100 nachuntersuchten Außenbandnähten

Symptome	Ges. n = 100	Intervall bis 1 Jahr n = 63	Intervall über 1 Jahr n = 37
subjektiv beschwerdefrei	69%	70%	68%
leichte subjektive Beschwerden	17%	19%	14%
Narbenschmerzen			
Schwächegefühl			
Wetterfühligkeit			
starke subjektive Beschwerden	14%	11%	18%
neurolog. Störung			
Umknickneigung			
Behinderung in Beruf oder Sport			
Bewegungseinschränkung ab 10°	6%	5%	10%
Schwellung ab 1 cm	14%	15%	10%
Muskelatrophie ab 1 cm	14%	17%	8%
Instabilität (röntgenolog.)	5%	5%	5%

weis des Rotationsschubladenphänomens des Talus bei Ruptur zumindest des Lgt. fibulotalare anterius benutzen (16), wurden auch gehaltene Aufnahmen im a.p.-Strahlengang in Rechtwinkelstellung zum Nachweis der Taluskippung durchgeführt. Es läßt sich dadurch

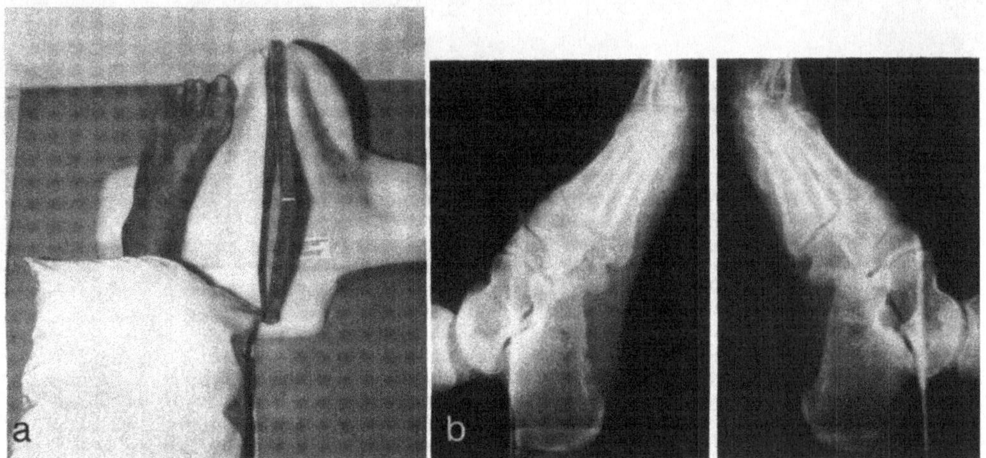

Abb. 2. (a) Symmetrisches Lagerungsgerät zum Nachweis der fibularen Kollateralbandruptur unter standardisierten Bedingungen im seitlichen Strahlengang, (b) Typisches Schubladenphänomen bei isolierter Ruptur des Lgt. fibulotalare im Vergleich zur Gegenseite

eine bei veralteten Fällen denkbare isolierte Insuffizienz des Lgt. fibulocalcaneare und fibulotalare posterius eher erfassen, wie kürzlich Leichenexperimente von WIRTH et al. (17) wieder bewiesen haben. Die angegebenen Werte entsprechen der Differenz im hinteren tibiotalaren Gelenkspalt, wie sie in Abb. 2 bei Ruptur des Lgt. fibulotalare anterius gezeigt wird. Im a.p.-Bild entspricht eine Aufklappbarkeit von 3 mm einer lateralen Gelenkspaltbreite von 7 mm bzw. etwa 5°.

Eine gute Korrelation zwischen röntgenologischer Instabilität und subjektiver Umknickneigung zeigt sich dadurch, daß bei insgesamt 7 Fällen mit funktioneller Instabilität 4mal auch eine röntgenologische Instabilität vorlag. Nur bei einer objektiven Instabilität lagen keine entsprechenden subjektiven Beschwerden vor. Bei 2 klinisch und röntgenologisch perfekt verheilten Außenbandrupturen fand sich keine erklärbare Ursache für die geklagte Umknickneigung, es handelte sich jedoch um Arbeitsunfälle. Abb. 3 zeigt die volle Stabilität nach Außenbandnaht bei Ruptur aller 3 Bestandteile bei einem 14jährigen Jungen anläßlich der Nachuntersuchung nach 2 Jahren gegenüber dem Unfalltag.

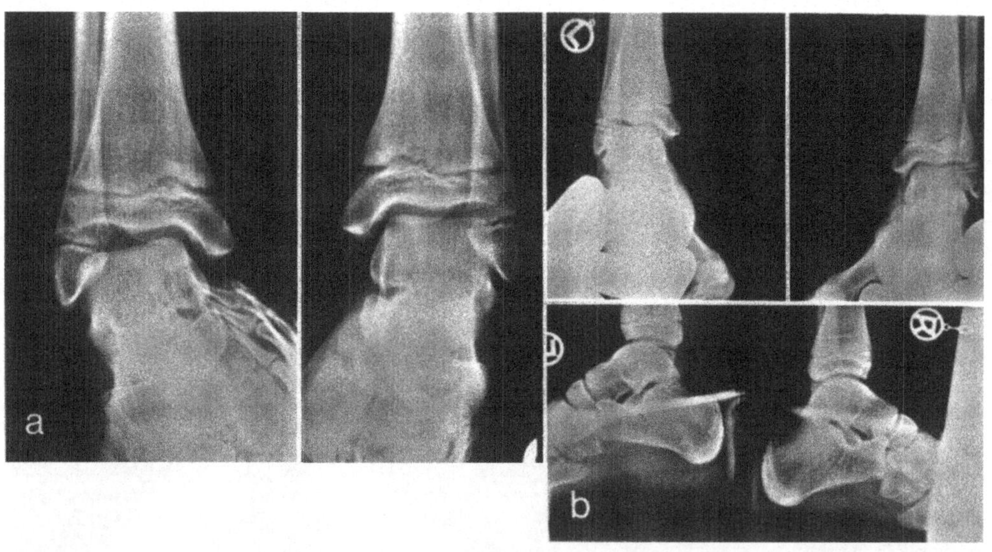

Abb. 3. W.P., 14 J. (a) Instabilität der re. Seite bei Ruptur aller Außenbandanteile gegenüber der unverletzten Seite, (b) 26 Mon. nach Bandnaht bei gehaltenen Aufnahmen in 2 Ebenen volle Stabilität der re. Seite

GÜTTNER (9) hat bei Nachuntersuchung des Böhlerschen Krankengutes nach 2 bis 3 Jahren bereits eine Arthroserate von 13% insgesamt nur bei instabilen Fällen beschrieben. Wir fanden unfallbedingte arthrotische Veränderungen in 3%. Zweimal war eine über 10 Monate bzw. 4 Jahre bestehende Instabilität von 3 mm, einmal ein ausgedehnter Knorpelschaden der Talusrolle dafür verantwortlich zu machen.

Von den Komplikationen der Bandnaht waren 5 Hautnekrosen bei der Nachuntersuchung reizlos abgeheilt. 4 Sensibilitätsstörungen bestanden hälftig im Bereich des N. peronaeus superficialis und des N. suralis. 2 venöse Komplikationen sind nicht als operationsspezifisch anzusehen.

Eine in Tabelle 3 nach vergleichbaren Kriterien bezüglich Intervall, röntgenologischer Instabilität und subjektiven Beschwerden zusammengestellte Serie von Außenbandrupturen nach konservativer und operativer Behandlung zeigt eindeutige Vorteile für die primäre Bandnaht.

Tabelle 3. Ergebnisse konservativer und operativer Behandlung bei frischer Ruptur

	Konservativ (GÜTTNER, NIETHARD, RUSSE, RUTH)	Operativ (DUQUENNOY, FREEMAN, REICHEN, HOMBURG/ HAMBURG 1977)
n	286	288
Intervall nach Unfall	ca. 4,5 Jahre	ca. 4 Jahre
Röntgenologische Instabilität	31%	8%
Subjektive Beschwerden	44%	34%

O. RUSSE (14) hat 1966 die Meinung vertreten, daß auch bei schwersten Außenbandverletzungen am oberen Sprunggelenk in hohem Prozentsatz durch entsprechend lange Immobilisation volle Wiederherstellung zu erreichen ist. Die eigene Untersuchung zeigt, daß dies durch primäre, sachgemäße Bandnaht in noch höherem Prozentsatz zu erreichen ist.

Literatur

1. ADLER, H.: Therapie und Prognose der frischen Außenknöchelbandläsion. Unfallheilk. 79, 101 (1976).
2. ANDERSON, K.J., LECOCQ, J.F.: Operative treatment of injury of the fibular collateral ligament of the ankle. J. Bone Jt. Surg. 36-A, 825 (1954).
3. BURRI, C., PÄSSLER, H.H., RADDE, J.: Experimentelle Grundlagen zur funktionellen Behandlung nach Bandnaht und -plastik am Kniegelenk. Z. Orthop. 111, 378 (1973).
4. CLAYTON, M.L., WIER, G.J. jr.: Experimental data on the healing of ruptured ligaments. J. Bone Jt. Surg. 41-A, 1350 (1959).
5. DUQUENNOY, A., LISELELE, D., TORABI, D.J.: Résultats du ligament chirurgical de la rupture du ligament latéral externe de la cheville. Rev. Chir. Orthop. Suppl. 2, 157 (1975).

6. DUSTMANN, H.O., PUHL, W., SCHULITZ, K.P.: Knorpelveränderungen beim Hämarthros unter besonderer Berücksichtigung der Ruhigstellung. Arch. orthop. Unfall-Chir. 71, 148 (1971).
7. FRANCILLON, M.R.: Distorsio pedis with an isolated lesion of the ligamentum calcaneofibulare. Acta orthop. scand. 32, 469 (1962).
8. FREEMAN, M.A.R.: Treatment of ruptures of the lateral ligament of the ankle. J. Bone Jt. Surg. 47-B, 661 (1965).
9. GÜTTNER, L.: Erkennung und Behandlung des Bänderrisses am äußeren Knöchel mit Teilverrenkung des Sprungbeines im Sinne der Supination (Subluxatio supinatoria pedis). Arch. orthop. Unfall-Chir. 41, 287 (1941).
10. LINDSTRAND, A.: Clinical diagnosis of lateral ankle sprains. Injuries of the ligamentes and their repair. Hand-Knee-Foot. Stuttgart: Thieme 1977.
11. NIETHARD, F.U.: Die Stabilität des Sprunggelenkes nach Ruptur des lateralen Bandapparates. Arch. orthop. Unfall-Chir. 80, 53 (1974).
12. NOESBERGER, B., HACKENBRUCH, W., MÜLLER, M.E.: Diagnosis of lateral ligament lesion in the ankle joint. Injuries of the ligamentes and their repair. Hand-Knee-Foot. Stuttgart: Thieme 1977.
13. REICHEN, A., MARTI, R.: Die frische fibulare Bandruptur - Diagnose, Therapie, Resultate. Arch. orthop. Unfall-Chir. 80, 211 (1974).
14. RUSSE, O.: 2. Tagung der "Österreichischen Gesellschaft für Unfallchirurgie", Salzburg 1966: Konservative und operative Behandlung der Supinationssubluxation im oberen Sprunggelenk. H. Unfallheilk. 92, 104 (1967).
15. RUTH, Ch., J.: The surgical treatment of injuries of the fibular collateral ligaments of the ankle. J. Bone Jt. Surg. 43-A, 229 (1961).
16. SEILER, H., HOLZRICHTER, D.: Zur Röntgendiagnostik der Außenbandrupturen im oberen Sprunggelenk. Langenbecks Arch. Chir. 342, 575 (1976). Kongreßbericht.
17. WIRTH, C.J., ARTMANN, N.: Chronisch fibulare Sprunggelenksinstabilität - Untersuchungen zur Röntgendiagnostik und Bandplastik. Arch. orthop. Unfall-Chir. 88, 313 (1977).

Die Verletzungen des medialen Bandapparates am oberen Sprunggelenk und ihre Behandlung

U. Heim

Die lateralen Bandverletzungen am oberen Sprunggelenk sind eingehend studiert worden. Ihre biomechanische Bedeutung bei Malleolarfrakturen ist allgemein bekannt. Dasselbe gilt auch für die distalen Bänderrisse an der Spitze der Fibula (6, 7, 11, 12).

Die medialen Bänder hingegen haben bisher relativ wenig Aufmerksamkeit gefunden. Wie die Frakturen des Malleolus internus, mit denen sie eng verwandt sind, stehen sie im Schatten der lateralen Pathologie.

Das Ligamentum deltoideum ist eine kräftige, meist 7 - 10 mm dicke, dreieckige Platte, welche vom Malleolus internus fächerartig nach dorsal, plantar und distal inseriert und deren Fasern zum Tuber ossis navicularis auslaufen (8). Die anatomische Aufteilung des Bandes in drei Abschnitte und auch die Unterscheidung einer tiefen und oberflächlichen Schicht (6) sind ohne klinische Bedeutung. Dorsal davon verläuft die kräftige Sehne des M. tibialis posterior. Wir finden sie jeweils bei der operativen Bandnaht in der Tiefe vor. Ventral ist die starke Sehne des M. tibialis anterior randständig. Sie inseriert etwas weiter distal. Die beiden Sehnen umfassen zusammen die Region des Innenknöchels. Sie sind sowohl Verstärkung als auch Träger (Abb. 1).

Diagnostik

Einen Riß des Ligamentum deltoideum können wir nur nachweisen, wenn der Talus nach lateral subluxiert. Dann verbreitert sich im Röntgenbild der Abstand zwischen Malleolus internus und lateralem Rand der Talusrolle. Klinisch finden wir dann am Malleolus - welcher in Extremfällen die Haut vorwölbt oder gar zerreißen kann - eine Druckschmerzhaftigkeit und ein Hämatom.

Die Risse dieses Bandes - welches fast überdimensioniert erscheint, aber offensichtlich kaum dehnbar ist - sind häufig.

Die Durchsicht der Röntgenbilder von 385 an der eigenen Abteilung zwischen Januar 1971 und Juli 1977 konsekutiv operierten Malleolarfrakturen ließ 78 manifeste Risse des Ligamentum deltoideum erkennen. Dazu müßten wir eigentlich noch 21 rein laterale Frakturen des Typus C sowie Maisonneuve hinzuzählen, bei welchen ein Ligamentriß medial obligat sein sollte, jedoch radiologisch nicht erkennbar war.

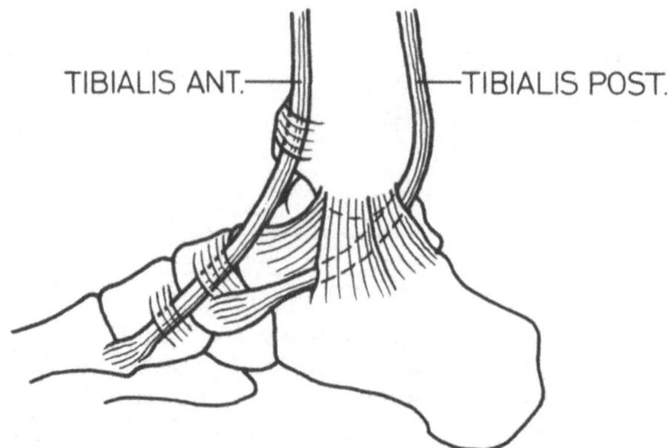

Abb. 1. Das Ligamentum deltoideum und die Medialseite des oberen Sprunggelenks. Die umfassenden und stabilisierenden Sehnen des M. tibialis anterior und tibialis posterior

Diese medialen Bandrisse fanden wir vorwiegend bei den Frakturen vom Typus B und C (12), vereinzelt aber auch beim Typus A (5 Fälle) (Abb. 2).

165 Frakturen betrafen den Malleolus internus, entweder in Kombination mit lateralen Frakturen oder isoliert (Tabelle 1).

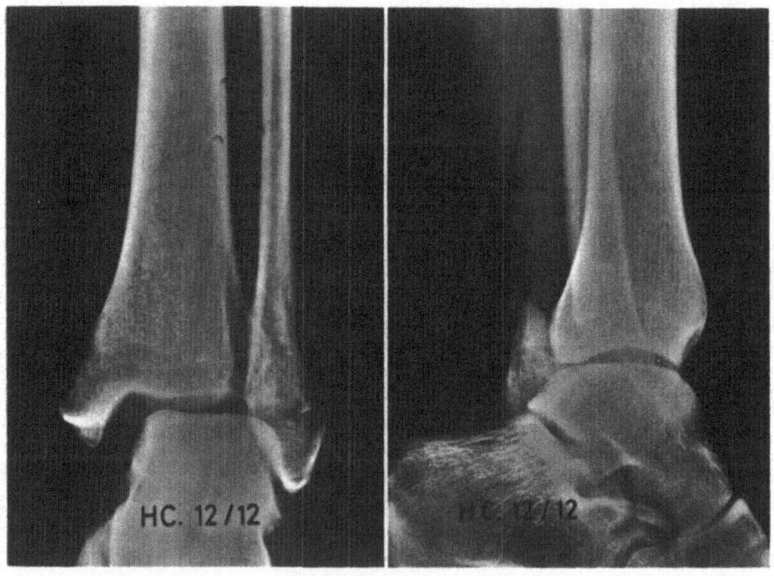

Abb. 2. Beispiel eines manifesten Risses des Ligamentum deltoideum bei einer Malleolarfraktur vom Typus A (Unfallröntgenbild)

Tabelle 1. Kreuzspital Chur, 1. 1. 1971 - 1. 7. 1977. Analyse der Unfallröntgenbilder bei Mall. Fr.

385 konsekutiv operierte Frakturen		
	165	Frakturen des Mall. int. (als Begleitfraktur oder isoliert)
	78	manifeste Risse des Lig. deltoideum
Total	243	manifeste mediale Läsionen
	21	Frakturen des Types C und Maisonneuve ohne erkennbare mediale Läsion

Bei den Malleolarfrakturen ist also der Anteil an medialen osteoligamentären Läsionen beträchtlich (243 von 385 oder rund 2/3 aller Fälle). Um sie besser zu verstehen, wollen wir sie zusammennehmen und gemeinsam betrachten, denn sie bilden eine funktionelle Einheit.

Wenn wir also - entgegen der Gewohnheit - die Verletzungen des oberen Sprunggelenkes von medial her analysieren, fallen uns folgende Besonderheiten auf:

1. Die medialen Bänderrisse befinden sich mit den Frakturen des Malleolus internus in einer einzigen mittleren Etage. Im Gegensatz dazu sind die lateralen Läsionen auf zwei voneinander gänzlich getrennten Stockwerken verteilt:

   Proximal die Frakturen vom Typus B und C mit ihren obligaten ligamentären Läsionen oder Kantenabbrüchen.

   Distal die Frakturen des Typus A oder Bandrisse an der Spitze der Fibula als Läsionen der unteren Etage.

   Nie sind auf beiden lateralen Etagen gleichzeitig Bandverletzungen vorhanden (Abb. 3). Offensichtlich sind hier verschiedene Unfallmechanismen im Spiel.

2. Die Frakturen des Malleolus internus können kombiniert sein:

   Mit Frakturen der oberen lateralen Etage.

   Mit Frakturen des Typus A oder mit distalen Bänderrissen. Sie manifestieren sich dann im Röntgenbild entweder als Schrägfraktur oder als Adduktionsfraktur mit vertikalem Frakturverlauf.

   Der Innenknöchel kann auch scheinbar isoliert gebrochen sein. Trotz einer gewissen Elastizität und Dehnbarkeit des lateralen Bandapparates wissen wir aber, daß dabei oft Ligamentrisse der unteren Etage entstehen und leicht übersehen werden.

3. Manifeste Risse des Ligamentum deltoideum finden wir nie isoliert vor. Sie sind immer mit einer sichtbaren lateralen Verletzung kombiniert. Die Subluxation des Talus dient als Indicator.

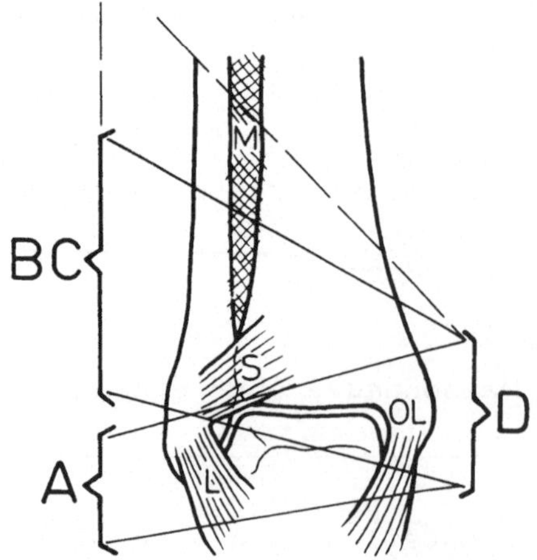

Abb. 3. Die drei Stockwerke der osteoligamentären Verletzungen am oberen Sprunggelenk.
(a) Die lateralen Läsionen des unteren Stockwerkes (Malleolarfraktur vom Typus A oder untere Ligamentrisse), (b, c) Die Läsionen des oberen lateralen Stockwerkes (Frakturen vom Typus B und C, Syndesmosenbandrisse und Risse der Membrana interossea), (d) Die medialen osteoligamentären Läsionen: Frakturen des Malleolus und Riß des Ligamentum deltoideum in der mittleren Etage.
Die Läsionen von D können kombiniert sein, entweder mit B und C oder mit A. Niemals finden wir Ligamentrisse auf beiden lateralen Etagen

Nun wird das Unfallröntgenbild häufig erst nach einer spontanen oder therapeutischen Reposition angefertigt. Dann bleibt der Riß des Ligamentum deltoideum unerkannt. Zum Nachweis wären gehaltene Aufnahmen erforderlich, was in der Frakturendiagnostik nicht Routine ist.

In unserer Kasuistik finden wir 51 rein laterale Frakturen vom Typus C und Maisonneuve. Nur 30 dieser Röntgenbilder lassen den medialen Bandriß erkennen, bei 21 ist keine Talusverschiebung erkennbar.

4. Die mediale Seite des oberen Sprunggelenkes ist viel stabiler als die laterale.

Wenn der Talus nach lateral abgleitet, entsteht keine Verbreiterung des tibiotalaren Gelenkspaltes: Die Gelenklinien bleiben entweder streng parallel oder der Talus kippt unter dem Zug der verkürzten Fibula oder infolge Defekt der Tibiagelenkfläche (bei Kantenfragment) nach dorsolateral. Aber es entsteht dabei keine Verbreiterung der Gelenklinie am medialen Rand der Talusrolle (Abb. 4).

Durch die laterale Reposition wird der Talus wieder an den Malleolus internus zurückgeschoben. Die Diastase reponiert sich, die Parallelität der Gelenklinie wird wieder hergestellt als ob kein medialer Bänderriß vorliegen würde (Abb. 5).

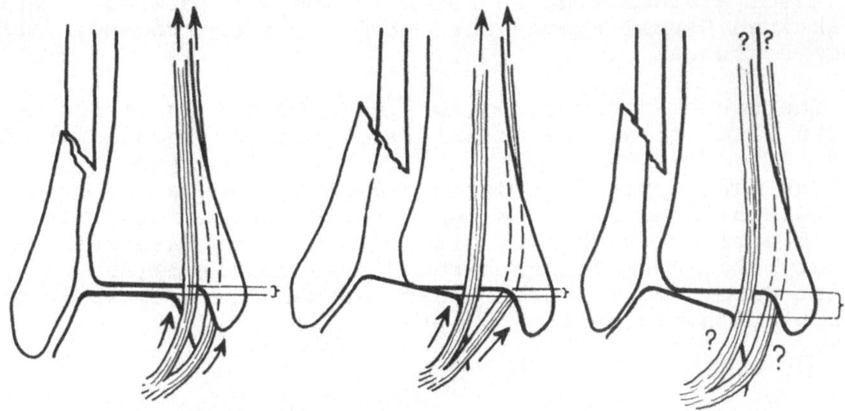

Abb. 4. Bei Riß des Ligamentum deltoideum verschiebt sich der Talus nach lateral, ohne daß ein Klaffen zwischen Rand der medialen Talusrolle und Tibiagelenklinie entsteht. (a) Die beiden Gelenklinien bleiben streng parallel, (b) Der Talus kippt unter der Verkürzung der Fibula oder infolge Ausbruch eines Kantenfragmentes nach dorso-lateral, jedoch ohne Verbreiterung des Gelenkspaltes, (c) Die seltene echte mediale Instabilität mit Verbreiterung des Abstandes zwischen Tibiagelenkfläche und medialer Kante der Talusrolle (Winkelbildung)

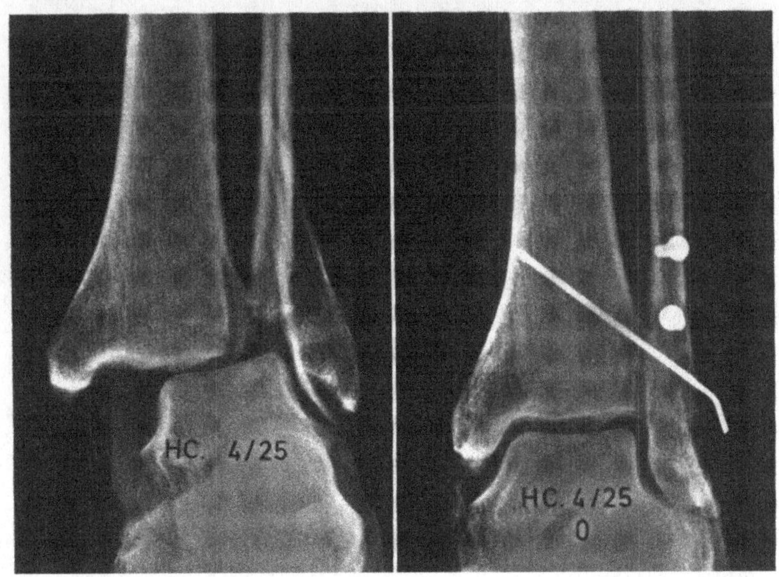

Abb. 5. Die nach lateral subluxierte Talusrolle wird durch die laterale Osteosynthese an ihren ursprünglichen Platz zurückgeschoben, ohne daß nachträglich eine Bandläsion erkennbar wäre

Dieses erstaunliche Phänomen müssen wir vorwiegend auf den aktiven Stabilisierungseffekt der beiden tragenden Sehnen zurückführen.

Eine Schubladenbewegung, wie sie für die Erkennung der lateralen Bänderrisse charakteristisch ist, ist medial unbekannt.

Eine Aufklappbarkeit des medialen Gelenkspaltes bzw. eine Winkelbildung zwischen der tibialen und der talaren Gelenklinie findet sich nur selten. In unserer Kasuistik war sie nur bei 5 von 78 sichtbaren Rissen deutlich (Abb. 6). Meistens ist dabei die Talusrolle nach dorsal luxiert, was die Interpretation erschwert.

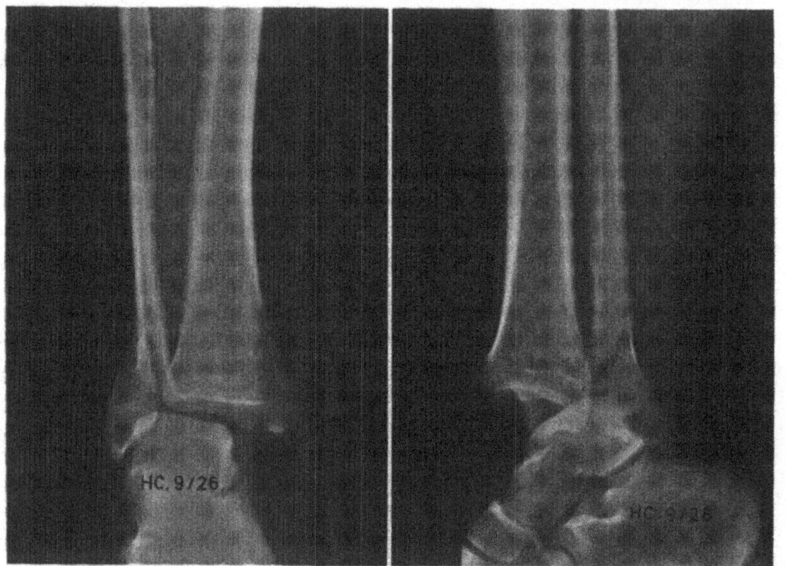

Abb. 6. Seltener Fall eines instabilen medialen Gelenkspaltes im Unfallröntgenbild. Luxation der Talusrolle nach dorsal, daher Interpretation unsicher. Operativ bestätigte sich die schwere mediale Instabilität

5. Eine Frage bleibt offen: Können mediale Bänderrisse auch im Zusammenhang mit distorsionellen Zerreißungen des distalen lateralen Bandapparates entstehen oder nicht? Dieser Frage ist nie nachgegangen worden.

   In Analogie zu den Verhältnissen bei den medialen Malleolarfrakturen müssen wir aber annehmen, daß diese Kombination existiert. Möglicherweise entstehen dabei nur partielle Risse, welche sich jeder Diagnostik entziehen.

   Selten finden wir für diese Annahme bescheidene Indizien: Eine kleine osteophytäre Zacke an der Spitze des Malleolus internus bei chronischer lateraler Gelenkinstabilität oder einen Osteophyten an der Medialseite des Talushalses (Abb. 7 und 8).

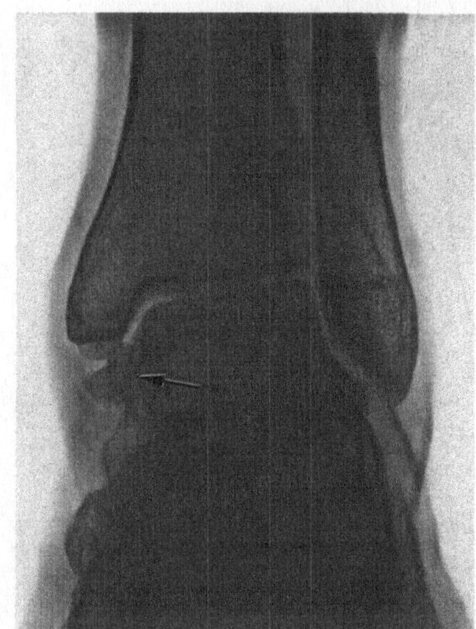

Abb. 7. Beispiel eines Osteophyten am talaren Ansatz des Ligamentum deltoideum nach unfallbedingter, frühkindlicher Bandläsion

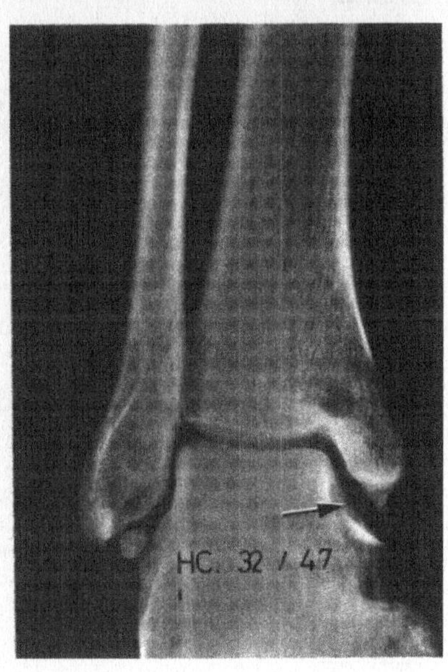

Abb. 8. Kleiner Osteophyt an der Spitze des Malleolus internus bei chronischer lateraler Bandläsion

Zusammenfassend steht also fest, daß die heutige Diagnostik nur einen Teil der Risse des Ligamentum deltoideum erkennen läßt.

Bei der <u>operativen Revision</u> ist der Befund immer spektakulär: Das Ligamentum deltoideum ist ventral meistens am Rand des Malleolus abgerissen und klaffend. Gegen distal und dorsal ist der Riß häufig intermediär. Das Periost ist oft in das Gelenk eingeschlagen, so daß der Eindruck entsteht, eine spontane Reposition des abgerissenen Bandes sei kaum möglich (Abb. 9). Der Operateur wird durch diese Befunde in seiner Indikation jeweils bestärkt.

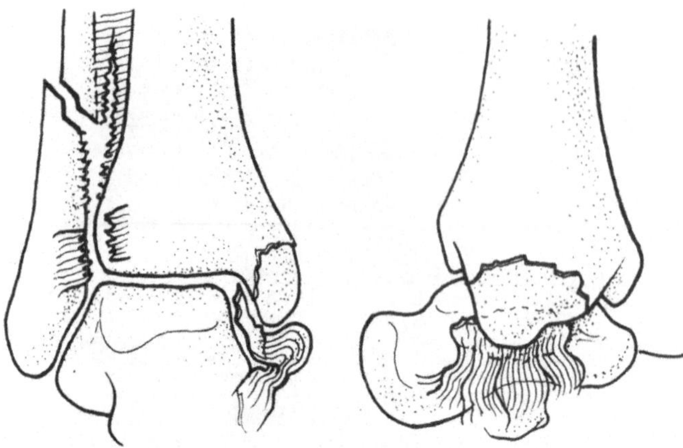

Abb. 9. Die Interposition des eingeschlagenen Ligamentum deltoideum mit der breiten Abrißzone des Periostes

Therapie

Die operative Rekonstruktion des Ligamentum deltoideum ist technisch einfach: Aus einer bogenförmigen Incision am vorderen Rand des Malleolus internus wird das gerissene Band aufgesucht und dargestellt. Die Rekonstruktion erfolgt ventral in der Regel mit einer transossären Naht aus kräftigem Material. Die übrigen Bandpartien und das Periost lassen sich mit einfachen Nähten versorgen.

Es stellen sich aber bezüglich Indikation zwei Fragen:

Muß das gerissene Ligamentum deltoideum immer oder nur unter gewissen Umständen genäht werden?

In welcher Reihenfolge sind die lateralen und die medialen Läsionen zu versorgen?

WEBER ist ein entschiedener Anhänger der medialen Bändernaht und versorgt das Ligamentum deltoideum vor der lateralen Rekonstruktion. ANDERSON, M.E. MÜLLER et al. sind der gleichen Meinung. Das Hauptargument ist die Sehnen- bzw. Bandinterposition. Die meisten Traumatologen führen routinemäßig diese Naht aus (2, 3, 9, 10, 12).

In letzter Zeit ist aber eine gewisse Wandlung eingetreten, wobei folgende Beobachtungen wegleitend waren:

1. Bei der Naht ist man oftmals im Zweifel ob die an den Malleolus herangezogenen Bandanteile wirklich an ihre ursprüngliche Ansatzstelle adaptiert sind. Die gequollenen und ausgefransten breiten Bänder lassen ihren Ursprungsort nicht immer genau erkennen. Bei mangelnder Präzision dieser Naht kann durch Verwerfung ein leichter Rotationsfehler der Fußes entstehen (Abb. 10).

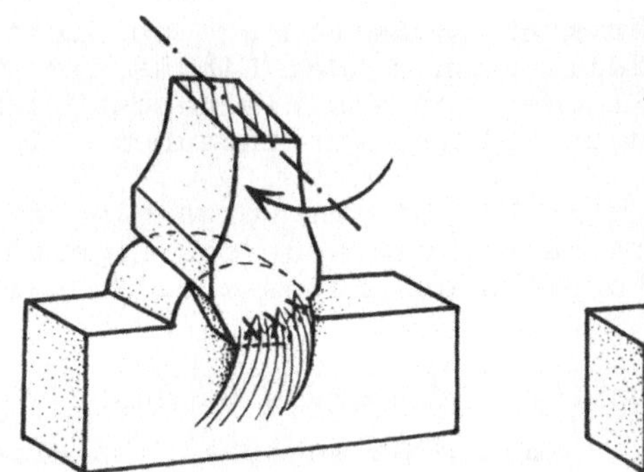
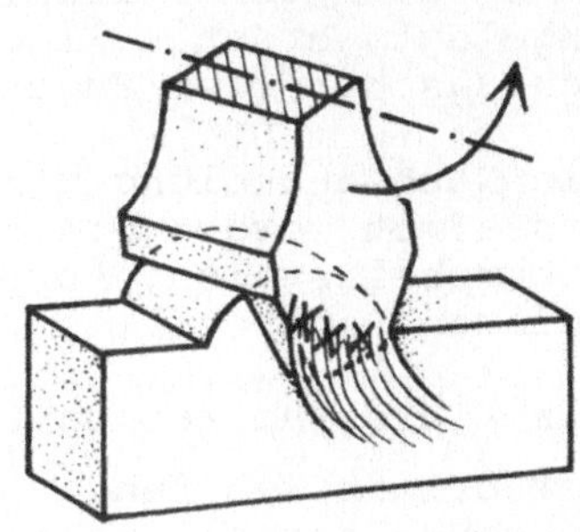

Abb. 10. Durch ungenaue Naht des Ligamentum deltoideum an den Malleolus internus kann ein Rotationsfehler entstehen

2. Es gibt Situationen, wo die mediale Bändernaht nicht ausgeführt werden kann: Aus cirkulatorischen Gründen ist sie contraindiciert bei gröberen Hautschäden, offenen Rissen und bei der Talusluxation. Es ist nun stets erstaunlich festzustellen, daß das obere Sprunggelenk in diesen Fällen medial spontan stabil wird (4, 5).

3. Wenn eine konservativ behandelte rein laterale Malleolarfraktur gut retiniert bleibt entsteht medial keine Instabilität Unter dem Eindruck der heutigen operativen Behandlung haben wir diese Tatsache vergessen.

4. Wenn wir nach durchgeführter lateraler Osteosynthese den medialen Gelenkspalt prüfen, überrascht uns diese perfekte Stellung und die gute Stabilität trotz medialem Bandriß. Die Interposition ist etwas seltenes.

Aus diesen Beobachtungen und Überlegungen heraus sind wir in letzter Zeit zu einer differenzierten Operationstaktik übergegangen.

Die laterale Osteosynthese und Bändernaht wird immer zuerst ausgeführt.

Wir verzichten unter zwei Voraussetzungen auf die Naht des gerissenen Ligamentum deltoideum:

1. Die laterale Stabilität (Abduktion, Schublade) muß einwandfrei sein.

2. Der mediale Gelenkspalt muß einwandfrei reponiert und stabil sein (Kontrolle im Bildwandler oder mit gehaltenem Röntgenbild).

Dieses Vorgehen hat folgende Vorteile:

Einen Zeitgewinn von durchschnittlich 20 min. Die Asepsis wird besser.

Es muß nur eine Incision ausgeführt werden. Der Patient hat nur eine Narbe.

Die laterale Fraktur kann in Seitenlage operiert werden. Das ist immer dann von Vorteil, wenn an der Fibula die Platte dorsal angelegt werden soll oder man ein kleineres Volkmannsches Dreieck aus hinterem Zugang direkt verschrauben will.

Die Nachbehandlung kann bei diesem Vorgang genau so funktionell gestaltet werden wie nach einer Naht des Ligamentum deltoideum: Frühmobilisation, Abrollen des Fußes etc. Ein Zirkulärgips ist meistens entbehrlich.

Als klare Indikation für die mediale Bandnaht verbleiben:

Der primär klaffende mediale Gelenkspalt (Interposition oder schwere Instabilität).

Die ungenügende Stabilität der lateralen Rekonstruktion: In diesen Fällen kann eine zusätzliche mediale Bändernaht die Stabilität im oberen Sprunggelenk verbessern.

Der nach lateraler Osteosynthese noch verbreiterte oder aufklappbare mediale Gelenkspalt.

Diese Operationstaktik wird neuerdings auch von namhaften AO-Kliniken befolgt (1, 13).

Krankengut

Seit 1974 haben wir bei insgesamt 41 Patienten mit Malleolarfrakturen einen manifesten Riß des Ligamentum deltoideum nicht gehäht. 26 Frakturen gehörten dem Typus B, 13 dem Typus C und 2 dem Typus A an (Tabelle 2). Postoperative Komplikationen traten nicht auf.

Tabelle 2. Nicht genähte Risse des Lig. deltoideum (1974 - 77)

Total 41	- Typ B	26	
	- Typ C und Maisonneuve	13	
	- Typ A	2	
Resultate:			
- Untersuchung und Röntgenbild		19	= 37
- Antwort auf Fragebogen		18	
- keine Nachricht		7	
- Operation liegt kurze Zeit zurück		1	
- path. Röntgenbefund (Osteophyt)		2	
- mediale Beschwerden		1	
- mediale Schwellung (subj.)		3	
- mediale Instabilität		0	

Die Nachkontrolle unserer Fälle ist noch unvollständig. Eine Operation liegt erst 2 Monate zurück. Von den verbleibenden 40 Patienten konnten 19 persönlich mit Röntgenbild nachkontrolliert werden, 18 beantworteten einen Fragebogen. Über das weitere Schicksal von 3 Patienten sind wir ohne Nachricht.

Wir fanden zwei pathologische Röntgenbefunde (Osteophyten) (Abb. 11). 3 Patienten melden noch gelegentliche Schwellungen und einer mediale Beschwerden. Instabilitäten sind bisher unbekannt.

Trotz der Lückenhaftigkeit dieser Statistik darf wohl behauptet werden, daß unserem Vorgehen keine Nachteile anhaften. Das ist deshalb wichtig, weil wir diagnostisch ja gar nicht alle Risse des Ligamentes erfassen können. Das Übersehen bzw. Nichtnähen eines gerissenen Ligamentum deltoideum ist also ohne nachteilige Folgen.

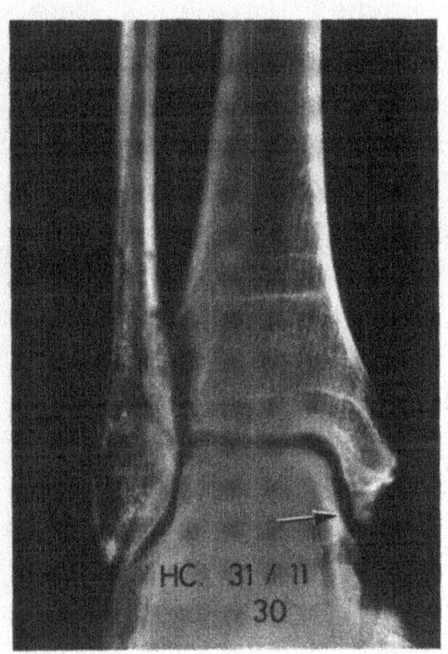

Abb. 11. Osteophytenbildung an der Spitze des Malleolus internus: Malleolarfraktur mit nicht genähtem Bänderriß. Röntgenbild nach Metallentfernung. Keine Beschwerden, klinisch kein Befund

Schlußfolgerungen

Unsere Darlegungen haben gezeigt, daß die Diagnostik der medialen Bandläsionen am oberen Sprunggelenk unvollständig ist. Das Gelenk ist medial durch die Sehnenzügel von Tibialis anterior und posterior aktiv stabilisiert. Die gleichzeitige Entstehung von medialen und lateralen Verletzungen ist sehr häufig. Man muß annehmen, daß medial auch Bandrisse im Rahmen der Distorsion entstehen können. Die Naht des gerissenen Bandes ist nicht obligat. Die Operationsindikation kann eingeschränkt werden.

Es zeigt sich einmal mehr, daß es nicht die stärksten und imposantesten Bänder des menschlichen Körpers sind, welche biomechanisch im Vordergrund stehen. Eine vordringliche chirurgische

Versorgung benötigen nur diejenigen Strukturen, welche einer Dauerbeanspruchung ausgesetzt sind.

Die operative Behandlung der Läsionen an der Medialseite des oberen Sprunggelenks ist von zweitrangiger Bedeutung. Sie steht weiterhin im Schatten der lateralen Pathologie.

Literatur

1. ALLGÖWER, M.: Persönliche Mitteilung.
2. ANDERSON, L.D.: Fractures. S. 513 in Campell's Operative Orthopaedics. Saint Louis: C.V. Mosby 1971.
3. BEZES, H., BANON, F.: Lésions ligamentaires internes et lésions tibio-péronières inférieures. Rev. Chir. Orthop. 61, Suppl. II, 177 (1975).
4. BURCH, H.B.: The Three Traumatic Simple Dislocations Around the Talus. In G. Chapchal: Injuries of the Ligament and Their Repair, S. 230. Stuttgart: Thieme 1977.
5. BUTEL, J., WITVOET, J.: Les fractures et les Luxations de l'astragale. Rev. Chir. Orthop. 53, Nr. 6 (1967).
6. CLOSE, J.T.: Some applications of the functional anatomy of the ankle joint. J. Bone Jt. Surg. 38 A, 761 (1956).
7. HEIM, U.: Indications et techniques des sutures ligamentaires dans les fractures malleòlaires. Rev. Chir. Orthop. 59, Supp. I 270 (1973).
8. von LANZ, T., WACHSMUTH, W.: Praktische Anatomie. Berlin: Springer 1938.
9. MÜLLER, M., ALLGÖWER, M., WILLENEGGER, H.: Technik der operativen Frakturenbehandlung. Berlin-Heidelberg-New York: Springer 1963.
10. MÜLLER, M., ALLGÖWER, M., WILLENEGGER, H.: Manual der Osteosynthese. Berlin-Heidelberg-New York: Springer 1969.
11. SPIER, W., HENKEMEYER, H.: Pathophysiology of Ligamentous Injuries of the Ankle Joint. In G. Chapchal: Injuries of the Ligaments and Their Repair, S. 175. Stuttgart: Thieme 1977.
12. WEBER, B.G.: Die Verletzungen des oberen Sprunggelenkes, 2. Aufl. Bern: Huber 1972.
13. WEBER, B.G.: Persönliche Mitteilung

Verletzungen des medialen Bandapparates am oberen Sprunggelenk-Ergebnisse

J. Schulte und C. Burri

30 Patienten mit kombinierten Verletzungen der distalen Fibula und Ruptur des Lig. deltoideum wurden durch uns nachuntersucht. Dabei wurden nach Osteosynthese der Fibula und Naht des Lig. deltoideum alternativ 15 Patienten 6 Wochen lang mit Unterschenkelliegegips und 15 Patienten funktionell nachbehandelt.

Eine Bandinstabilität zeigte sich bei Nachuntersuchungen 6 Wochen und 3 Monate postoperativ bei keinem Patienten (Tabelle 1 und 2).

Tabelle 1

6 Wochen postoperativ	Gipsbehandlung	funktionelle Behandlung
radiol. Fehlstellung	2	0
Bewegungseinschränkung	15	14
Schwellung	13	10
Beschwerden	15	8
Demineralisation	13	5
Muskelminderung	14	10

Tabelle 2

3 Monate postoperativ	Gipsbehandlung	funktionelle Behandlung
radiol. Fehlstellung	2	0
Bewegungseinschränkung	10	5
Schwellung	9	2
Beschwerden	10	5
Demineralisation	9	3
Muskelminderung	9	0

Gleichzeitig traten aber in der Gruppe der funktionell nachbehandelten Patienten signifikant weniger Bewegungseinschränkungen des OSG's, Schwellneigung des Fußes und der Gelenkregion, Muskelminderung an Unter- und Oberschenkel sowie Demineralisation der betroffenen Skeletanteile auf.

Die Dauer der Arbeitsunfähigkeit war gegenüber der mit Gipsverband nachbehandelten Gruppe um 12,3 Tage kürzer.

Unserer Meinung nach ist die funktionelle Nachbehandlung des operativ rekonstruierten medialen Bandapparates am OSG ein Weg, Komplikationen wie sie nach Ruhigstellung eines Gelenkes durch Gipsverband über mehrere Wochen auftreten können, in hohem Maße zu vermeiden.

Diskussionsbemerkungen und Empfehlungen aller Teilnehmer (Leitung: S. Weller)

Zusammengefaßt und redigiert von A. Rüter und C. Burri

Diagnostik

Die Abklärung einer frischen Bandverletzung ist durch die diffuse Schmerzhaftigkeit des traumatisierten Gelenkes erschwert. Dies führt dazu, daß der Patient dem Versuch, das Gelenk aufzuklappen durch Muskelinnervation aktiven Widerstand leistet. Eine Anästhesie im Bereich des lateralen Bandapparates läßt sich durch eine Leitungsblockade des N. peronaeus erzielen. Dieses Vorgehen ist jedoch zeitlich und technisch relativ aufwendig. Es empfiehlt sich daher, die Bandverhältnisse durch eine Dauerbelastung mit Gewichten von 2 - 4 kg zu prüfen. Die Ermüdung der Muskulatur läßt dann die Verletzung erkennen.

Stabilität bzw. Insuffizienz des lateralen Bandapparates sind auf Röntgenaufnahmen zu dokumentieren. Eine Schädigung des Lig. fibulo-calcaneare gibt sich dadurch zu erkennen, daß der Talus nach medial aus der Malleolengabel subluxiert werden kann. Dies wird auf einer Röntgenaufnahme des oberen Sprunggelenkes im ap-Strahlengang sichtbar (Abb. 1).

Isolierte Verletzungen des Lig. fibulotalare anterior erlauben diese Subluxation nicht. Vielmehr findet sich bei diesen Schäden eine Insuffizienz der Bandführung in der Sagittalebene. Dies

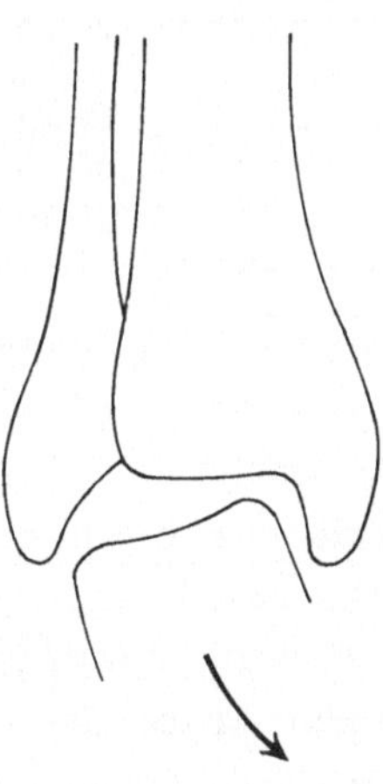

Abb. 1. Die gehaltene Aufnahme im Strahlengang ap zeigt die Subluxation des Talus bei Verletzungen des Lig. fibulocalcaneare

bedeutet, daß sich bei diesen Rupturen die Tibia auf dem Talus nach dorsal verschieben läßt. Dieser Vorgang kommt im seitlichen Strahlengang zur Darstellung (Abb. 2).

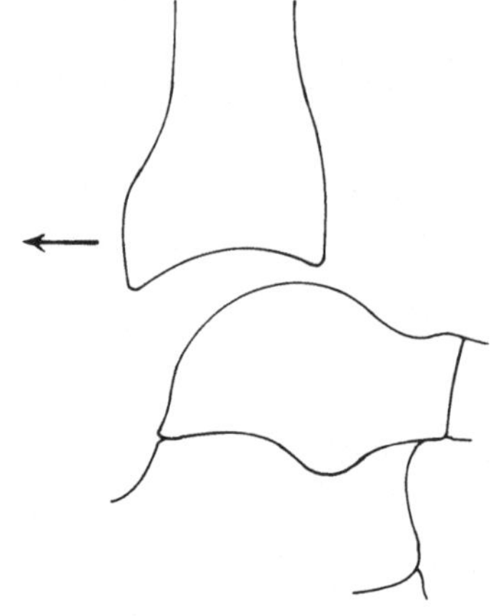

Abb. 2. Die gehaltene Aufnahme im seitlichen Strahlengang zeigt die Subluxation des Talus nach vorn (in Wirklichkeit der Tibia nach hinten) bei Verletzungen des Lig. fibulotalare anterior

Neben den Vorbehalten, die einer manuell gehaltenen Aufnahme aus den genannten Gründen entgegenzubringen sind, werden Röntgenaufnahmen in dieser Technik durch die Vorschriften des Strahlenschutzes in Zukunft nicht mehr durchführbar sein.

Heute sind einige Lagerungsgestelle für diese Aufnahmen im Handel erhältlich. Hierbei wird der Fuß über die aufgelegte Ferse fixiert, die Verschiebung des Unterschenkels geschieht mit Hilfe unterschiedlich schwerer Belastungskissen. Diese Vorrichtungen haben sich zur Diagnose von Verletzungen des Lig. fibulotalare anterior bewährt.

Zur Feststellung von Rupturen des Lig. fibulocalcaneare empfiehlt BECK eine Aufnahme in Seitenlagerung des Patienten und horizontalem Strahlengang. Durch Auflegen eines 2 kg schweren Gewichtes auf den lateralen Rand des freihängenden Fußes kommt es zur Subluxation des Talus, die dann mit dieser Aufnahmetechnik dargestellt werden kann.

Es bleibt fraglich, inwieweit eine funktionell-biomechanische Unterteilung der beiden Bandanteile überhaupt sinnvoll ist. Bei den als sogenannte isolierte Verletzungen eines der beiden Bänder dokumentierten Fällen liegt wahrscheinlich nur eine unterschiedlich lokalisierte und ausgedehnte Zerreißung des nicht streng gegeneinander abgegrenzten Bandsystemes vor.

Indikation zur Operation

Bei jeder "Distorsion" des oberen Sprunggelenkes muß sorgfältig nach einer Bandverletzung gesucht werden. Die bisherigen Kenntnisse der Pathophysiologie des Bandapparates des oberen Sprunggelenkes erlauben keine sichere Aussage, ob die sogenannten isolierten Verletzungen des Lig. fibulotalare anterior operativ versorgt werden müssen. Da jedoch alle Bandplastiken hauptsächlich den Verlauf dieses Bandes nachahmen, erscheint sein Verlauf bei der chronischen Supinations-Insuffizienz biomechanisch eine erhebliche Rolle zu spielen. Daher ist konsequenterweise die Versorgung auch "isolierter" Rupturen dieses Bandes notwendig. Beim Nachweis einer Ruptur des Lig. fibulocalcaneare steht die Indikation zur operativen Versorgung außer Zweifel.

Systematische klinische Beobachtungen bei Verletzungen des medialen Bandapparates haben gezeigt, daß diese Bänder offensichtlich unter funktionell ausreichender Narbenbildung ausheilen (s. Beitrag HEIM). Ein intaktes Lig. deltoideum stellt jedoch sicher eine Entlastung der Syndesmose dar. Bei instabilen oder nicht sicher stabilen Osteosynthesen des Außenknöchels sollte es daher immer operativ versorgt werden.

Operationstechnik

Bei intraligamentären Verletzungen sind Adaptionsnähte mit feinem atraumatischem Nahtmaterial ausreichend.

Eine transossäre Fadenführung kann bei Ausrissen am Bandursprung notwendig werden.

Bei erheblich ausgefaserten Bandenden läßt sich durch U-Nähte eine bessere Fadenverankerung erzielen. Es ist jedoch zu bedenken, daß solche Technik die Durchblutung des Bandes stärker beeinträchtigt. Dieser Vorbehalt gilt im besonderen für fortlaufende Nähte.

Nachbehandlung

Fibulare Bänder

Unmittelbar postoperativ erfolgt das Anlegen einer Unterschenkelgipsschiene mit Sohle bzw. eines gespaltenen Unterschenkelliegegipses in Entlastungsstellung des Bandes.

Ab dem 3. Tag wird dieser Gipsverband soweit gefenstert, daß Dorsal- und Plantarflexionen von je 10° möglich sind.

Nach Fadenentfernung, üblicherweise dem 10. bis 12. Tag, wird dann ein Unterschenkelgehgipsverband für weitere 3 Wochen angelegt.

Hieraus ergibt sich für Bandverletzungen eine Ruhigstellungszeit von insgesamt 4 - 5 Wochen.

Ligamentum Deltoideum

Entsprechend den Beobachtungen der Ulmer Klinik kann ein genähtes mediales Band bei stabiler Außenknöchelosteosynthese rein funktionell und unter Teilbelastung nachbehandelt werden.

Die Notwendigkeit, diese Bänder überhaupt zu nähen, wird in letzter Zeit in Zweifel gezogen (s. Beitrag HEIM).

IV. Frakturen des Pilon tibial

Einteilung und Behandlung der Frakturen des Pilon tibial

A. Rüter

Der distale gelenktragende Anteil der Tibia wird, übernommen aus dem französischen Sprachgebrauch, als Pilon tibial bezeichnet. Definitionsgemäß sind damit alle Brüche dieses Gebietes, die die tragende, in der Horizontalebene stehende distale Gelenkfläche der Tibia mit einbeziehen Frakturen des Pilon tibial. Diese Nomenklatur wurde von GAY und EVRAD (5) propagiert. Im deutschen Sprachraum hat sich für diese Verletzungen zum Teil der von TROJAN (14) geprägte Begriff des "Stauchungsbruch des distalen Unterschenkelendes" durchgesetzt.

Auf die Besonderheiten dieser Brüche, die in vergleichenden Statistiken etwa 10% aller Unterschenkelfrakturen ausmachen (DECOULX et al. (4) haben in den letzten Jahren eine zunehmende Zahl von Autoren aufmerksam gemacht. Hierbei berichteten DECOULX et al (4), HEIM (6, 7), RÜEDI (13) und TROJAN und JAHNA (15) über eigene Beobachtungen an größeren Fallzahlen.

Entstehungsmechanismus

Die Verletzungen der distalen Tibiagelenkfläche entstehen durch axiale Stauchung von Unterschenkel und Rückfuß. Hierbei kann die Krafteinwirkung entweder über die Fußsohle erfolgen, wie bei Auffahrunfällen oder bei Skifahrern durch schwungvolles Auffahren auf Bodenunebenheiten. Andererseits entstehen diese Brüche auch durch Aufstauchen der Tibia auf den feststehenden Fuß, z.B. bei Stürzen aus größerer Höhe.

Die meist komplexe Verletzung wird allerdings nicht allein durch diesen Stauchungsmechanismus hervorgerufen. BANDI (1) hat speziell darauf hingewiesen, daß in aller Regel auch Abscher und Biegungskräfte sowie der Zuggurtungseffekt der Wadenmuskulatur pathogenetisch eine wesentliche Rolle spielen.

Dabei beeinflußt die Stellung des Fußes gegen den Unterschenkel im Moment des Unfallgeschehens den Verletzungstyp (Abb. 1). Weicht hierbei die Position des Rückfußes von der Neutralstellung ab, erfolgt die Krafteinwirkung exzentrisch. Hierdurch werden bei Dorsalflexion des Fußes die vorderen Anteile des Pilons, bei Plantarflexion die hinteren Partien der Gelenkfläche verletzt. Ein Auf-

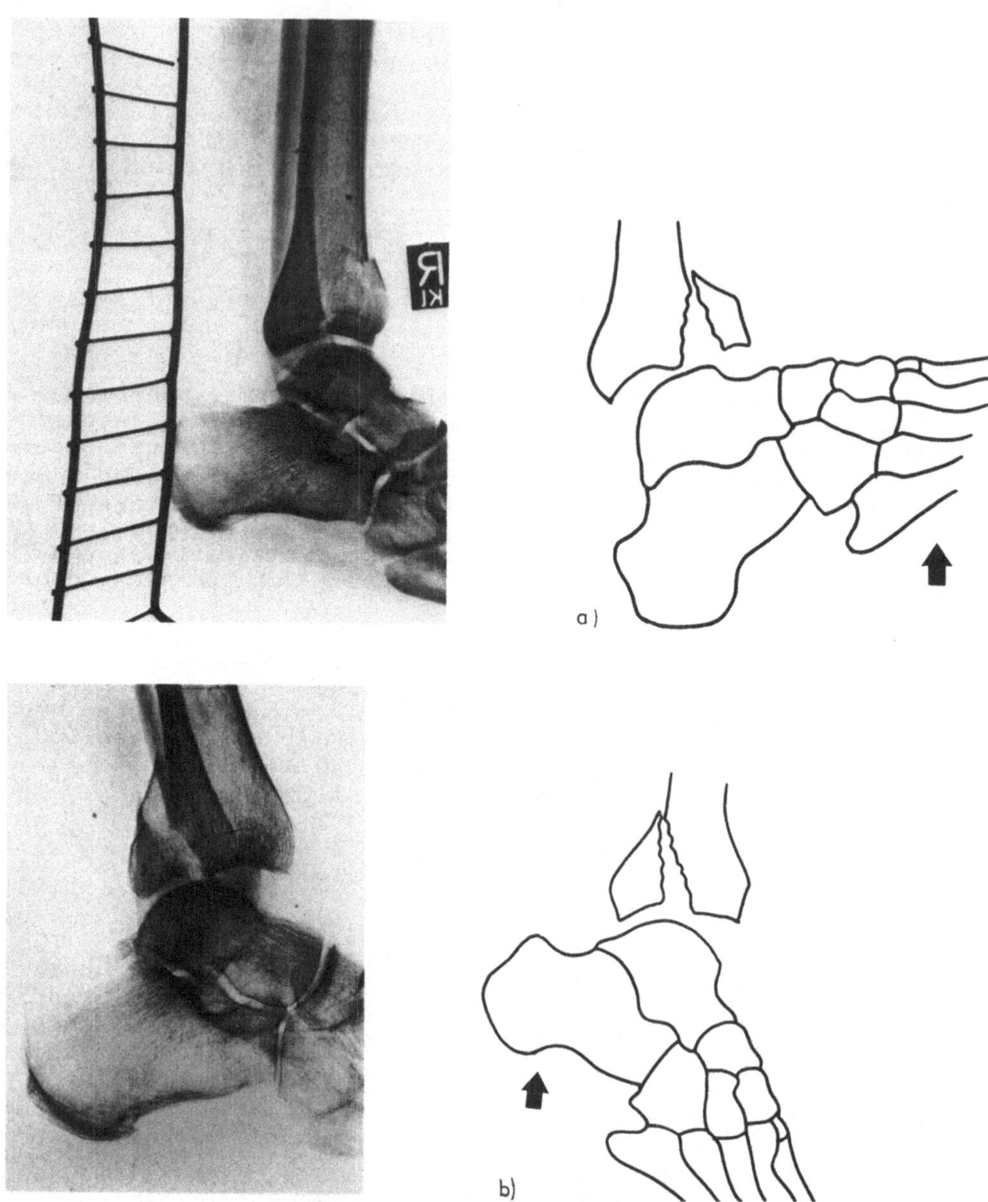

Abb. 1a-e. Verletzungsformen des Pilon tibial in Abhängigkeit von der Stellung des Rückfußes im Moment des Unfalls.
(a) Ventrale Aufstauchung bei Dorsalflexion
(b) Abscherung des hinteren Volkmannschen Dreiecks durch Plantarflexion

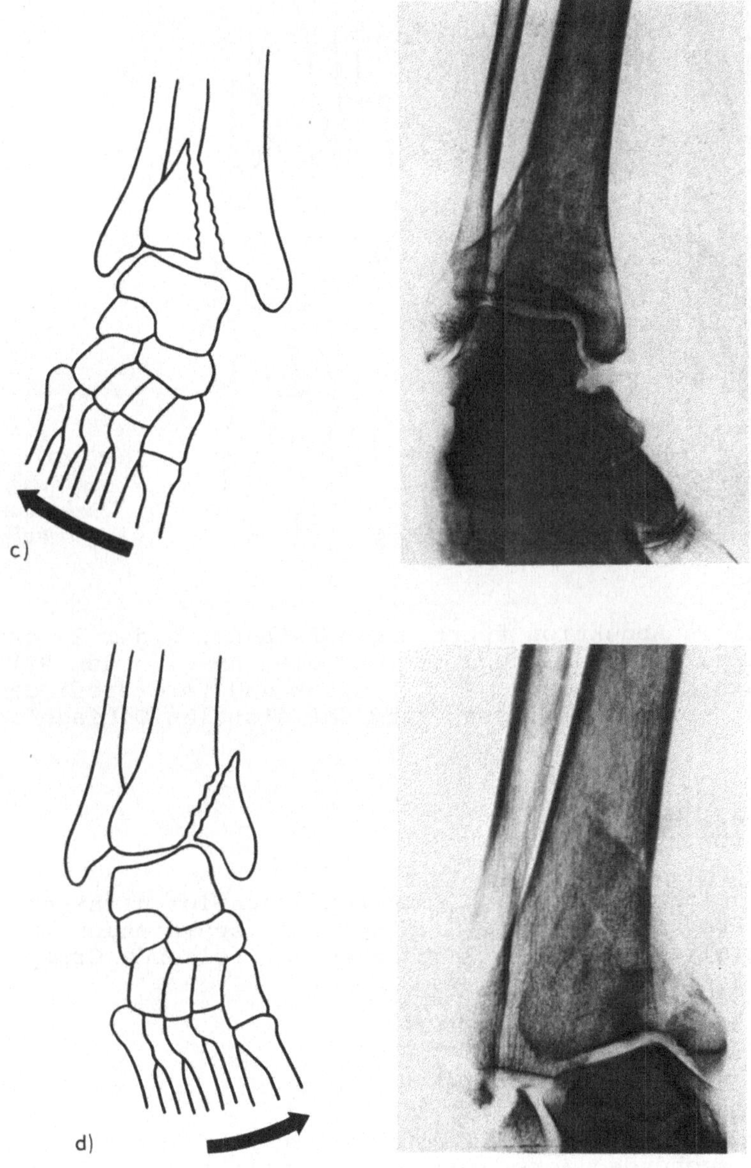

Abb. 1c und d.
(c) Laterale Stückfraktur durch Abduktion
(d) Mediale Stückfraktur durch Abduktion

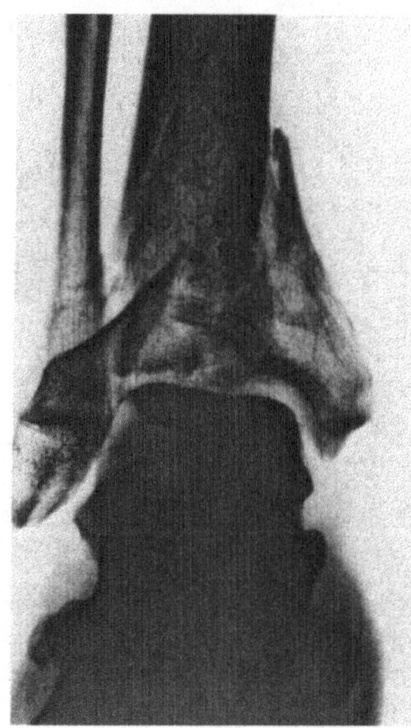

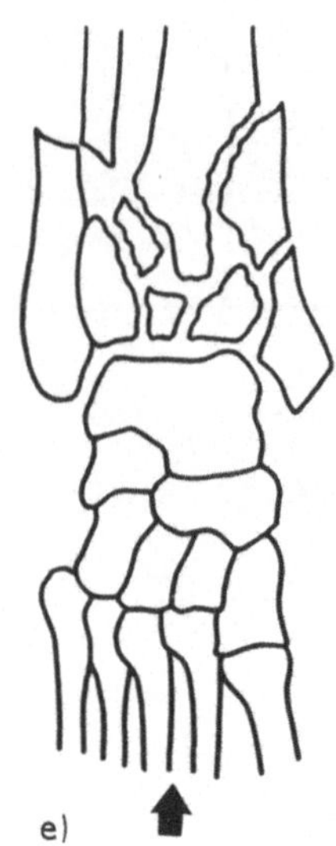

Abb. 1e.
(e) Vollbild der schweren Zerstörung der Gelenkfläche durch komplexe Pathomechanik

prall in Abduktion führt zur Aufstauchung der lateralen, in Adduktion entsprechend der medialen Anteile des Pilons. Die Pathomechanik ist jedoch meist komplex und verursacht dann das Vollbild der schweren Zerstörung der distalen Tibiagelenkfläche.

Einteilung

Eine Unterteilung der Frakturen erscheint nicht nur aus Gründen der Prognose, sondern auch der einzuschlagenden Operationstaktik sinnvoll. Aus diesen Gründen werden folgende Gruppen unterschieden:

Spalt- oder Stückfrakturen
Trümmer-Defekt-Frakturen

Spalt- oder Stückfrakturen

Diese Brüche gehen mit keiner über die eigentliche Frakturebene hinausgehenden Zerstörung der distalen Gelenkfläche einher und weisen - wenn überhaupt - nur umschriebene Spongiosadefekte auf. Das diagnostische Interesse richtet sich daher auf folgende Elemente:

Mediale Stückfrakturen (Abb. 2):

1. Ein großes mediales Fragment, das den Innenknöchel mit einbezieht.
2. Eine eventuell bestehende Gelenkflächenimpression am Übergang intakter Anteil/Bruchfläche.
3. Eine ossäre oder ligamentäre Verletzung des Außenknöchels.

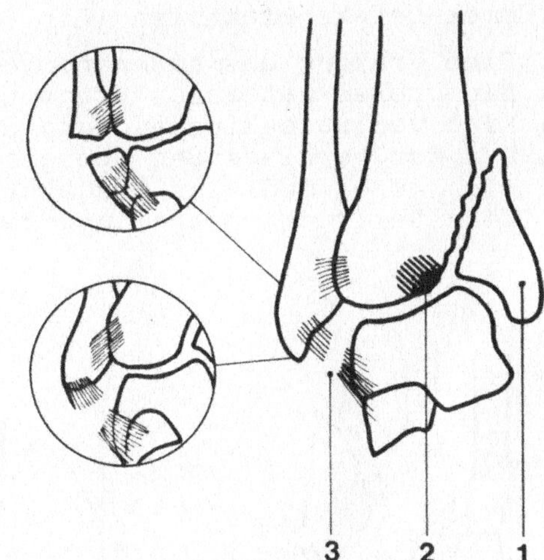

Abb. 2. Elemente der medialen Stückfraktur. 1. Großes mediales Fragment; 2. Gelenkflächenimpression; 3. Verletzung des Außenknöchels

Laterale Stückfrakturen (Abb. 3):

1. Ein großes laterales Fragment in Kombination mit Außenknöchelfraktur oder Syndesmosenruptur.
2. Eine Gelenkflächenimpression am Übergang intakter Anteil/ Bruchfläche.
3. Eine ossäre oder ligamentäre Verletzung des Innenknöchels.

Das Verhalten der Syndesmose hängt bei diesen Bruchformen von der Verletzung des Außenknöchels ab. Ist dieser frakturiert, können das laterale Tibia- sowie das distale Fibulafragment gemeinsam nach oben treten, die Syndesmose bleibt dabei unverletzt. Ist die Fibula intakt, kann die Verschiebung des Tibiafragmentes nur um den Preis einer Syndesmosenruptur erfolgen. Diese mechanischen Zusammenhänge wurden speziell von WEBER (16) erarbeitet.

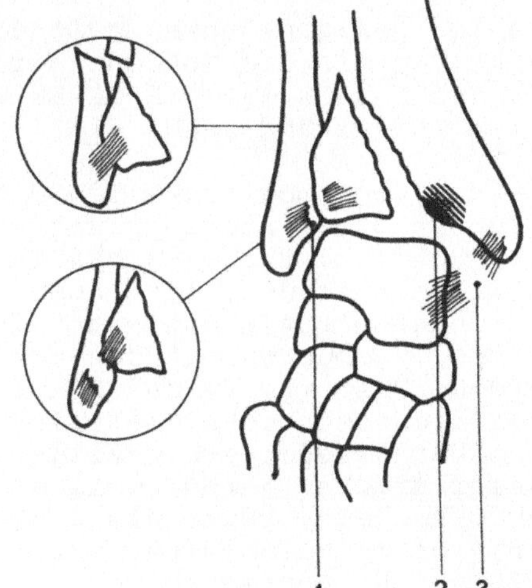

Abb. 3. Elemente der lateralen Stückfraktur. 1. Großes laterales Fragment in Kombination mit Außenknöchelfraktur oder Syndesmosenruptur; 2. Gelenkflächenimpression; 3. Verletzung des Innenknöchels

Trümmer-Defekt-Frakturen (Abb. 4):

1. Eine Fraktur des Außenknöchels oder Verletzung der Syndesmose.
2. Ein großes laterales Fragment.
3. Eine ventrale Einstauchung der geborstenen Gelenkfläche.
4. Den darüberliegenden Spongiosadefekt.
5. Ein großes mediales Fragment das den Innenknöchel trägt.
6. Eine Rekurvationsstellung des gesamten Pilon.

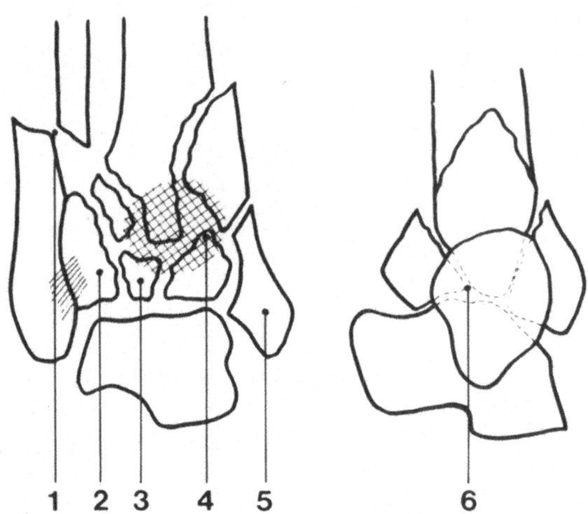

Abb. 4. Elemente der Trümmerdefektfrakturen.
1. Außenknöchelverletzungen; 2. Großes laterales Fragment; 3. Ventrale Einstauchung; 4. Spongiosadefekt; 5. Großes mediales Fragment; 6. Rekurvationsstellung

Operationsindikation

Bis vor wenigen Jahren galt die konservative Behandlung dieser Frakturen als die Methode der Wahl (BURWELL und CHARNLEY (2), COX und LAXSON (3), JERGESEN (8), MERLE D'AUBIGNE (9), NEUFELD (11), TROJAN und JAHNA (15).

Die modernen Möglichkeiten einer operativen Frakturbehandlung durch stabile interne Fixation, wie sie von der Schweizerischen A.O. unter Leitung von MÜLLER, ALLGÖWER und WILLENEGGER (10) entwickelt wurden, ließ nun aber auch bei diesen Brüchen den Wunsch nach möglichst anatomischer Wiederherstellung der Gelenkfläche, verbunden mit den Vorteilen einer Frühmobilisation wach werden. HEIM (6, 7) und RÜEDI (12) haben die entsprechenden Operationstechniken detailiert geschildert und anhand der erreichbaren Resultate gezeigt, daß die operative Rekonstruktion dieser Brüche, gerade weil es sich um schwierige Gelenkfrakturen handelt, heute als die überlegene Therapie angesehen werden muß, sofern allgemeine oder lokale Faktoren einen operativen Eingriff nicht verbieten.

Operationstechnik

Zugänge

Der Standardzugang zur distalen Tibiagelenkfläche liegt ventromedial (Abb. 5). Hierzu verläuft der Hautschnitt 0,5 cm lateral der vorderen Tibiakante und parallel zu dieser bis 1 QF oberhalb des Gelenkes, und biegt dann bogenförmig unter die Innenknöchelspitze. Die Gelenkfläche kann dann beidseits der Tibialis anterior-Sehne dargestellt und eingesehen werden.

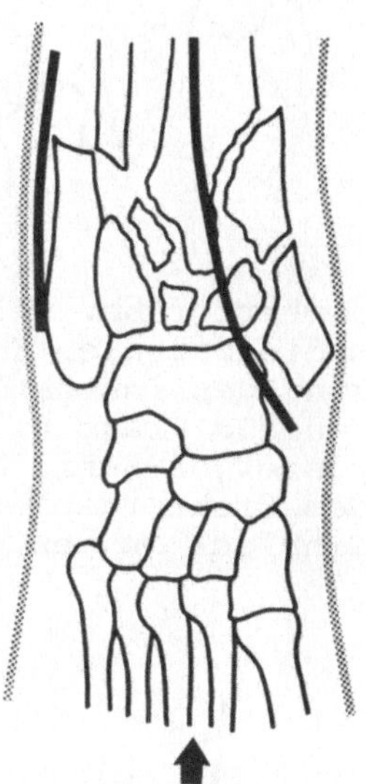

Abb. 5. Ventro-medialer Zugang

Eine begleitende Außenknöchelverletzung erfordert einen zweiten Zugang. Dieser liegt hinter der distalen Fibula, da streng darauf zu achten ist, daß zwischen beiden Incisionen eine Hautbrücke von mindestens 5 cm Breite bleibt.

Dieser ventro-mediale Zugang erlaubt sowohl die Versorgung der medialen Stückbrüche wie der meisten Trümmer-Defekt-Frakturen.

Zur Osteosynthese der lateralen Stückbrüche bevorzugen wir einen ventro-lateralen Hautschnitt (Abb. 6). Dieser verläuft in seinen längsgerichteten Anteilen analog dem ventro-medialen, biegt aber in Höhe des Gelenkes unter die Außenknöchelspitze ab.

Die Syndesmose und syndesmosennahe Fibulafrakturen können durch dieses Vorgehen gleichzeitig ausreichend dargestellt werden. Hohe Fibulafrakturen machen einen zweiten Zugang in Höhe Fraktur notwendig, wobei wiederum auf die Breite der Hautbrücke geachtet werden muß.

Gelegentlich findet sich die Trümmerzone vor allem in der Sagittalebene. Bei diesen Frakturen hat sich ein dorso-medialer Zugang

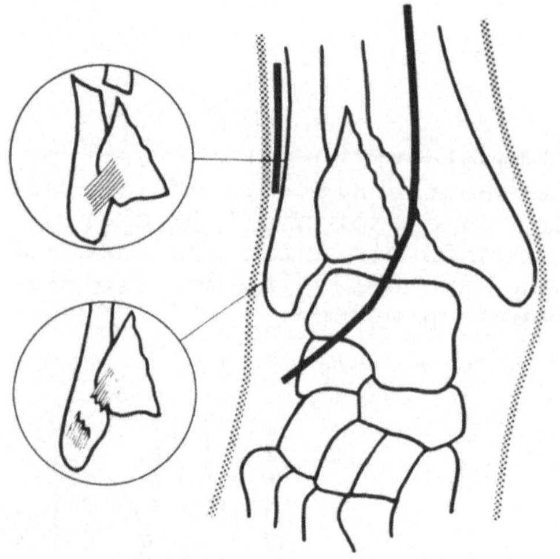

Abb. 6. Ventro-lateraler Zugang

bewährt (Abb. 7). Der Hautschnitt verläuft 0,5 cm hinter der medio-dorsalen Tibiakante und zieht distal um die hintere Begrenzung des Innenknöchels. Zur Darstellung des Pilons kann das mediale Fragment, das den Innenknöchel mit umfaßt, vor der Tibia posterior-Sehne mit einem Einzink-Haken nach dorso-caudal aus dem Frakturgebiet geklappt werden. Dies erlaubt einen ausgedehnten Einblick in den sagittalen Verlauf der Gelenkfläche.

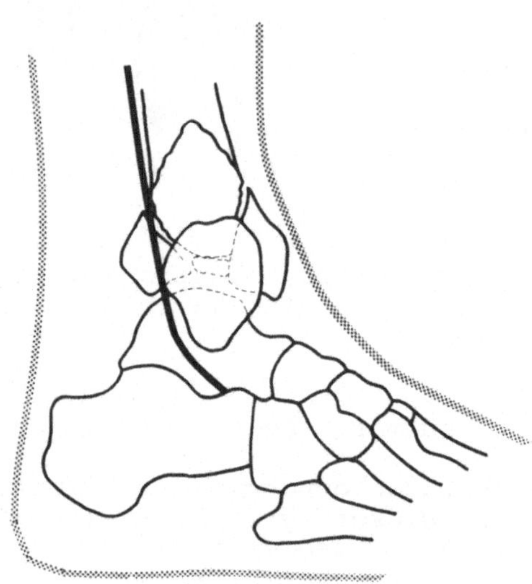

Abb. 7. Dorso-medialer Zugang

Osteosynthese

Mediale Stückbrüche

Durch die Versorgung einer begleitenden Außenknöchelfraktur wird der Talus gegen den intakten Teil des Pilon reponiert. Da es sich bei diesen Verletzungen immer um Abrißfrakturen der Außenknöchelspitze handelt, eignen sich zur Osteosynthese am besten zwei Spickdrähte mit Drahtschlingen im Sinne einer Zuggurtung.

Als nächster Schritt muß die Grenzzone Pilon-Bruchfläche auf eine mögliche Impression kontrolliert werden. Liegt diese vor, ist die Gelenkfläche aufzurichten. Der nur kleine Spongiosadefekt kann durch eine Transplantat, das aus den cranialen Anteilen der Bruchfläche entnommen wurde, aufgefüllt werden.

Danach wird das mediale Fragment reponiert und durch 2 Schrauben fixiert, die parallel zur Gelenkfläche und senkrecht zur Bruchebene geführt sind.

Abb. 8 zeigt eine entsprechende Fraktur und ihre Versorgung.

Laterale Stückbrüche

Gehen diese Verletzungen mit einer Fraktur des Außenknöchels einher, wird diese zunächst mit einer Drittelrohrplatte stabilisiert. Dieses Osteosynthesematerial gewährleistet am sichersten die korrekte Wiederherstellung von Länge und Valgität der distalen Fibula. Durch diesen Schritt wird gleichzeitig das über die Syndesmose mit der Fibula verbundene laterale Tibiafragment auf seine anatomische Höhe reponiert.

Analog dem oben skizzierten Vorgehen, muß nun eine mögliche Impression der Gelenkflächen ausgeschlossen oder beseitigt werden. Zur anschließenden Stabilisierung des lateralen Tibiafragmentes sind wiederum biomechanisch richtig plazierte Schrauben ausreichend.

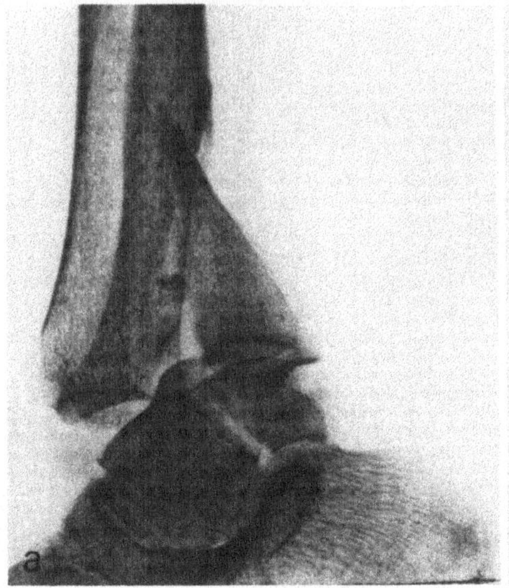

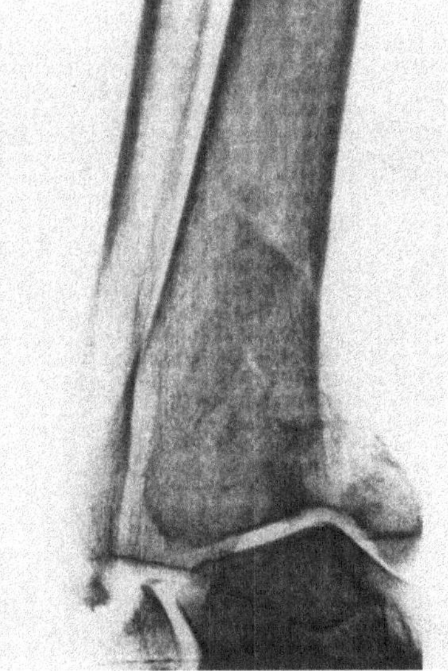

Abb. 8. Mediale Stückfraktur. (a) Unfallbild

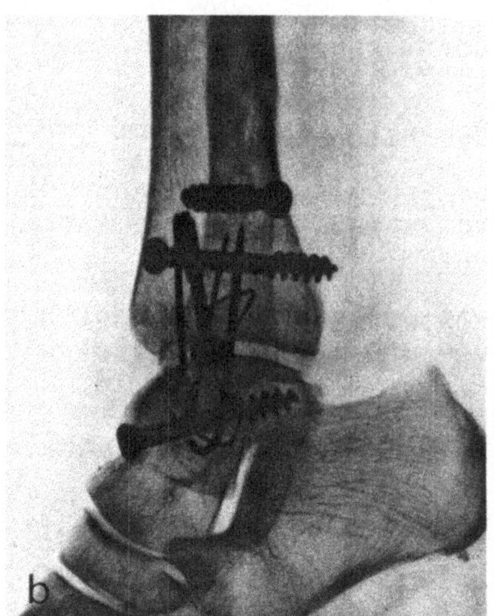

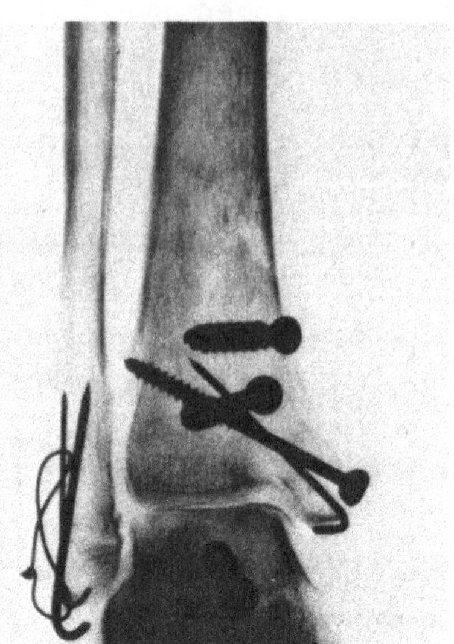

Abb. 8b. Postoperative Kontrolle

Findet sich eine Syndesmosenruptur, wird das Band durch atraumatische Nähte adaptiert.

Die Röntgenaufnahmen in Abb. 9 demonstrieren die Osteosynthese dieser Bruchformen.

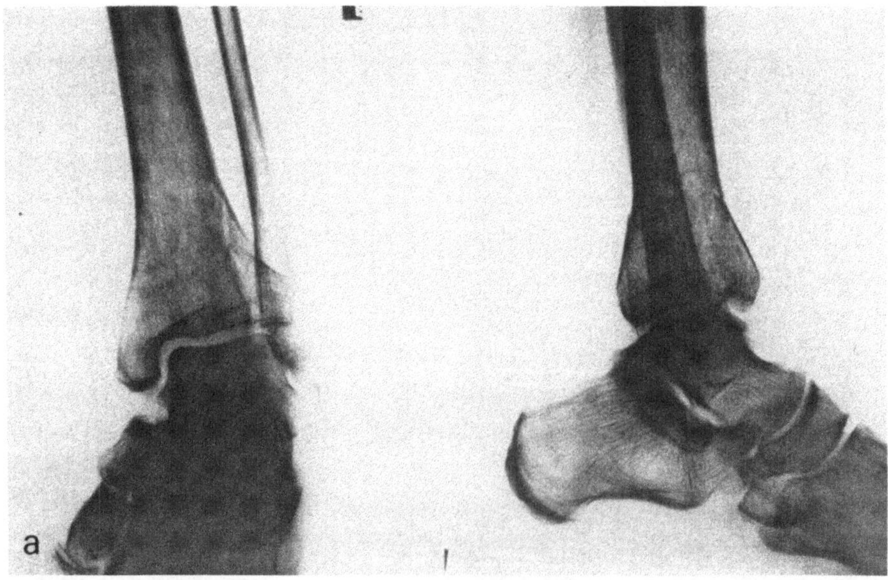

Abb. 9. Laterale Stückfraktur. (a) Unfallbild

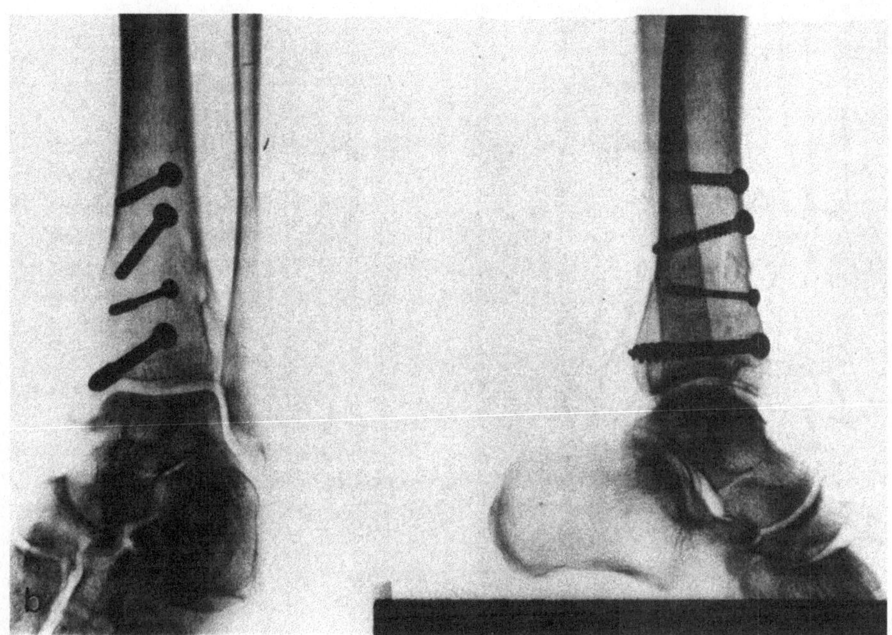

Abb. 9b. Postoperative Kontrolle

Trümmer-Defekt-Brüche

Diese Verletzungen, deren chrakteristische Details oben skizziert wurden (s. Abb. 4), sind die eigentlichen problematischen Zerstörungen des Pilons. Die Wiederherstellung des Gelenkes erfolgt in 4 Schritten.

Osteosynthese der Fibula. Hierdurch wird das meist größere laterale Fragment mittels der intakten Syndesmose an annähernd anatomische Stelle reponiert (Abb. 10).

Wiederherstellung der Gelenkfläche. Die imprimierten Gelenkanteile werden durch den Defekt reponiert, wobei die Oberfläche des Talus als Modell dient. Die rekonstruierte Gelenkfläche wird durch Spickdrähte provsorisch fixiert (Abb. 11).

Auffüllung des Spongiosadefektes. Die Rekonstruktion der Gelenkfläche bringt den Spongiosadefekt voll zur Entfaltung (Abb. 12). Dieser wird nun durch autologes Transplantat aufgefüllt. Als Entnahmestellen eignen sich der vordere Beckenkamm oder der Trochanter major. Um die Operationszeit nicht zu verlängern, muß die Entnahme vor Beginn der eigentlichen Operation oder parallel zu ihr durch ein zweites Team durchgeführt werden.

Abstützende Osteosynthese. Hierzu eignet sich bei größeren Fragmenten die T-Platte. Größere Freiheiten bezüglich der Schraubenlage bietet jedoch die sogenannte Kleeblattplatte, der daher meist der Vorzug zu geben ist. In Abb. 13 ist ein entsprechendes Beispiel wiedergegeben.

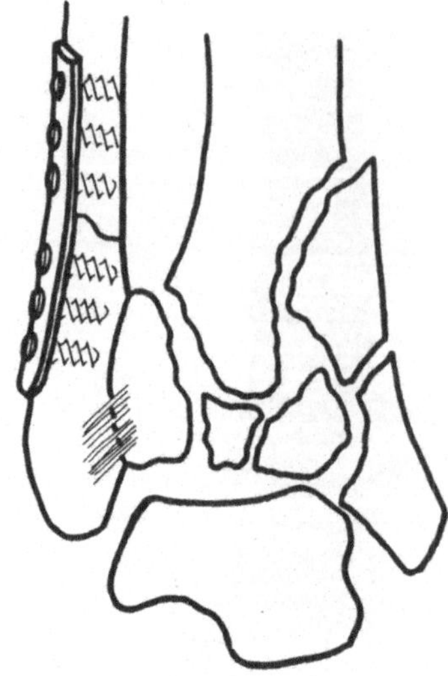

Abb. 10. Effekt der Wiederherstellung der Fibula für das Pilon

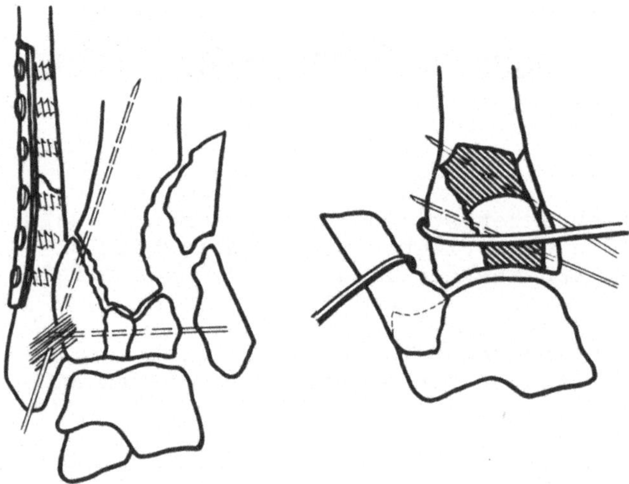

Abb. 11. Rekonstruktion der Gelenkfläche, provisorische Fixation durch Kirschner-Drähte

Nachbehandlung

Zur Vermeidung einer Spitzfußstellung wird das Sprunggelenk postoperativ durch eine Gipsschiene ruhiggestellt. Das Bein ist unter Beugung des Kniegelenkes hochgelagert.

Nach Entfernung der Drainagen am zweiten Tag soll die Gipsschiene so gewickelt werden, daß der Patient aktiv die Dorsalflexion des Fußes über kann.

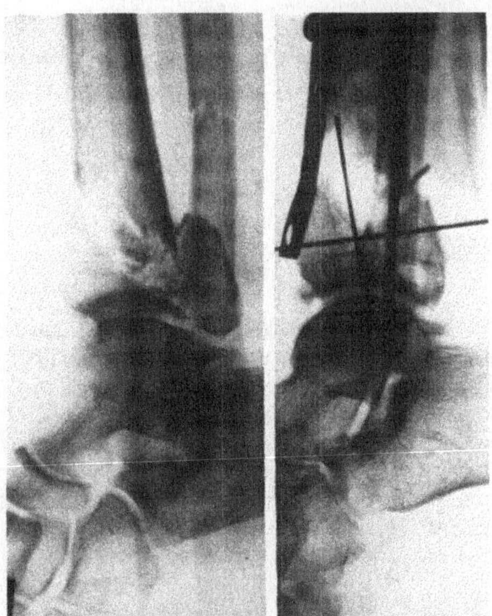

Abb. 12. Intraoperative Röntgenkontrolle nach Rekonstruktion der Gelenkfläche. Der darüberliegende Spongiosadefekt ist voll entfaltet

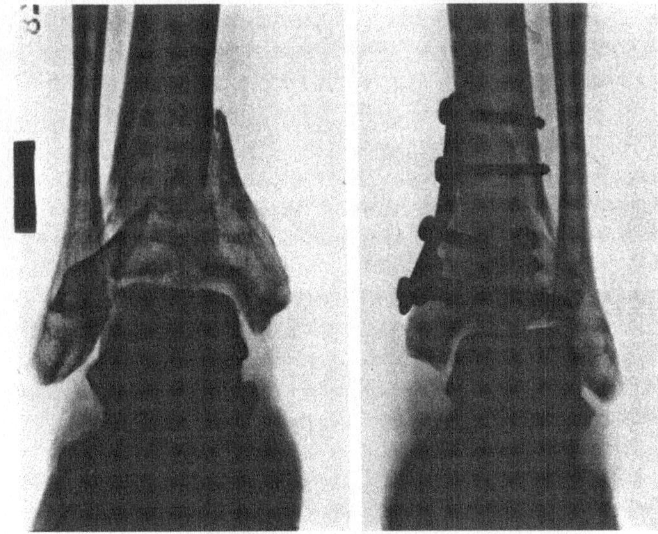

Abb. 13. Trümmerdefektfraktur.
Links: Unfallbild; Rechts: postoperative Kontrolle

Bei gesicherter Wundheilung, üblicherweise zwischen dem 4. und 6. Tag, und ausreichender Remobilisation des Sprunggelenkes wird die Gipsschiene entfernt, der Patient beginnt aufzustehen. Bei den nun folgenden Gehübungen unter Teilbelastung mit 10 - 12 kg muß der Fuß normal abgerollt werden.

Die Zeit der Teilbelastung richtet sich nach der Bruchform:

Stückbrüche benötigen 8 - 10 Wochen,
Trümmer-Defekt-Brüche 12 - 16 Wochen zur ausreichenden Konsolidierung.

Pilonfrakturen beim Kind

Bei diesen Verletzungen handelt es sich immer um Brüche, die das Stratum germinativum der Epiphysenfugen kreuzen (entsprechend den Typen Aitken II oder III). Sie machen daher obligatorisch eine operative Versorgung mit anatomischer Reposition und zuverlässiger Fixation notwendig. Unterbleibt diese, entwickelt sich zwangsläufig asymmetrische Wachstumsstörungen mit entsprechenden deletären Auswirkungen auf Gelenkkongruenz, Beinachse und Beinlänge (Abb. 14).

Offene Pilonfrakturen

Diese Frakturen stellen besondere Probleme dar. Die in den meisten Fällen erheblich und über das Maß der sichtbaren Wunde hinaus contusionierte Haut erfüllt meist nicht die Voraussetzungen, die an die Vitalität der Weichteile, die ein Implantat bedecken sollen, gestellt werden müssen. Diese Verletzungen erfordern daher ein differenziertes Vorgehen, das von den oben beschriebenen Regeln der operativen Versorgung nicht selten abweicht. Zeitpunkt und Technik der Stabilisierung im einzelnen sind hierbei kontinuierlich der aktuellen Situation des individuellen Falles an-

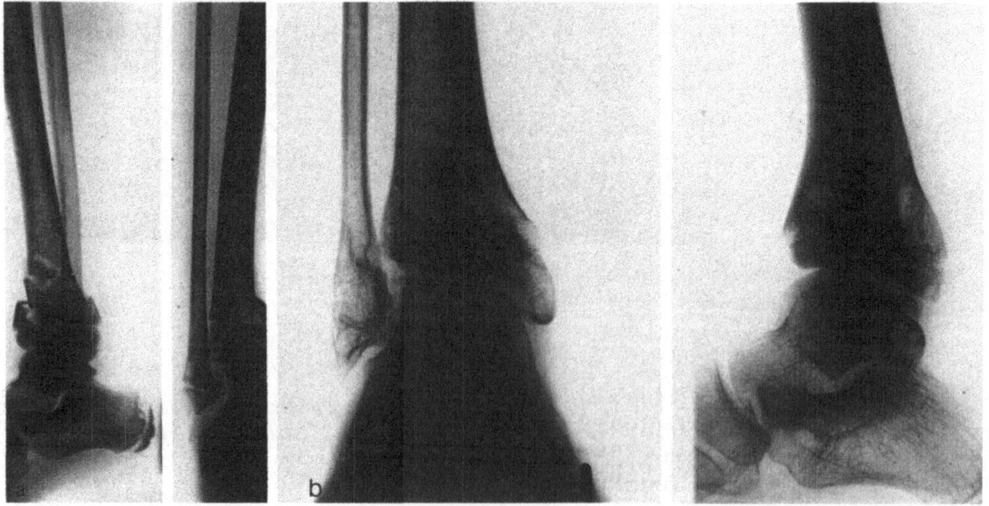

Abb. 14. Folgen einer konservativ behandelten Pilonfraktur des Kindes. (a) Unfallbild; (b) Gelenksituation nach 4 Jahren

zupassen. Häufig läßt sich das beste Ergebnis durch ein zweitzeitiges Vorgehen erreichen, da der Weichteilschaden meist die mediale Seite vermehrt betroffen hatte. In einem ersten Eingriff kann dann die Osteosynthese des Außenknöchels durchgeführt und damit die "Leitschiene des oberen Sprunggelenkes" wieder hergestellt werden. Rekonstruktive Maßnahmen am Pilon selbst bleiben einem zweiten Eingriff vorbehalten, dessen Termin und Ausmaß vom weiteren Schicksal der Weichteilverletzung bestimmt wird.

Literatur

1. BANDI, W.: Die Mechanik der supramalleolären intraartikulären Schienbeinbrüche des Skifahrers. Kongreßbericht 9. Int. Kongreß für Skitraumatologie. Germisch-Partenkirchen: Nebel-Verlag 1970.
2. BURWELL, N.H., CHARNLEY, A.D.: The treatment of displaced fractures at the ankle by rigid internal fixation and early joint movement. J. Bone Jt. Surg. 47 B, 634 (1965).
3. COX, F.J., LAXSON, W.W.: Fractures about the ankle joint. Amer. J. Surg. 83, 674 (1952).
4. DECOULX, P., RAZEMON, J.P., ROUSELLE, Y.: Fractures du pilon tibial. Rez. Chir. orthop. 47, 563 (1961).
5. GAY, R., EVARD, J.: Les fractures récentes du pilon tibial chez l'adulte. Rev. chir. orthop. 49, 4, 397 (1963).
6. HEIM, U., NÄSER, M.: Die operative Behandlung der Pilon tibial-Fraktur. Technik der Osteosynthese und Resultate bei 128 Patienten. Arch. orthop. Unfall-Chir. 86, 341 (1976).
7. HEIM, U., NÄSER, M.: Fractures du pilon tibial. Résultats de 128 ostéosynthèses. Rev. chir. orthop. 63, 5 (1977).
8. JERGESEN, F.: Open reduction of fractures and dislocation of the ankle. Amer. J. Surg. 98, 136 (1959).
9. MERLE D'AUBIGNE, R.: Affections traumatiques. Paris: Flammarion, 1951.
10. MÜLLER, M.E., ALLGÖWER, M., WILLENEGGER, H.: Technik der operativen Frakturenbehandlung. Berlin-Göttingen-Heidelberg: Springer 1963.
11. NEUFELD, A.J.: Ankle joint fractures and their treatment. Clin. Orthop. 42, 91 (1965).
12. RUEDI, Th., MATTER, P., ALLGÖWER, M.: Die intraartikulären Frakturen des distalen Unterschenkelendes. Helv. chir. Acta 35, 556 (1968).
13. RÜEDI, Th.: Frakturen des Pilon Tibial: Ergebnisse nach 9 Jahren. Arch. orthop. Unfall-Chir. 76, 248 (1973).
14. TROJAN, E., JAHNA, H.: Indikationsstellung und Behandlung der intraartikulären Stauchungsbrüche am distalen Unterschenkelende. Chir. Praxis 335 (1960).
15. TROJAN, E., JAHNA, H.: Konservative Behandlung der Brüche am distalen Ende des Unterschenkels. Langenbeck Arch. klin. Chir. 313, 526 (1965).
16. WEBER, B.G.: Behandlung der Sprunggelenks-Stauchungsbrüche nach biomechanischen Gesichtspunkten. Hefte z. Unfallheilk. 81, 176 (1965).

Vergleichende Ergebnisse nach operativer Versorgung von Pilon tibial-Frakturen an zwei verschiedenen Kliniken

M. Dürig, M. Zeugin und Th. Rüedi

Das Pilon tibial zählt auch heute noch zu den Frakturen, die eine dauerhafte Gelenkschädigung zur Folge haben können. Während noch vor 15 Jahren eine mehr oder weniger starke Behinderung fast schicksalhaft hingenommen werden mußte, ermöglicht die moderne operative Versorgung - sofern sie optimal erfolgt - in einem hohem Prozentsatz der Fälle eine funktionelle Wiederherstellung des betroffenen Gelenkes.

1968 berichteten wir (RÜEDI et al. (2) erstmals über ein größeres Patientengut operativ behandelter Pilon-tibial Frakturen. Im Vergleich zu den bis dahin konservativen Behandlungsmethoden stellten 74% gute funktionelle Resultate nach 4 Jahren einen Erfolg der Osteosynthese dar. Eine zweite Untersuchung des gleichen Patientengutes 8 - 9 Jahre nach dem Unfall bzw. der Operation zeigte überraschenderweise, daß die posttraumatischen Arthrosen kaum zugenommen hatten (3). Eine Reihe von Patienten gab sogar eine subjektive Besserung gegenüber der ersten Befragung an. Es wurde daraus geschlossen, daß nach anatomischer Rekonstruktion des oberen Sprunggelenkes, stabiler Fixation mittels Plattenosteosynthese - meist kombiniert mit autologer Spongiosaplombe - sowie nach konsequenter physiotherapeutischer Nachbehandlung, auch nach Jahren noch gute funktionelle Ergebnisse zu erreichen sind. Demgegenüber führt eine ungenügende Rekonstruktion der Gelenkkongruenz zu einer progredienten Arthrose. Diese Feststellungen wurden durch HEIM und NÄSER (1) bestätigt und mit 90% guten funktionellen Ergebnissen bei 128 Pilonfrakturen weit übertroffen.

Damit scheint gezeigt, daß auch schwerste Gelenkbrüche bei entsprechender Behandlung nicht schicksalhaft hingenommen werden müssen, obschon heute auch nach gekonnter konservativer Therapie weit bessere Ergebnisse angegeben wurden (TROJAN (4). Bei beiden Patientenkollektiven von HEIM (1) und RÜEDI (2) handelte es sich um ein spezielles Krankengut von vornehmlich Skiverletzten mit 90 bzw. 75% der Gesamtunfälle. Bei einem Durchschnittsalter von 35 - 39 Jahren handelte es sich darüber hinaus um relativ junge Patienten, die fast ausschließlich von Chef- oder erfahrenen Oberärzten operiert wurden. Es stelle sich uns daher die Frage, ob bei "veränderten äußeren Umständen" eines weniger homogenen Großstadtkrankengutes sowie eines chirurgischen Ausbildungszentrums bei gleichbleibend operativ taktischem Vorgehen die Spätergebnisse wesentlich verändert werden.

Patientengut und Ergebnisse

Zur Beantwortung dieser Frage haben wir von insgesamt 99 Pilon tibial-Brüchen, die zwischen 1968 und 1973 an der Basler Universitätsklinik operativ behandelt wurden, 75 Fälle im Hinblick auf ihre Spätergebnisse untersuchen können. Von 24 unberücksichtigten Patienten waren 2 mittlerweile verstorben, ein weiterer verweigerte die Nachkontrolle, während sich der Rest unerreichbar im Ausland aufhält.

Bei einer Altersschwankung von 22 - 84 Jahren betrug das Durchschnittsalter 48 Jahre (Tabelle 1). Obwohl die Sportunfälle weiterhin mit 47% vorherrschen, zeigte sich in der Unfallursache doch eine Verlagerung zugunsten der Arbeits- und Verkehrs- bzw. häuslichen Unfälle (Tabelle 2).

Tabelle 1

Alter	min:	22 J.
	max:	84 J.
Durchschnitt:		48 J.
Geschlecht	M:	52
	W:	23
	N =	75

Tabelle 2

Unfallursachen	
Sport	47%
Arbeit	24%
Haus	19%
Verkehr	10%

Der Schweregrad der Frakturen erscheint prozentual unverändert mit 47% schwerster Trümmerfrakturen entsprechend Typ 3, wobei wir uns bewußt sind, daß diese Klassifizierung der Pilon-tibial-Brüche nicht voll befriedigt (Abb. 1). Eine allgemeingültige Einteilung wird vielleicht innerhalb der AO erarbeitet werden können.

Zu unserer präoperativen Erfassung der Fraktur, speziell bei scheinbar harmlosen Verletzungen, haben wir vermehrt die Tomographie zu Hilfe genommen, wie sie sich bei den Tibiakopfbrüchen bewährt hat. An den bekannten 4 Operationsprinzipien haben wir festgehalten, in der Meinung, daß sie weiterhin Gültigkeit haben.

Das vielleicht wichtigste Kriterium für die Erfolgsabschätzung ist die Beurteilung der Gebrauchsfähigkeit des betroffenen Beines.

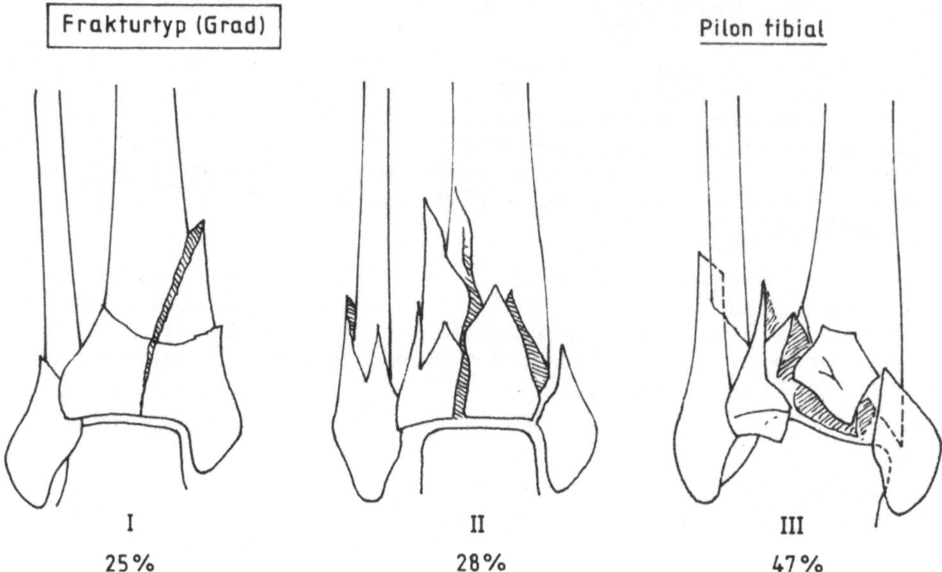

Abb. 1. Prozentuale Verteilung der Schweregrade der Fraktur, bezogen auf 75 nachkontrollierte Patienten

Diese wurde von 80% unserer nachkontrollierten 75 Patienten als normal angegeben. 20% klagten dagegen über eine mehr oder weniger ausgeprägte Behinderung. Bei 4 Patienten war wegen einer schweren posttraumatischen Arthrose das obere Sprunggelenk arthrodisiert (Tabelle 3).

Tabelle 3. Gebrauchs-/Sportfähigkeit

Gebrauchsfähigkeit	
normal	80%
behindert	20%
Sportfähigkeit	
ja	54%
nein	13%
entfällt	33%
Renten	9%

Bei der Untersuchung der Gelenkfunktion wurde die Beweglichkeit im oberen und unteren Sprunggelenk im Seitenvergleich gemessen, da nur so ein Vergleich zu früheren Untersuchungen möglich war. Hierbei zeigte sich in 52% der Fälle ein seitengleiches Bewegungsausmaß. Eine Bewegungseinschränkung von insgesamt 10° fand sich bei 36% der Patienten und wurde noch als annehmbares Resultat eingestuft. Als funktionell schlechte Ergebnisse durften 12% der operierten Patienten gelten, die 4 Arthrodesen mitgerechnet. Bei weiteren 2 Patienten dieser Gruppe mit schwerer posttraumatischer Arthrose sollte unseres Erachtens eine Arthrodese durchgeführt werden. Zu erwähnen bleibt, daß 9% der Patienten mit funktionell schlechtem Ergebnis eine unfallbedingte Rente beziehen (Tabelle 4).

Tabelle 4. Funktionelles Resultat

OSG Seitengleich	52%
minus 10°	36%
> - 10°	12%[a]
USG Seitengleich	73%
minus > 1/3	27%

[a]inkl. 4 Arthrodesen.

Diskussion

Vergleichen wir die vorliegenden funktionellen Ergebnisse der Basler Klinik mit denen unserer früheren Untersuchungen aus Chur (1968), so schneidet die neuere Serie schlechter ab (Tabelle 5).

Tabelle 5

Vergleich	1968	1977
Durchschnittsalter	39 J.	48 J.
Unfallursache		
Sport (Ski)	75%	47%
Andere	25%	53%
Funktion		
OSG Seitengleich	62%	52%
minus 10°	13%	36%
minus > 10°	25%	12%

Eine Reihe von Faktoren dürfte für diese - auch im Vergleich zur Heimschen Serie - beträchtlichen Unterschiede verantwortlich sein:

1. Alter; 2. Unfallart (Weichteile); 3. Chirurgenteam.

Das höhere Durchschnittsalter der Patienten dürfte sich in einer ganz allgemeinen herabgesetzten Anpassungsfähigkeit an eine neue Situation äußern, aber auch in vermehrten Komplikationen, wie z.B. chronische Schwellungszustände infolge postoperativer Thromosen. Nicht zuletzt spielt auch die erschwerte Wiedereingliederung des älteren Patienten in das Erwerbsleben eine Rolle.

Der zweite Grund dürfte in der Unfallart bzw. in der Schwere des Traumas zu suchen sein. Während es sich bei der ersten Untersuchung vornehmlich um selbstverschuldete Freizeit- h.d. Sportunfälle handelte, finden wir jetzt nahezu 50% Arbeits-, Verkehrs- und Hausunfälle, die meist nicht selbstverschuldet waren und entsprechend dem Unfallmechanismus weit mehr Weichteil- und Begleitverletzungen aufweisen. Abgesehen von den lokalen Problemen stellt die Einstellung zum Unfallgeschehen einen sicher nicht zu unterschätzenden Faktor für die Erfolgsbeurteilung dar.

Schließlich scheint sich die Qualität der Frakturversorgung ganz wesentlich im Resultat widerzuspiegeln, wie dies der Vergleich mit den Ergebnissen von HEIM zeigt, der praktisch alle 128 Pilon-tibial-Brüche seiner Serie selbst operiert hat. An einem Universitätshospital mit einem wichtigen Ausbildungsauftrag kann eine derartige Monopolisierung der Behandlung jedoch nicht durchgeführt werden. Hier wirkt sich eine große Aufsplitterung des Krankengutes, aber auch die Erfahrung des einzelnen Operateurs gerade bei diesen komplexen und schwer zu behandelnden Frakturen negativ auf die Resultate aus.

Zusammenfassend darf gesagt werden, daß sich die Behandlungsprinzipien weiterhin bewährt haben, die Art des Traumas, das Alter der Patienten und die Erfahrung des Chirurgen jedoch einen entscheidenden Einfluß auf den postoperativen Erfolg genommen haben.

Literatur

1. HEIM, U., NÄSER, M.: Die operative Behandlung der Pilon-tibial Fraktur. Technik der Osteosynthese und Resultate bei 128 Patienten. Arch. orthop. Unfall-Chir. 86, 341 (1976).
2. RÜEDI, Th., MATTER, P., ALLGÖWER, M.: Die intraartikulären Frakturen des distalen Unterschenkelendes. Helv. Chir. Acta 35, (1968).
3. RÜEDI, Th.: Frakturen des Pilon Tibial: Ergebnisse nach 9 Jahren. Arch. orthop. Unfall-Chir. 76, 248 (1973).
4. TROJAN, E.: Persönliche Mitteilung, Graz, 1977.

Posttraumatische Osteomyelitis nach distalen intraarticulären Unterschenkelfrakturen (Frakturen des Pilon tibial)

K.-H. Müller und W. Prescher

Einleitung

Stabil und anatomisch verbundene Fragmente, stufenlos zusammengefügte Gelenkflächen sowie frühzeitige Gelenkmobilisation reduzieren arthrotische Komplikationen. Die Konsequenz dieser Erkenntnis fordert die operative Behandlung aller Gelenkfrakturen einschließlich der Frakturen des Pilon tibial. Die Anwendung und Verbreitung der Grundsätze der AO haben diesen Schritt erleichtert und durch die Standardisierung auch eine vergleichende Diskussion der Behandlungsergebnisse ermöglicht (8). Dem wird entgegengehalten, daß anatomische und traumatologische Besonderheiten am Pilon tibial mit vielgestaltigen Bruchstücken, intergragmentären Trümmerzonen, metaphysärer Impaktierung und spongiösen Substanzdefekten eine Rekonstruktion der tibialen Gelenkfläche vielfach nicht zulassen und folglich das Ziel des operativen Einsatzes verfehlt wird (4). Dieses Argument ist auch dann nicht zu verwerfen, wenn im Einzelfall dem theoretischen und praktisch Geschulten eine Wiederherstellung mit vertretbarem Aufwand noch gelingt, während der Nichtgeübte scheitert. Bei schwersten und regellosen Zertrümmerungen der Gelenkfläche empfehlen die einen konservative Behandlung, die anderen primäre oder frühzeitige sekundäre Arthrodese. Wiederholt wird von verschiedenen Autoren auf Quellen und Gefahren posttraumatischer Infektion hingewiesen. Dennoch scheint angesichts zufriedenstellender Gesamtergebnisse eine beunruhigende Infektquote den Anhängern sowohl operativer wie konservativer Therapie nicht bekannt. RÜEDI (9) beklagt von 84 Fällen 3 Osteomyelitiden. Sich in den letzten Jahren häufende osteomyelitische Komplikationen veranlassen uns zu kritischer Analyse. Die Untersuchung stützt sich auf 31 Fälle posttraumatischer Osteomyelitis aus einem Gesamtkollektiv von 64 distalen intraartikulären Unterschenkelfrakturen. Die überwiegende Zahl wurde zur Behandlung der bereits eingetretenen chronischen Knocheninfektion ins "Bergmannsheil" verlegt. Vergleichende Schlußfolgerungen sind wegen des unausgewogenen Krankengutes einer Berufsgenossenschaftlichen Klinik mit septischer Sonderabteilung erschwert. Trotzdem soll die Auswertung dieser folgenreichen Komplikation ein Beitrag dafür sein, ob die Ursachen in mangelhafter Beherrschung eines an sich erfolgreichen Behandlungsprinzipes liegen, ob Änderung und Erweiterung des Indikationsbereiches erforderlich ist, oder ob etwa Grundsätzliches die Methode selbst in Frage stellt.

Bemerkungen zur Einteilung der Frakturen und Vascularisierung des distalen Tibiaendes

Die von RÜEDI (9) ausgearbeitete Einteilung nach drei Schweregraden geht vom Ausmaß der knöchernen Zerstörung im OSG und den begleitenden Achsenänderungen aus. Diese Einteilung erlaubt eine Aussage über die zu erwartenden operationstechnischen Probleme bei der Wiederherstellung des Gelenkes und eine Prognose des Spätresultates. Wir haben für die Beurteilung der Fraktur die Einteilung RÜEDIs übernommen (Abb. 2). Als nachteilig wurde empfunden, daß das Punktesystem eine rasche Verständigung über den Befund erschwert und sich vielfach das endgültige Urteil über den Schweregrad erst nach offener Reposition und Operation fällen läßt. Diese Nachteile sind jedoch in der Mannigfaltigkeit der knöchernen Befunde selbst begründet und damit unabänderlich. RÜEDI integriert auch die a-b-c-Unterteilung der Stauchungsbrüche des oberen Sprunggelenkes von WEBER (12), in dem Zerreißungen der fibulotibilalen Syndesmosen mit erfaßt sind. Ein Schaden des Außenknöchel-Syndesmosenkomplexes bestimmt zusätzlich das Schicksal des Gelenkes. Einschränkend zum WEBERschen Schema sahen wir mit anderen Autoren den Typus b als Kombination regelloser Gabelverletzung mit gleichzeitiger Talusfraktur so selten, daß es eine eigene Gruppenbezeichnung nicht rechtfertigt. Schwere distale Tibia- oder Taluszertrümmerungen können jede für sich zur Arthrodese zwingen. In unserem Krankengut fand sich nur ein Fall einer begleitenden lateralen Kantenabsprengung der Talusrolle.

Jede Fraktur und besonders die Pilonfraktur ist im Zusammenhang mit den traumatischen Weichteilschäden zu sehen. Sie bestimmen als erstrangige Infektquelle und Ursache von Durchblutungsstörungen die Prognose der Verletzung entscheidend, zumal die empfindliche und Knochenkanten überspannende Weichteildecke des distalen Unterschenkels und des Fußes besonders unfallexponiert ist. Die geläufige Einteilung offener Frakturen in drei Stadien wird vielfach der komplexen offenen und noch geschlossenen Weichteilschädigung nicht gerecht. Im Gegensatz zu RÜEDI (9) halten wir eine Analyse der in Frage kommenden Verletzungsmechanismen unter dem Aspekt der Weichteiltraumatisierung für sinnvoll, weil sich auch daraus das operationstaktische Vorgehen und die Prognose ableitet.

Drei unfallmechanische Gruppen führen zur Verletzung des oberen Sprunggelenkes mit Bruch des Pilon tibial.

1. Stauchung des Beines in der Längsachse mit Zermörserung der "Gelenkpfanne" des OSG als indirekte Frakturform (Suicid durch Sprung aus dem Fenster, Sturz von der Leiter, Gerüst oder Rampe) (Abb. 2).

2. (Zer-) Quetschung des Unterschenkels und des Fußes durch direkte erhebliche äußere Gewalteinwirkung mit meist ungleichförmiger, vielfach scharfkantiger oder stumpfer Oberflächengestalt (Bergmann "unter Bruch", zwischen Wand und Bagger eingequetscht, Verkehrsunfälle, eine schwere Last fällt auf das Bein) (Abb. 10)

3. Verrenkungensmechanismus im OSG mit forcierter axialer oder torquierender Kraftkomponente (Sturz beim Skisport, Treppabspringen mit Umknicken, Fehltritt in eine Grube oder Bodenwelle mit Sturz) (Abb. 6).

Alle kontrollierten 64 Pilonfrakturen konnten zwanglos einer Unfallgruppe zugewiesen werden. Über die Hälfte der Verletzungen entspricht der Unfallgruppe 1. Etwas mehr als ein Viertel der Verunfallten wurde entsprechend der Gruppe 2 direkt traumatisiert. Dem Rest - weniger als ein Viertel - lag ein extremer Verrenkungsmechanismus mit gleichzeitiger Stauchung zu Grunde.

Tabelle 1. Unfallmechanische Hauptformen der Frakturen des Pilon tibial

Unfallgruppe	Anzahl	Unfallmechanik	Weichteiltrauma	Berufsgruppe (Beispiel)
1	34	axiale Stauchung (+ Verrenkung)	mittelschwer	Bauarbeiter
2	18	Quetschung	schwer	Bergmann
3	12	Verrenkung (+ axiale Stauchung)	leicht	Skifahrer

Den typischen Unfallursachen lassen sich nahezu regelmäßig charakteristische Weichteilverletzungen zuordnen.

Unfallgruppe 1: Durchspießung und Rißverletzung durch scharfkantige Fragmente (Abb. 1c)
der Anteil quetschender Weichteiltraumatisierung ist abhängig von Fußstellung, Verrenkungswucht und Oberflächengestalt im Moment des Aufpralls
nicht selten "geschlossene Verletzung" (Abb. 1b)

Unfallgruppe 2: ausgedehnte Traumatisierung der Weichteile durch Quetschung, Berstung, Scherung, Druck oder Perforation
zur Nekrotisierung neigende zerfetzte und verschmutzte Wunden und Weichteildefekte
auch "ohne Wunde" diffuse Weichteilcontusion mit subcutanen Zerreißungen und Quetschungen, "innere Decubitus" durch Druck dislocierte Fragmente (Abb. 1a, 8a, 10c)

Unfallgruppe 3: selten offene Frakturen
"normales" Frakturhämatom und Schwellung
diffuse Weichteilschädigung bei länger unreponierter Luxation

Die Komplikation posttraumatische Osteomyelitis ist nicht nur durch primäre oder sekundäre Kontaminierung einer offenen Weichteilverletzung erklärbar. Ernährungsstörungen von Knochen und Weichteilen mit nachfolgendem Gewebsuntergang sind ebenso als Infektmöglichkeit anzusehen. Mit Ausnahme der Talusfraktur ist die

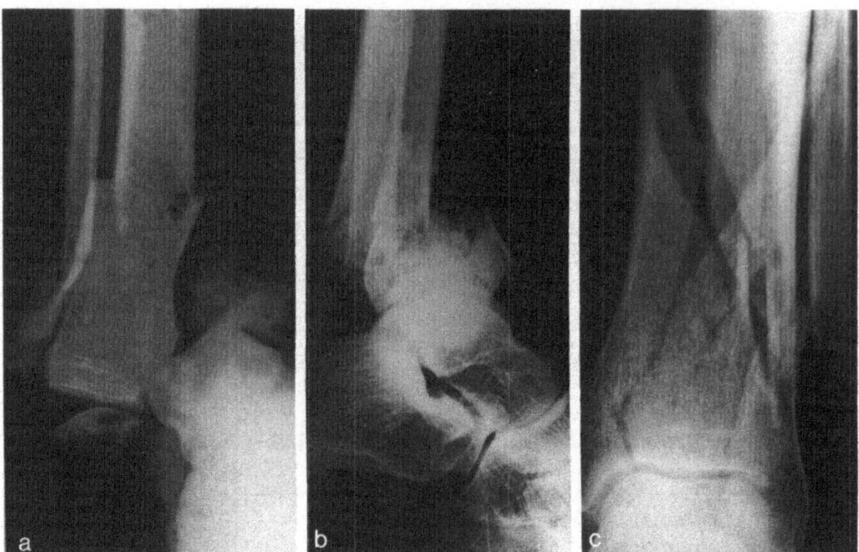

Abb. 1. Dislocierte Pilonfrakturen und Weichteilschäden. (a) 23jähr. Arbeiter durch Gabelstapler gequetscht (Unfallgruppe 2), ausgedehnte offene Weichteilverletzung und Drucknekrose durch länger unbeseitigte Luxationsstellung, (b) 32jähr. Bauarbeiter, 1 Stockwerk abgestürzt (Unfallgruppe 1), "geschlossene" Verletzung, die notfallmäßige Osteosynthese deckt die tiefgreifende subkutane Weichteiltraumatisierung auf; (c) 53jähr. Bauarbeiter, 3 m in eine Grube gestürzt (Unfallgruppe 1), Hautdurchspießung durch scharfkantige Fragmentenden

Gefäßversorgung bei keiner anderen Frakturform der "Stauchkette" des Beines derart gefährdet, wie bei der Pilonfraktur. Es stellen sich drei miteinander verbundene Problemkreise:

1. In welchem Umfang hat das Trauma die Gefäßversorgung gestört. Die direkte Schädigung der großen Hauptarterien ist selten, eher kommt es zu Verletzungen von Gefäßen kleinerer Ordnung von außen oder durch scharfkantige Fragmente von innen. Druck dislocierter Fragmente oder des Gipsverbandes verursachen ebenso Zirkulationsstörungen wie Schwellung, Schnürung, oder Wundverschluß unter Spannung (Abb. 1). Örtliche Gewebsveränderungen nach offenen Frakturen, spastisch-reflektorische Gefäßmechanismen oder traumatische Intimaschäden mit Verlegung durch Abschneidungsthromben sind weitere Faktoren gestörter Durchblutung (13). Schließlich sind einzelne Knochenfragmente oder ganze Trümmerzonen aus ihrem vitalen Verband gerissen (Abb. 2, 4).

2. In welchem Umfang ist die gefäßabhängige Ernährungslage der Weichteile und besonders des Knochens nicht bereits durch vorbestehende Gefäß- und Kreislauferkrankungen oder Angiopathien bei Stoffwechselerkrankungen gestört. Davon abgesehen stellt sich die Frage, ob die Vascularisierung des sprunggelenknahen Tibiaendes nicht bereits von Natur aus spärlich, traumatisch anfällig und arm an Collateralkreisläufen ist, was das Entstehen von Nekrosen begünstigt.

3. In welchem Umfang verkraftet die exogen geschädigte und endogen belastete Gefäßversorgung die zusätzliche operative Traumatisierung selbst bei schonendem und schulmäßigem Vorgehen besonders bei der verlängerten Operationsdauer dieser schwierigen Osteosynthese. Inwieweit ist sie darüber hinaus imstande, ausgelöste Fragmente zu revitalisieren und eingebrachte Spongiosa zu vascularisieren (Abb. 6d, 8e).

Patientengut

Mit distalen intraarticulären Unterschenkelbrüchen oder deren Folgen sind zwischen Januar 1971 und September 1976 64 Patienten ins "Bergmannsheil" zur Behandlung gekommen. 42 Patienten oder etwa 2/3 der Fälle kamen zur Erstversorgung, die nach Zuweisung von auswärts vielfach erst verzögert eingeleitet werden konnte. Von diesen Verletzungen wurden 36 operativ und 6 konservativ versorgt. In insgesamt 12 Fällen, davon 8 x nach operativer Behandlung, bildete sich eine Osteomyelitis aus. Weitere 22 Patienten wurden nach eingetretenen Komplikationen zur Weiterbehandlung übernommen, der Großteil von 19 Patienten wegen posttraumatischer Osteomyelitis. Während des genannten Zeitraumes überblicken wir demnach ein Krankengut von 31 Osteomyelitiden nach Pilonfrakturen.

Tabelle 2. Patientengut Frakturen des Pilon tibial "Bergmannsheil" (Januar 1971 bis September 1976)

	total	Behandlung		Osteomyelitis		
		op.	kons.	total	op.	kons.
Gesamtkollektiv	64	55	9	31	25	6
Primärbehandlung "Bergmannsheil"	42	36	6	12	8	4
Primärbehandlung auswärts	22	19	3	19	17	2

Bei einem Durchschnittsalter des septischen Kolletivs von 43 Jahren stehen nur 2 Frauen 29 Männern gegenüber. Während im Gesamtkollektiv die Altersverteilung keine wesentlichen Schwankungen erfährt, kommt es in der Osteomyelitisgruppe zu einer Ballung von 11 Patienten im Alter zwischen 48 und 55 Jahren. Dieser Hinweis deutet altersabhängige, durchblutungsbedingte Einflüsse auf die Entstehung septischer Komplikationen an.

Etwas weniger als die Hälfte der Verunfallten ist jeweils entweder der Unfallgruppe 1 (Stauchung) oder der Unfallgruppe 2 (Quetschung) zuzuordnen (Tabelle 3). Nur in 3 Fällen handelte es sich um einen schweren Verrenkungsmechanismus entsprechend der Unfallgruppe 3 (Abb. 6). Auf letztere Gruppe entfällt kein offener Bruch. Die 21 fast immer drittgradig offenen Frakturen verteilen sich - wie zu erwarten - je zur Hälfte auf die Unfallgruppe 1 und 2 mit einem relativen Überwiegen bei den Quetschungen. In 6 weiteren Fällen war das Integument zwar geschlossen, im eingangs beschriebenen Sinn aber erheblich kontusioniert. Abgesehen von Hämatom und Schwellung wiesen damit nur 4 Verunfallte traumatisch wenig belastete Hautverhältnisse auf. Es sei auf das Patientengut von RÜEDI (9) verwiesen, welches zu 3/4 aus Skifahrern besteht, deren Verletzungen wir größtenteils der Unfallgruppe 3 zuordnen würden. Nur eine seiner 5 offenen Frakturen ist einem Skiunfall zuzuschreiben. Die 27 Arbeitsunfälle der Osteomyelitisgruppe sind im wörtlichen Sinn aufzufassen, weil es sich nach Berufszweig und Arbeitsumwelt jeweils um typische Verletzungen handelt: Der Maler stürzt von der Leiter, der Maurer vom Gerüst, der LKW-Fahrer springt von der Rampe, der Bergmann kommt unter Tage unter Bruch oder Steinfall, und der Fabrikarbeiter wird vom Gabelstapler gequetscht. Allein 12 Unfälle betreffen das Baugewerbe und 6 den Bergbau. Diese Unfallanalyse setzt sich im Gesamtkollektiv der Pilonfrakturen fort. Die als charakteristisch geltenden Wintersportunfälle sind nur 2 x vertreten.

Die Auswertung der Unfall- und Repositionsbilder entsprechend dem Schema RÜEDIs ergab 23 knöcherne Verletzungen des Schweregrades 3, dem Schweregrad 1 gehörte keiner aus der Osteomyelitisgruppe an. Ohne begleitende Wadenbeinbrüche blieben nur 2 Patienten. Die meist schrägen oder queren Fibulafrakturen lokalisieren sich fast ausschließlich oberhalb des Syndesmosenbandes. Nach unserer Durchsicht entfällt der quere Wadenbeinbruch typischerweise auf die Direktverletzung der Unfallgruppe 2.

Tabelle 3. Zusammenhang von Unfallmechanismus, offener Fraktur und schwerer knöcherner Verletzung (Schweregrad RÜEDI III) bei Pilonfrakturen mit nachfolgender Osteomyelitis (31 Fälle)

Unfall-mechanismus	Anzahl	offene Fraktur	Schweregrad III (RÜEDI)	Arbeits-unfall
Gruppe 1 (Stauchung)	15	10	14	14
Gruppe 2 (Quetschung)	13	11	8	12
Gruppe 3 (Verrenkung	3	-	1	1

Die Begleitverletzungen der Unfallgruppe 1 sind nicht so häufig, wie man in Kenntnis der "Stauchkette" des Beines erwarten könnte (1 Patient mit beiderseitigen distalen intraarticulären Unterschenkelfrakturen und Wirbelkörperbruch, 1 Patient mit Fersenbeinbruch des anderen Beines). 3 Patienten der Unfallgruppe 2 erleiden weitere knöcherne Verletzungen, die dem Angriffspunkt der Unfalleinwirkung entsprechen, darunter ein polytraumatisierter Bergmann mit lumbalem Querschnittssyndrom.

Die Osteomyelitisgruppe nach Pilonfrakturen wurde in 3 Serien unterteilt:

1. Osteomyelitis nach auswärtiger operativer Behandlung
2. Osteomyelitis nach operativer Behandlung am "Bergmannsheil"
3. Osteomyelitis nach konservativer Behandlung

Serie 1: Osteomyelitis nach auswärtiger operativer Behandlung.

Bei den 17 Verunfallten, die nach auswärtiger operativer Versorgung mit nachfolgender chronischer posttraumatischer Osteomyelitis in unsere Behandlung kamen, spiegelt sich die spezielle Auslese des Krankengutes in zweifacher Weise wieder: Es handelt sich ausschließlich um Arbeitsunfälle, die wegen der Osteomyelitis auf eine septische Sonderstation verlegt wurden. Die Zuweisung erfolgte im Mittel erst 11,3 Monate nach dem Unfall. Da im Durchschnitt der Verlauf 4 Wochen nach der auswärtigen Operation als septisch bezeichnet wurde, ist damit der günstige frühe Zeitpunkt einer konsequenten Osteomyelitisbehandlung bereits versäumt worden. Die auswärtige Operation erfolgt in 13 Fällen am Unfalltag, beim Rest bis zu 3 Wochen nach dem Unfall. 11 offene Frakturen, in 3 Fällen erhebliche Traumatisierung geschlossener Weichteile und 15 knöcherne Verletzungen vom Schweregrad 3 sind Parameter der erheblichen Unfallschäden am OSG. Die Aufzählung der verschiedenartigen Osteosynthesemittel kann entfallen, da nach Durchsicht der Röntgenbilder, außer in 3 als lagerungsstabil anzusprechenden Fällen, keine Stabilität der Fragmente erzielt wurde. Gleichermaßen erbrachte die operative Reposition fast nie die Wiederherstellung des Gelenkflächenplateaus (Abb. 2 bis 5). Nur 1 x erfolgte Spongiosatransplantation. Die frakturierte Fibula blieb 7 x unversorgt. Die somit zwangsläufig erforderlich werdende Gipsbehandlung diente nicht nur der Sicherung der Wundheilung, sondern gleichzeitig der Reposition und Fixation. Folglich wurde eine durchschnittliche Gipsruhigstellung von 7 Monaten ermittelt, ohne daß ein sekundäres Abweichen der Bruchstellung in 14 Fällen verhindert werden konnte. Bei 11 Patienten wurde angesichts der Infektion vor knöcherner Überbrückung und ohne neuerliche Fixation das Metall entfernt (Abb. 3a, d, e).

Bei Übernahme der Verletzten dieser Serie mit bereits gesicherter Osteomyelitis wurde im Regelfall das Bein entlastet, die Gelenkfunktion war bei Spitzfußstellung und Achsenabweichung aufgehoben. Diese gravierenden Sekundärveränderungen im OSG und des gesamten Fußskelettes mit vielfach langdauernder Infektion bestimmten die Behandlung. In 10 Fällen erfolgte Einstellung zur Arthrodese durch den Fixateur externe mit Sequestrektomie und Korrektur von Spitzfuß und Achsenfehler. Nahezu immer war primär oder sekundär Spongiosaverpflanzung zur knöchernen Konsolidierung der infizierten Pseudarthrose oder der Arthrodese erforderlich. Die spontane Versteifung machte die Entknorpelung des OSG in 6 Fällen entbehrlich, zumal eine Ausdehnung des Eingriffes häufig ungerechtfertigt ist (Abb. 5). Bei annähernd achsengerecht knöchern durchbauten infizierten Frakturen konnte in 5 Fällen die Osteomyelitis durch Fistelrevision, Sequesterentfernung und Knochenmuldung saniert werden. Nur bei 2 Patienten waren die Voraussetzungen für eine gelenkerhaltende externe Osteosynthese der infizierten Pseudarthrose gegeben (Abb. 2). Leider exacerbierte die Infektion in einem Fall bis zur Sepsis, die nur mit der Unterschenkelamputation zu beherrschen war. Die Verletzung des Pilon tibial dieser Serie

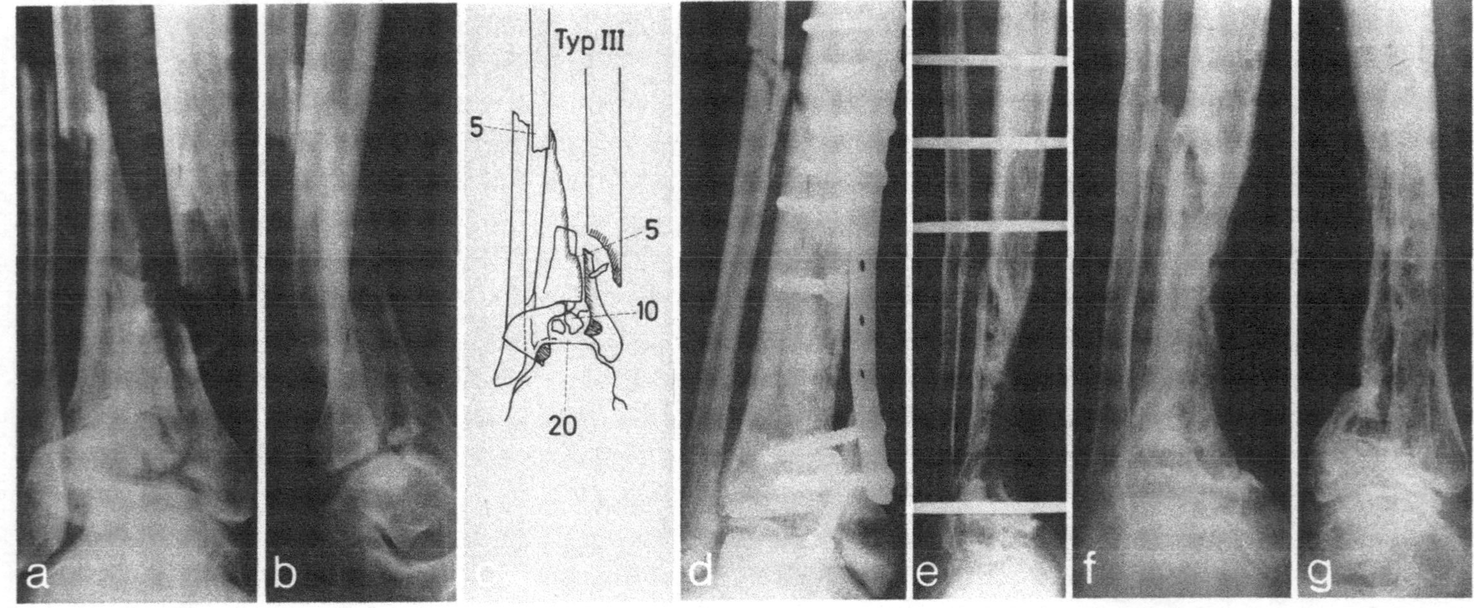

Abb. 2. Pilonfraktur Schweregrad III (RÜEDI), schematische Darstellung der Beurteilungskriterien, Verlaufsserie nach auswärtiger Osteosynthese; 30jähr. Bauarbeiter, 3 m Absturz vom Baugerüst (Unfallgruppe 1), (a und b) Unfallbilder; (c) Schematische Darstellung Schweregrad III (40 - 50 Pkt). Beurteilung durch Punktesystem: Klaffen der Tibiafragmente (5 Pkte), knöcherner Defekt (10 Pkte), mehrfache Gelenkstufe (20 Pkte), Fibulafraktur (5 Pkte); (d) 3 Monate nach ungenügender auswärtiger Osteosynthese, mangelhafte Wiederherstellung des Gelenkplateaus, Osteomyelitis mit teilweise freiliegender Platte und Knochen; (e) Ausgedehnte Sequestrektomie und gelenkerhaltende Stabilisierung mit Fixateur externe, später mehrfache Spongiosaplastiken; (f und g) 14 Monate nach Unfall belastungsfähige, knöcherne Ausheilung, hochgradige Dystrophie des OSG mit schwerer Arthrose (Stadium IV), klinisch versteiftes Sprunggelenk in leichter Spitzfußstellung

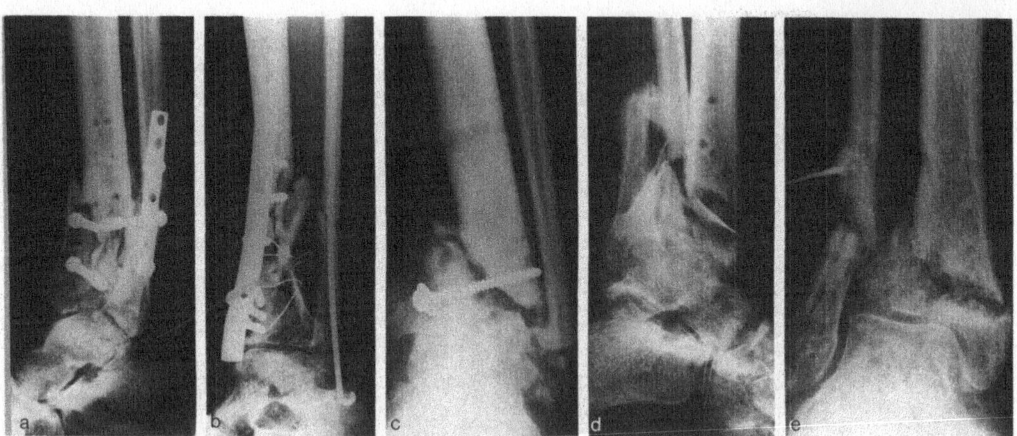

Abb. 3. Beispiele mißglückter Osteosynthese bei Pilonfrakturen mit nachfolgender Osteomyelitis, (a bis d) Schweregrad III, Unfallgruppe 1 (Absturz), (e) Schweregrad II, Unfallgruppe 2 (Quetschung).
(a) 6 Monate nach auswärtiger primärer Osteosynthese einer offenen Pilonfraktur. Instabilität, ausgedehnte Sequestrierung, infizierter Weichteildefekt; (b) 3 Monate nach auswärtiger, verspäteter Osteosynthese einer geschlossenen Pilonfraktur. Sequestrierende und fistelnde Osteomyelitis; (c) 10 Monate nach inzwischen dreimaliger auswärtiger Osteosynthese einer offenen Pilonfraktur. Extreme Fehlstellung, Gelenkempyem und infizierte gelenknahe Pseudarthrose; (d) 12 Monate nach primärer auswärtiger Osteosynthese mit bereits entfernten Implantaten. Infizierte distale Tibiapseudarthrose und spontane Arthrodese des Sprunggelenkes; (e) 14 Monate nach auswärtiger Bohrdrahtosteosynthese. Sprunggelenkempyem, infizierte distale Unterschenkelpseudarthrose und Fehlstellung

endete nach einer durchschnittlichen Dauer des Heilverfahrens von 2 Jahren für 13 Verunfallte in der Versteifung des Gelenkes, in 3 Fällen in einer geringen Restfunktion und einmal in der Amputation.

Serie 2: Osteomyelitis nach operativer Behandlung am "Bergmannsheil"

Trotz der kleinen Zahl von Patienten läßt die Auswertung der 2. Serie Antworten auf die eingangs gestellten Fragen erhoffen. Die Serie geht auf das weniger ausgesuchte Krankengut der hier Erstbehandelten zurück. Es ist zu unterstellen, daß die Osteosynthese der Pilonfrakturen von unfallchirurgisch Geübten nach den AO-Richtlinien beherrscht wurde (Abb. 6, 7, 8).

36 von 42 Patienten wurden am "Bergmannsheil" operiert. Nur bei 20 Verletzten erfolgte die Osteosynthese am Unfalltag. Bei 3 Patienten bestanden unfallfremde Gegenindikationen zur notfallmäßigen operativen Versorgung. Alle übrigen wurden uns verspätet zugewiesen. Bei 8 Operierten entwickelte sich die Komplikation einer Osteomyelitis. Die für die Prognose wesentlichen präoperativen Kriterien sind in der Tabelle 4 zusammengefaßt.

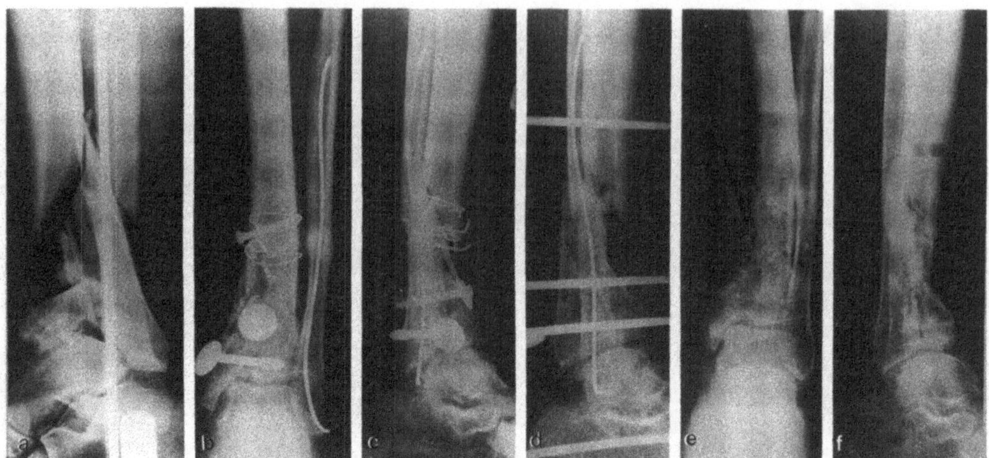

Abb. 4. Verlaufsserie einer instabilen infizierten Osteosynthese nach offener Pilonfraktur. 33jähr. Maler, Absturz von der Leiter (Unfallgruppe 1), Schweregrad III, (a) Unfallbild; (b) 5 Monate nach instabiler, auswärtiger Osteosynthese, Sequestrierung und Fisteleiterung; (c) Gelenküberbrückende Stabilisierung mit Fixateur externe und Sequestrektomie, später mehrfache Spongiosaplastiken; (d und e) Belastungsfähige, knöcherne Ausheilung, schwere Arthrose (Stadium IV), klinisch schmerzhaft wackelbewegliches Sprunggelenk in Funktionsstellung

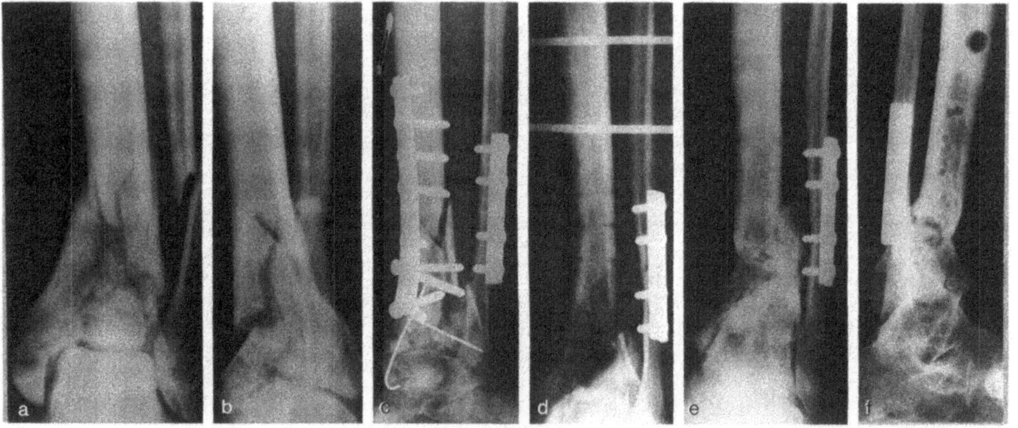

Abb. 5. Verlaufsserie einer instabilen infizierten Osteosynthese mit unzureichender Gelenkrekonstruktion nach "geschlossener", weichteilgeschädigter Pilonfraktur. 48jähr. Mann, Quetschung des Beins (Unfallgruppe 2), Schweregrad III, (a und b) Unfallbilder; (c) 6 Monate nach auswärtiger, primärer Osteosynthese, fistelnde und sequestrierende distale Tibiaosteomyelitis; (d) 19 Monate nach Unfall, ausgedehnter, gelenknaher Defekt nach Sequestrektomie, Fixateur externe, 5-malige Spongiosaplastik; (e und f) 34 Monate nach Unfall, knöcherner Durchbau mit Arthrodese des Sprunggelenkes, Fehlstellung und erhebliche Gebrauchbehinderung des Beines

Tabelle 4. Unfallmechanische Voraussetzungen und Behandlung der Osteomyelitis nach Frakturen des Pilon tibial

	Osteom.-Serie 1 (auswärts N = 17)	Osteom.-Serie 2 (BH N = 8)	Osteom.-Serie 3 (kons. N = 6
Arbeitsunfall	17	5	5
Schweregrad III (RÜEDI)	15	3	5
Weichteiltrauma (offen)	15 (12)	6 (3)	6 (6)
postop. keine genüg. Repos.	12	-	6
postop. keine Stabilität	17	-	6
Gipsbehandlung (Dauer im Durchschnitt, Mo.)	16 (7)	8 (1,25)	6 (3,5)
post. infekt. Arthrodese (Fix. ext.)	10	1	5
post. infekt. gelenkerhaltende Osteosynthese	2	4	-
Heilverfahren (Dauer im Durchschnitt, Mo.)	24,5	17	22,5

Im Gegensatz zur auswärts operierten Gruppe, erbrachte die hier vorgenommene Osteosynthese immer die Wiederherstellung der tibialen Gelenkfläche, selbst wenn eine kleine Gelenkstufe verblieb (Abb. 6 bis 8). 4 x war Spongiosaunterfütterung erforderlich (Abb. 6c). Unter strenger Kritik bezeichneten die Operateure die erzielte Fixation 3 x als lagerungsstabil, in 4 Fällen als bedingt übungsstabil (Abb. 8) und nur bei 1 Operation als einwandfrei stabil (Abb. 7). Die zusätzliche Ruhigstellung dauerte durchschnittlich 5 Wochen. Die Osteomyelitis entwickelte sich bei 3 Patienten als Spätinfekt (Abb. 6).

Entsprechend der Wiederherstellung der Gelenkfläche verblieb den hier Behandelten trotz Infektion eine gute Gelenkbeweglichkeit. In 4 Fällen wurde die infizierte sprunggelenknahe Pseudarthrose gelenkerhaltend durch externe Fixation behandelt (Abb. 7). Bei 3 Verletzten genügte nach knöcherner Konsolidierung Fistelrevision, Metallentfernung und Sequestrektomie, um die Osteomyelitis zur Ruhe zu bringen (Abb. 6). Bei einer Patientin erforderte die durch Gelenkknorpelreste unterhaltende chronische Fisteleiterung die Arthrodese (Abb. 8). Das gesamte Heilverfahren dauerte 17 Monate und war damit gegenüber der auswärtigen Serie kürzer.

Serie 3: Osteomyelitis nach konservativer Behandlung

Konservative Behandlung der Pilonfrakturen wurde teils wegen des zeitlich verschleppten lokalen Zustandes oder wegen allgemeiner Kontraindikation fortgeführt, teils war auswärts langzeitig konservativ vorgegangen worden. Die konservative Behandlung mit Gips und Drahtzug betraf immer drittgradig offene Frakturen; eine

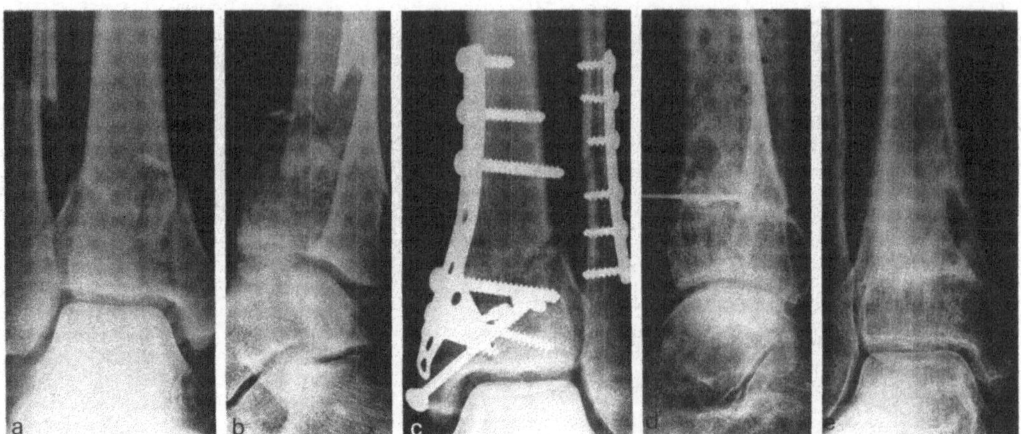

Abb. 6. Verlaufsserie einer adäquaten Osteosynthese bei geschlossener Pilonfraktur mit Spätinfekt. 37jähr. Mann, Skiverletzung (Unfallgruppe 3), Schweregrad II, (a und b) Unfallbilder; (c) Optimale Osteosynthese mit Kleeblattplatte, Malleolarschraube und Spongiosaunterfütterung; (d) 6 Monate nach unauffälligem Verlauf Fisteleiterung, Metallentfernung und Revision: Sequestrierung im Bereich des mit Spongiosa aufgefüllten metaphysären Defektes; (e) 12 Monate nach Unfall, beschwerdefreie, normale Funktion, keine Infektzeichen, sklerotische metaphysäre Markhöhle mit kleiner Ausmuldung

auch nur annähernde Wiederherstellung der erheblich zerstörten Gelenkflächen gelang nicht.

Nach eingetretener Osteomyelitis wurde die konservative Behandlung durchschnittlich 3,5 Monate nach dem Unfall abgebrochen. Immer war die Beweglichkeit des Sprunggelenkes aufgehoben, vielfach von Achsenfehlern und Spitzfuß begleitet. Entsprechend diesem Vorzustand war in 5 Fällen zur Behandlung des infizierten Gelenkbruches die Arthrodese angezeigt. Mit mehrfachen Zusatzeingriffen nahm das Heilverfahren über 22 Monate in Anspruch. Die konservative Behandlung erbrachte weder die Gelenkrekonstruktion oder die Stabilisierung der Brüche noch konnten die verletzten Weichteile befriedigend versorgt werden.

Nachkontrolle

Vom Kollektiv der 31 Osteomyelitiden nach Pilonfrakturen konnten 30 im Mittel 1 Jahr nach Abschluß der ambulanten Behandlung kontrolliert werden. 1 Patient entzog sich der weiteren Behandlung. 1 Querschnittsgelähmter und 1 Unterschenkelamputierter sind nur bedingt in die Auswertung einzureihen.

Subjektiv schätzen 27 Patienten das Behandlungsergebnis als schlecht ein; keiner positiv. Alle klagen über meist unter Beanspruchung auftretende Schwellung und Schmerzen der Knöchelgabel. Nur 1 Patient ist gänzlich ohne Schmerzen. Auf Grund der Unfallfolgen bezeichnen sich fast 2/3 als stark behindert. Nur 2 Pa-

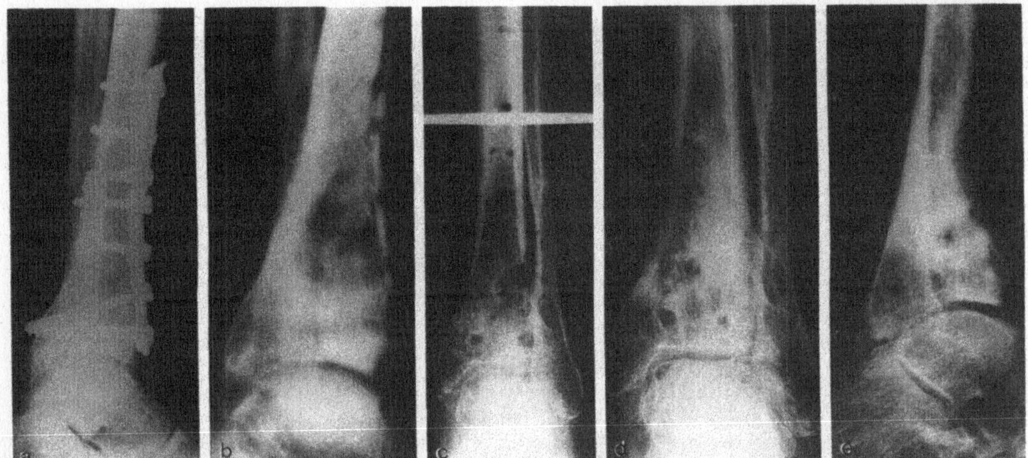

Abb. 7. Verlaufsserie einer adäquaten Osteosynthese bei "geschlossener", weichteilgeschädigter Pilonfraktur mit nachfolgender Osteomyelitis. 56jähr. Bergmann "unter Bruch" gekommen (Unfallgruppe 2), Schweregrad III. (a) Primäre, stabile Osteosynthese mit Löffelplatte, Wiederherstellung des Gelenkplateaus, nach 14 Tagen Weichteilnekrose und teilweise freiliegendes Implantat; (b) Nach 5 Monaten Plattenentfernung, knöcherne Überbrückung der Hauptfragmente, osteomyelitische, metaphysäre Nekrosezone mit zusätzlicher corticaler Sequestrierung des Implantatlagers (Tomogramm); (c) Gelenküberbrückende Stabilisierung mit Fixateur externe nach Sequestrektomie, später mehrfache Spongiosaplastiken, (d und e) 15 Monate nach Unfall, knöcherne Ausheilung und zur Ruhe gekommener Infekt, erhebliche metaphysäre Sklerosierung und Arthrose (Stadium III), 30 Grad Bewegungsumfang aus funktionsgerechtem Sprunggelenk

tienten laufen ohne Hilfsmittel; alle übrigen benötigen orthopädisches Schuhwerk und mehr als die Hälfte einen Handstock. 6 Verunfallte trauen sich noch eine Wegstrecke von 5 km zu. 21 Patienten dagegen laufen nur zwischen 500 und 1000 m. Von den 26 versicherten Arbeitsunfällen betrug die geringste MdE in 8 Fällen 30%, meist 40% und 5 x 5o% (dabei sind 2 x Begleitverletzungen einbezogen). 22 Patienten mußten wegen der Folgen des Unfalles ihren Arbeitsplatz wechseln.

Die Nachuntersuchung ergibt bei sämtlichen Patienten als Ausdruck der Schonung eine Muskelatrophie des verletzten Beines. Von erheblicher Muskelverschmächtigung sind die Patienten des konservativ behandelten Kollektivs besonders betroffen. Bei 3/4 der Fälle ist die Osteomyelitis zum Stillstand gekommen. Dem stehen 5 Patienten mit blander Fistelung gegenüber. Vielfach ist das Bein verkürzt, allerdings nur in 2 Fällen mehr als 3 cm. Bei über der Hälfte des Kollektivs (16 Fälle) ist das OSG und USG klinisch versteift; in 7 weiteren Fällen ist das OSG noch wackelbeweglich, eine Funktion ist daraus nicht abzuleiten (Abb. 2 und 4). Ein kleiner Rest von 5 Verletzten kann im OSG einen Bewegungsumfang zwischen 20 und 40 Grad demonstrieren, nur 1 Verletzter bewegt normal (Abb. 6).

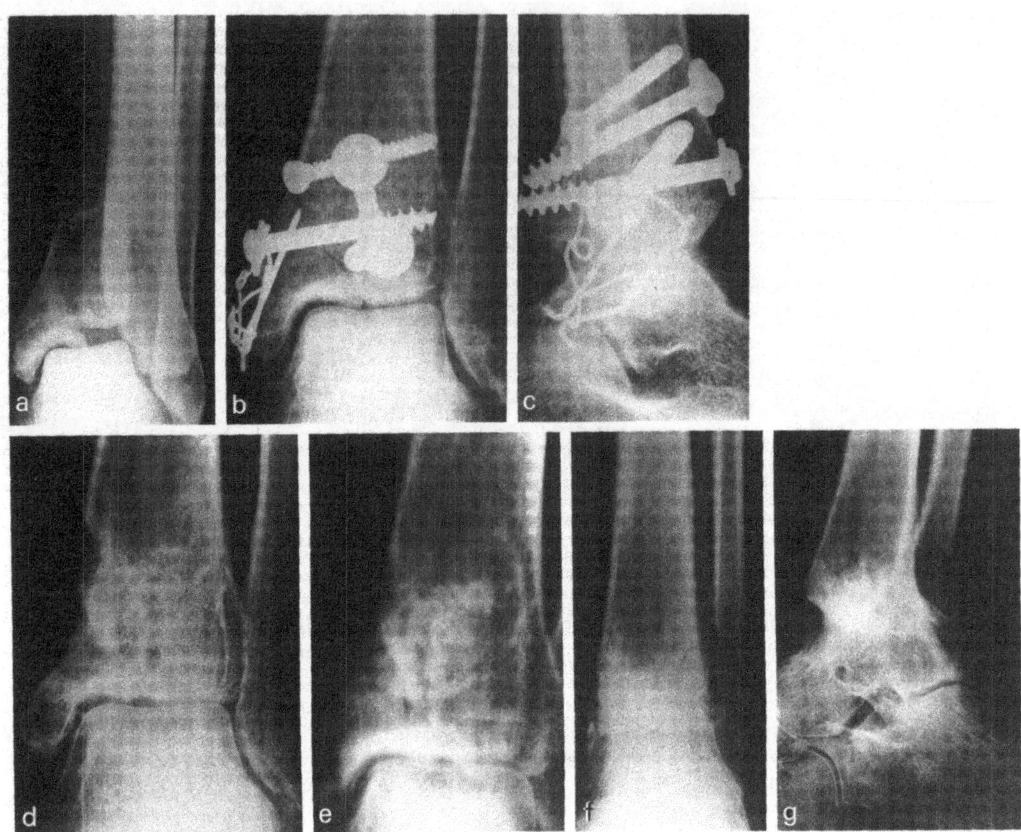

Abb. 8. Verlaufsserie einer optimalen Gelenkrekonstruktion und "bedingt" übungsstabiler Osteosynthese nach "geschlossener", weichteilgeschädigter Pilonfraktur. 33jähr. Frau, Einklemmung des Fußes bei Verkehrsunfall (Unfallgruppe 2), Schweregrad III, (a) Unfallbild; (b und c) Osteosynthese mit Schrauben und Zuggurtung, das Innenknöchelfragment erscheint nicht optimal stabilisiert; (d und e) 13 Monate nach Unfall, fistelnde Osteomyelitis im Bereich des Innenknöchels, deutliche Sequestrierung im Tomogramm (e) erkennbar; (f und g) 15 Monate nach Unfall Arthrodese des OSG mit Fixateur externe, im Rahmen der Versteifung beschwerdefrei, keine Entzündungszeichen

Röntgenologisch wird die knöcherne Heilung der einzelnen Fragmente sowie der Umstellungs- und Arthrodesenflächen bestätigt. In fast allen Bildern fällt im Bereich des OSG und des Fußes eine erhebliche Dystrophie der Knochenstruktur auf (Abb. 2f, g). Einzelne Bruchlinien sind noch deutlich erkennbar, andere zeigen eine verstärkte Sklerosierung. Porotische Zonen wechseln mit sequesterähnlich verdichteten Corticaliselementen (Abb. 7b) und sklerotisch impaktierten Spongiosaabschnitten ab (Abb. 4, 5, 7).

Tabelle 5. Subjektive und klinische Einzelresultate bei 30 Osteomyelitiden nach Frakturen des Pilon tibial

	Gesamtkollektiv Osteomyelitis N = 30	Serie 2 BH N = 8
Subjektive Einschätzung "schlecht"	27	4
Berufswechsel	22	2
erhebl. Gebrauchsminderung	22	2
funktionelle Versteifung OSG	23	1
freie Funktion OSG	1	1
akute Osteomyelitis	-	-
blande Fistel	5	1

Reizcallus weist auf früher instabile Fragmente hin (7). Diese röntgenologischen Veränderungen spiegeln nicht nur die abgelaufenen Entzündungsvorgänge wieder, sondern auch die Ernährungsstörungen im Bereich des distalen Tibiaabschnittes. Avitale und mindervitale Fragmente mußten in durchblutungsgestörter Umgebung einheilen (Abb. 6d, 7b und c, 8e).

In 12 Fällen ist es zur Arthrodese gekommen. Bei 4 mit Fixateur externe ruhiggestellten, aber nicht entknorpelten Gelenken ist kein knöcherner Umbau eingetreten. Wo noch ein Rest von Gelenkspalt bei stufigen und inkongruenten Gelenkflächen erkennbar bleibt, handelt es sich klinisch um Versteifungen, röntgenologisch um schwerste Arthrosen (Abb. 2, 4). Dieser Arthrosegruppe 4 nach JONASCH (5) sind 12 geschädigte Gelenke zuzuordnen. Nur jeweils 3 Patienten entsprechen dem Schweregrad 2 und 3 der Arthrosen (Abb. 6 und 7). Wie die klinischen Resultate zeigen, ist nur bei diesen Patienten eine relativ beschwerdearme Funktion zu erwarten. Achsenfehler mit meist Varus- und Rekurvationsabweichungen sind bei 12 Verletzten festzustellen. Der Fehler beträgt nur bei 2 Fällen mehr als 10 Grad (Abb. 5e, f).

Tabelle 6. Röntgen-Resultat bei 30 Osteomyelitiden nach Frakturen des Pilon tibial

Arthrodese	12	
Osteomyelitis (akutes Stadium)	-	
Arthrose	18	
Stadium I		-
Stadium II		3
Stadium III		3
Stadium IV		12

Zur Differenzierung müssen die Resultate der 3 verschiedenen Behandlungsserien einer getrennten Analyse unterworfen werden. Die Serie der auswärts Operierten unterscheidet sich von der Serie konservativ Behandelter nur dadurch, daß letztere Gruppe durchgehend in allen Einzelergebnissen noch etwas schlechter abschneidet. In Konkurrenz dazu ist das Ergebnis der 8 Osteomyelitiden nach unserer operativen Behandlung als positiv, im Vergleich mit der aseptischen Kontrollgruppe natürlich als nicht zufriedenstellend zu bezeichnen. 6 von 8 Patienten sind nur leicht behindert und äußern geringe Beschwerden. Nur 1 benötigt einen Stock, 5 Patienten trauen sich eine Wegstrecke von 5 km zu und 4 der 5 Arbeitsunfälle sind mit 30% eingeschätzt. Bei im Vergleich geringerer Muskelatrophie und Schwellneigung ist nur 1 Fußgelenk versteift, ein zweites wackelbeweglich, den übrigen 6 Patienten verbleibt unter alltäglicher Beanspruchung eine noch ausreichende Funktion.

Diskussion

Die operative Behandlung schwieriger Bruchformen der distalen intraarticulären Unterschenkelbrüche steht im Meinungsstreit. RÜEDI et al. (9, 10) und WEBER (12) empfehlen auf Grund der Resultate ihrer größeren Kollektive die Osteosynthese aller Schweregrade unter strenger Befolgung der AO-Richtlinien und spezieller operationstechnischer Prinzipien. Der Grundgedanke ist, daß schwere Zertrümmerungen des distalen Schienbeinendes und der Gelenkfläche mit Substanzdefekten auf konservativem Wege nicht aufgerichtet werden können (Abb. 2, 4, 5). Nach RÜEDI (9) stehen die Entwicklung einer Arthrose und unbefriedigende Spätergebnisse in umgekehrtem Verhältnis zur geglückten Rekonstruktion des tibialen Gelenkplateaus. Die regellose Gabelverletzung mit begleitender Schädigung der Talusrolle kann nach WEBER (12) die primäre Arthrodese erfordern. Diese Indikation stellt RÜEDI zurückhaltender.

Die Anhänger konservativer Behandlung (JAHNA (4), MAURER und LECHNER (6), SCHMID (11) argumentieren anhand ihrer Untersuchungsserien genau konträr. Sie empfehlen nur die Osteosynthese großer und einfach reponibler Fragmente, wie sie im wesentlichen dem Bruch Typ 1 und 2 zu Grunde liegen. Die Rekonstruktion der Tibiagelenkfläche beim Bruch Typ 3 sei vielfach technisch unmöglich; die Frakturen seien somit "inoperabel". Da eine an den Ansprüchen anatomischer Wiederherstellung gemessene Rekonstruktion und eine übungsstabile Fragmentfixation in Frage gestellt wird, bedeutet die Freilegung zahlreicher Fragmente nur eine zusätzliche Störung der Knochendurchblutung. JAHNA (4) betont, daß eine vertretbare Fehlstellung und Gelenkstufe nach konservativer Behandlung das Spätresultat weniger negativ beeinflußt, als gleiche Befunde nach operativem Vorgehen. Als Kompromiß wurde neuerdings von BRUG (2) eine interne Minimalosteosynthese empfohlen. Gemessen am Grad der posttraumatischen Arthrose nach operativer oder konservativer Therapie brachte die Auswertung unseres Krankengutes ein weit folgenreicheres Problem - die posttraumatische Osteomyelitis nach Pilonfrakturen - in den Vordergrund. Auch unter Berücksichtigung des unausgewogenen Krankengutes einer Berufsgenossenschaftlichen

Klinik mit septischer Sonderabteilung ist eine Zahl von 31 Osteomyelitiden innerhalb von 5 1/2 Jahren alarmierend, zumal es sich nicht um allzu häufige Frakturen handelt.

Weichteilschädigung und gefäßbedingte Ernährungsstörungen sind direkte Parameter bei der Entstehung einer posttraumatischen Osteomyelitis. Das Kollektiv RÜEDIs enthält zum überwiegenden Anteil Skiverletzungen, die wir der eingangs erläuterten Unfallgruppe 3 mit selten offenen Frakturen zuordnen. RÜEDI teilt seine Verletzungen nur nach dem Ausmaß knöcherner Zerstörung, nicht nach unfallmechanischen Gesichtspunkten ein. Für die Skifahrer hat BANDI (1) die Unfallmechanismen biophysikalisch analysiert. Im Flachland führen aber nicht nur Skiverletzungen, sondern im wesentlichen Arbeitsunfälle mit berufstypischer Unfallmechanik zu Pilonfrakturen. Diese Verletzungen, besonders die Quetschungen der Unfallgruppe 2, sind mit erheblicher Weichteiltraumatisierung verbunden, der die übliche Einteilung offener Frakturen nicht gerecht wird. So versteht sich, daß gegenüber dem Krankengut von RÜEDI hinsichtlich der Unfallmechanik und der Weichteilschädigung ein wesentlicher Unterschied besteht. Weiterhin unterstellen wir, daß die vorgegebene Gefäßversorgung der distalen Tibia in Verbindung mit unfallfremden Durchblutungsstörungen nicht optimal ist. Damit stellt sich die Frage nach den Auswirkungen zusätzlicher traumatisch und operativ verursachter Ernährungsstörung.

Die Auswertung unserer Serie 1 (17 zur Weiterbehandlung der Osteomyelitis nach auswärtiger Osteosynthese zugewiesene Patienten) erbrachte zusammengefaßt nachfolgende Kriterien für die Entstehung der Infektion: Weichteilschädigung und offene Frakturen entsprechen der Unfallgruppe 1 und 2, Bruchschädigung vom Schweregrad 3 (RÜEDI), überwiegend unzureichende, nicht einmal lagerungsstabile Osteosynthesen bei mangelhafter Wiederherstellung der Gelenkfläche, durchschnittliche Ruhigstellung im Gipsverband von 7 Monaten und spätes Eingreifen bei eingetretener Osteomyelitis.

Die gleichen Voraussetzungen gelten für die Osteomyelitis nach konservativer Behandlung (6 Patienten). Immer handelte es sich um ausgedehnte offene Weichteiltraumatisierungen und Bruchformen vom Schweregrad 3. Die Instabilität im Gipsverband erlaubt weder knöcherne Konsolidierung noch Weichteilheilung. Unter solchen Bedingungen ist das Ausbleiben eines Infektes wohl als Ausnahme zu sehen. Bei beiden Serien endete die Verletzung nach fast zwei Jahren andauerndem Heilverfahren fast ausnahmslos in der Versteifung des Sprunggelenkes mit erheblicher Gebrauchsbehinderung und subjektiven Beschwerden. Ein Patient verlor durch Allgemeininfektion seinen Unterschenkel. Durch die aufgezählten Behandlungsmaßnahmen konnte die Osteomyelitis dauerhaft zur Ruhe gebracht werden. Die operative Versorgung der Pilonfrakturen am eigenen Hause kompliziert sich in 8 Fällen durch eine Osteomyelitis. Auch unter den operationstechnischen Voraussetzungen einer AO-Klinik war eine erhöhte Rate infizierter Osteosynthesen nach Pilonfrakturen zu verzeichnen, obschon die frühzeitige und konsequente Behandlung der Osteomyelitis noch ausreichende Spätergebnisse erbrachte. Subjektives Beschwerdebild, funktionelles Ergebnis und Arthroserate sind noch vertretbar. Nur in einem Fall wurde eine Arthrodese erforderlich. Zur Osteomyelitis disponierten traumatisierte Weichteile mit hohem Anteil der Unfallgruppe 2, verspätete Erstversorgung und gegenüber der aseptischen Kontrollgruppe herabgesetzte Fragmentfixation. Es steht fest, daß die optimale Gelenkrekonstruktion die Operationsdauer belastet und in Verbindung mit weitreichender operativer Freilegung das Angehen der Knocheninfektion begünstigt (Abb. 6, 7, 8). Dies gilt umso mehr, je ausgedehnter die Weichteile geschädigt sind. Der auffällige Anteil der Spätinfektionen spricht für anhaltend gestörte Zirkulationsverhältnisse mit ausbleibender Reintegration von Fragmenten und Spongiosa (Abb. 6).

Geschlossene und nicht nachhaltig traumatisierte Weichteile erlauben die interne Osteosynthese der Pilonfrakturen aller Schweregrade (3, 8). Dieses Vorgehen ist mit einer erhöhten Infektquote belastet, wenn es Frakturen vom Schweregrad 3, kombiniert mit einem erheblichen Grad offener und geschlossener Traumatisierung der Weichteile, betrifft. Nur zur Behandlung solcher Verletzungen empfehlen wir daher eine modifizierte Osteosynthese (Abb. 9).

In der Versorgung offener und weichteilgeschädigter Schaftfrakturen ist der Fixateur externe das anerkennte Osteosyntheseverfahren. Analog bedeutet diese Methode eine operative Alternative zur Behandlung weichteil- und ernährungsgestörter, also infektanfälliger Pilonfrakturen. Die Operation beginnt mit der anatomiegerechten internen Osteosynthese der Fibulafraktur durch Drittelrohrplatte (Abb. 10). Mit der so wiederhergestellten ursprünglichen Länge ist eine Reposition des von den Syndesmosenbändern gehaltenen fibularen Tibiafragmentes (Schlüsselfragment nach WEBER (12) und vielfach der gesamten Tragfläche verbunden. Unter

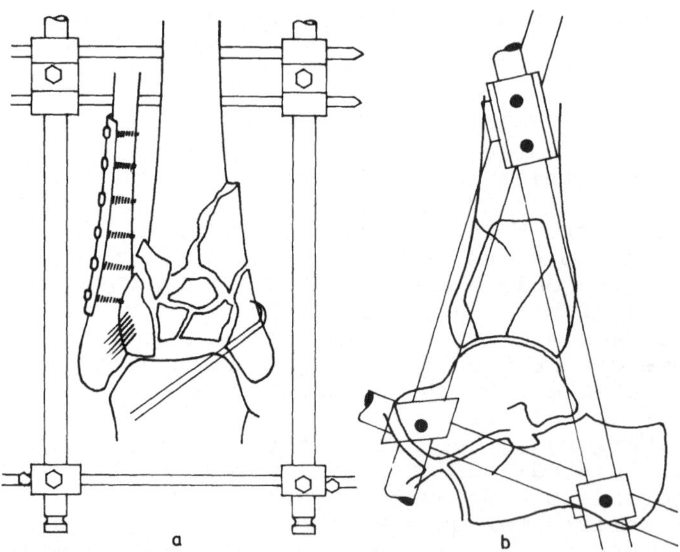

Abb. 9. Schematische Darstellung der modifizierten internen und externen Osteosynthese bei nachhaltig weichteilgeschädigten Pilonfrakturen vom Schweregrad III (Erläuterung s. Text)

Zug eines in das Fersenbein eingebrachten Steinman-Nagels und durch die Formgebung der Talusrolle bei Bewegungsmanövern wird die geschlossene Reposition der Pilonfraktur vervollständigt. In Einzelfällen ist die percutane Reposition eines größeren dislocierten Fragmentes mit einem Einzinker erfolgreich. Gelingt auf diese Weise eine befriedigende Gelenkrekonstruktion nicht, so ist schonende offene Reposition in Verbindung mit der dann meist erforderlichen Spongiosaplastik angezeigt. Ein weiterer Steinman-Nagel durch den Talushals und zwei Steinman-Nägel durch das distale Tibiadrittel ermöglichen die dreiminensionale Verstrebung des externen Fixationssystems. Größere ventrale und dorsale Kantenfragmente können nach exakter Reposition durch eine Schanzsche Schraube gehalten werden, mit deren Hilfe ebenfalls auch die Fixation in der 3. Ebene möglich wird. Modifikationen ergeben sich aus der jeweiligen operativen Situation, die nicht schematisiert werden kann. Der Fixateur hält die Gelenkreposition und stabilisiert die Bruchzone zuverlässig. Die Weichteil- und Knochendurchblutung wird durch operative Freilegung nicht zusätzlich belastet. Wir sind uns bewußt, daß eine absolute interfragmentäre Stabilität nur durch die interne Osteosynthese zu erzielen ist. Der Fixateur externe wirkt im OSG im Sinne eines Platzhalters und komprimiert Gelenkanteile nicht. Die postoperative Wundpflege ist erleichtert und übersichtlich, Lagerungsschäden entfallen (Abb. 10).

Das weitere Vorgehen ist durch 4 Möglichkeiten gekennzeichnet:

1. Bei optimaler Gelenk- und Bruchstellung wird der Fixateur externe bis zur knöchernen Überbrückung belassen. Zusatzeingriffe zur Hautdeckung oder Spongiosaplastik sind möglich. Nach Entfernung des Fixateur externe erfolgt funktionelle Behandlung unter längerfristiger Entlastung des Beines.
2. Bei unbefriedigender Gelenk- und Bruchstellung wird die vollkommene Weichteilheilung abgewartet. Sind die Hauptfragmente noch nicht abgebunden, erlauben intakte Weichteile gefahrloser eine interne Osteosynthese. Der Preis einer dann nicht mehr voll auszugleichenden Gelenkstufe erscheint vor dem Hintergrund einer möglichen Knocheninfektion vertretbar. Bei Achsenabweichung, aber gut aufgerichtetem Gelenkplateau, ist frühzeitige Umstellungosteotomie nach Überbrückung der Hauptfragmente angezeigt.
3. Verbleibt eine regellose, nicht reparable Gelenkstellung, so ist nach Weichteilheilung und im Stadium der Revascularisation sowie beginnende Einheilung der Fragmente Entknorpelung der Gelenkfläche zur frühen sekundären Arthrodese empfohlen.
4. Kommt es bei prekärer Ausgangssituation zur Infektion, so ist der Fixateur externe das therapeutische Mittel der Wahl.

Literatur

1. BANDI, W.: Die distalen intraartikulären Schienbeinbrüche des Skifahrers. Act. Traumatologie 4, 1 (1974).
2. BRUG, E., WARNECKE, K., SANATGER, R.: Schwere Gelenkbrüche des distalen Unterschenkels (sog. Pilon-tibial-Fraktur). Chir. Praxis 22, 99 (1977).
3. HEIM, U.: Le Traitment chirurgical des Fractures du Pilon tibial. Extrait du journal de Chirurgie 104, 307 (1972).

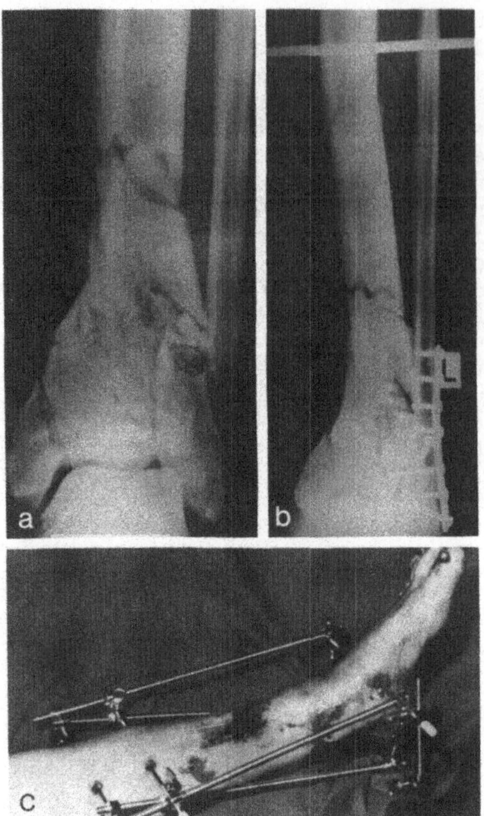

Abb. 10. Behandlung einer weichteilgeschädigten Pilonfraktur. 55jähr. Arbeiter, tonnenschwere Eisenplatte auf den Unterschenkel geschlagen (Unfallgruppe 2), Schweregrad III. Behandlung noch nicht abgeschlossen, (a) Unfallbild; (b) Interne Fibulaosteosynthese und Stabilisierung des Zweietagenbruches der Tibia mit Gelenkbeteiligung durch Fixateur externe unter Einschluß des Sprunggelenkes; (c) Weichteilbild 1 Monat nach Unfall

4. JAHNA, H.: Konservative Behandlung der Frakturen am distalen Unterschenkelende. Aktuelle Chirurgie, 6, 155 (1971).
5. JONASCH, E.: Zur Klassifizierung der Arthrose im Kniegelenk, Beilageheft z. orthop. 92, 579 (1958).
6. MAURER, G., LECHNER, F.: Konservative und operative Behandlungsmöglichkeiten bei Stauchungsbrüchen des distalen Unterschenkels. Mschr. Unfallheilk. 5, 207 (1965).
7. MÜLLER, K.-H.: Der Stellenwert des Röntgenbildes bei der posttraumatischen Osteomyelitis. Unfallheilk. 80. Im Druck 1977.
8. MÜLLER, M.E., ALLGÖWER, M.A., WILLENEGGER, H.: Manual der Osteosynthese. Berlin-Heidelberg-New York: Springer. 1969.
9. RÜEDI, Th., MATTER, B., ALLGÖWER, M.A.: Die intraartikulären Frakturen des distalen Unterschenkelendes. Helv. chir. Acta 5, 556 (1968).

10. RÜEDI, Th.: Frakturen des Pilon tibial: Ergebnisse nach 9 Jahren. Arch. orthop. Unfall-chir. 76, 248 (1973).
11. SCHMID, H.: Konservative und operative Behandlung distaler intraartikulärer Tibiafrakturen und ihre Ergebnisse. Bruns' Beiträge klin. Chir. 218, 633 (1971).
12. WEBER, B.G.: Verletzungen des oberen Sprunggelenkes. Bern-Stuttgart-Wien: Huber 1972.
13. WITT, A.N.: Supramalleoläre Frakturen, kombiniert mit Luxationsfrakturen des oberen Sprunggelenkes, ihre Gefahren für die Zirkulation und ihre Behandlung. Wiederherstellungschir. u. traum. 5, 15 (1960).

Das hintere Tibiakantenfragment als prognostisches Kriterium

R. Plaue

Bei der operativen Versorgung verletzter Sprunggelenke nimmt der Außenköchelsyndesmosenkomplex eine unumstrittene Schlüsselrolle ein. Hauptgrund hierfür ist die besondere biomechanische Bedeutung dieses Gelenkabschnittes, auf die WILLENEGGER (8) und nach ihm zahlreiche andere Autoren immer wieder hingewiesen haben. Aber auch praktische operationstaktische Erwägungen lassen die Wiederherstellung der Außenknöchelsyndesmosenregion vordringlich erscheinen. Das von WEBER (7) eingeführte ABC-Schema, das sich ausschließlich am Außenknöchelsyndesmosenkomplex orientiert, trägt dem in idealer Weise Rechnung.

Während also Außenknöchel und Syndesmose völlig im Vordergrund der Diskussion stehen, wird das hintere Tibiakantenfragment, wie übrigens auch der Innenknöchelbruch, meist nur am Rande abgehandelt. Läßt man aber einmal biomechanische und operationstechnische Gesichtspunkte vorübergehend außer Acht und betrachtet die einzelnen Verletzungen lediglich unter dem Aspekt ihrer prognostischen Bedeutung, so ergibt sich ein anderes Bild. Eine Auswertung des Krankenguts der Orthop. Univ.-Klinik Heidelberg (J. MÜLLER (6) vermittelt den Eindruck, daß der Abbruch der hinteren Tibiakante als ein sehr wesentliches und zuverlässiges prognostisches Kriterium zu werten ist und zumindest unter diesem Blickwinkel mehr Bedeutung verdient.

In den Jahren 1968 - 1974 wurden 157 Sprunggelenksverletzungen operiert, 103 davon konnten klinisch und röntgenologisch nachuntersucht werden. Die besondere Aufmerksamkeit galt dabei dem Ausmaß der inzwischen eingetretenen posttraumatischen Arthrose.

Sämtliche Verletzungen wurden sowohl nach der Einteilung von WEBER (7) als auch nach der von LAUGE-HANSEN (4, 5) klassifiziert (Tabelle 1 und 2). In mehr als 3/4 der Fälle handelte es sich um Frakturen der prognostisch ungünstigen Gruppen B und C nach WEBER. Nach der genetischen Einteilung von LAUGE-HANSEN waren Supinations-Eversionsfrakturen am häufigsten vertreten. In 65 von 103 nachuntersuchten Fällen lag ein Abbruch der hinteren Tibiakante vor, das sind 63,1%.

Bei den Kontrolluntersuchungen fielen die besonders zahlreich vertretenen Supinations-Eversionsfrakturen durch relativ schlechte Ergebnisse auf. Eine Beobachtung, die insofern bemerkswert ist, als die biomechanisch bedeutsame tibio-fibulare

Syndesmose bei diesem Verletzungstyp nur partiell geschädigt zu sein pflegt. Andererseits konnten bei den Pronations-Abduktionsfrakturen mit vollständiger Zerreißung der Syndesmose und z.T. auch der Membrana interossea ausgesprochen gute Resultate registriert werden.

Tabelle 1. Verteilung der Bruchtypen und -stadien nach LAUGE-HANSEN

	Gesamtkollektiv		Nachuntersuchte Kollektiv	
	n	%	n	%
SA I	4		2	
SA II	9		6	
SA	13	8,3	8	7,8
SE I				
SE II	10		7	
SE III	4		4	
SE IV	63		43	
SE	77	49,0	54	52,4
PA I	3		3	
PA II	1		1	
PA III	12		7	
PA	16	10,2	11	10,7
PE II	1		1	
PE III	5		2	
PE IV	34		18	
PE	40	25,5	21	20,4
Stauchungsbrüche	7	4,5	5	4,9
Atyp. Brüche	4	2,5	4	3,8
Summe	157	100,0	103	100,0

Tabelle 2. Verteilung der Bruchtypen nach WEBER

	Gesamtkollektiv		Nachuntersuchte Kollektiv	
	n	%	n	%
A	13	8,3	8	7,8
B	77	49,0	54	52,4
C	51	32,5	27	26,2
Stauchungsbrüche	7	4,5	5	4,9
Nicht einzuordnen	9	5,7	9	8,7
Summe	157	100,0	103	100,0

Da Pronations-Abduktionsverletzungen nach LAUGE-HANSEN bis zur vollen Ausprägung des Verletzungstyps nur drei, Supinations-Eversionsverletzungen dagegen vier Stadien durchlaufen, lag es nahe, den Grund für die unterschiedlichen Behandlungsergebnisse im Schweregrad der Läsion zu suchen. Tatsächlich scheint ein solcher Zusammenhang unabhängig vom Frakturtyp in dem Sinne zu bestehen, daß Häufigkeit und Schwere der posttraumatischen Arthrose von der Anzahl der verletzten Einzelstrukturen abhängen. Diese Beziehung folgt im wesentlichen der Stadieneinteilung von LAUGE-HANSEN, läßt aber keine Parallelität zum Weber-Schema erkennen (Abb. 1).

Auffallend ist die sprunghafte Zunahme der Arthroserate beim Übergang vom 3. und 4. Verletzungsstadium der Eversionsbrüche. Bei den zahlenmäßig überwiegenden Supinations-Eversionsverletzungen ist das 4. Stadium dadurch charakterisiert, daß zu den Läsionen beider Knöchelregionen und der Syndesmose noch ein Abbruch der hinteren Tibiakante tritt. Das zusätzliche Abbrechen des hinteren Kantenfragments beeinflußt offensichtlich die Arthroserate nachhaltig.

Im Zusammenhang mit der prognostischen Bedeutung der dorsalen Kantenabbrüche interessierte natürlich auch die Frage, in welchem Maße die Größe der Fragmente auf die Entwicklung der Arthrose Einfluß nimmt. 51 operierte Sprunggelenksverletzungen, deren vorhandene Tibiakantenfragmente unversorgt blieben, wurden in dieser Hinsicht analysiert. Dabei wurden nur voll ausgebildete Läsionen des 4. Stadiums nach LAUGE-HANSEN berücksichtigt, um Verfälschungen durch unterschiedliche Schweregrade möglichst auszuschließen. Als Vergleichsgruppe dienten 13 Sprunggelenksverletzungen mit Verletzungen beider Knöchelregionen und der Syndesmose, aber ohne Tibiakantenabbruch (Abb. 2).

Die Aufstellung zeigt, daß Sprunggelenksverletzungen mit Beteiligung der hinteren Tibiakante zu durchweg schlechteren Ergeb-

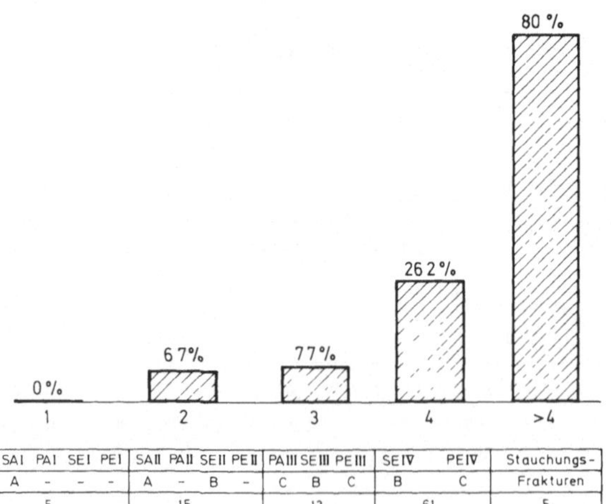

LAUGE-HANSEN	SAI PAI SEI PEI	SAII PAII SEII PEII	PAIII SEIII PEIII	SEIV PEIV	Stauchungs-
WEBER	A - - -	A - B -	C B C	B C	Frakturen
n	5	15	13	61	5

Abb. 1. Arthroserate in Beziehung zur Anzahl der verletzten Einzelstrukturen

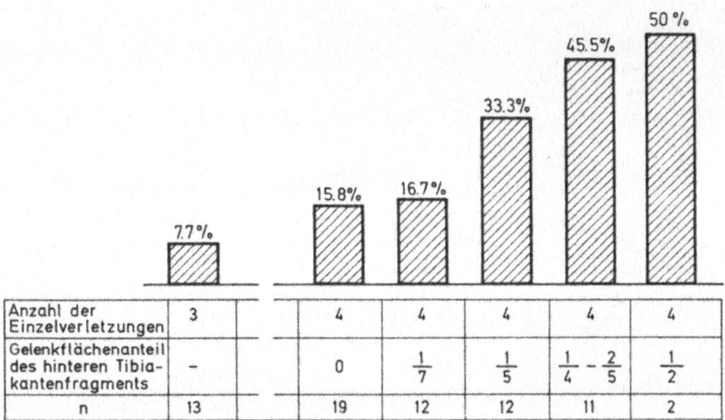

Anzahl der Einzelverletzungen	3	4	4	4	4	4
Gelenkflächenanteil des hinteren Tibiakantenfragments	-	0	$\frac{1}{7}$	$\frac{1}{5}$	$\frac{1}{4}-\frac{2}{5}$	$\frac{1}{2}$
n	13	19	12	12	11	2

Abb. 2. Abhängigkeit der Arthroserate von der Größe des dorsalen Tibiakantenfragments

nissen geführt hatten. Selbst schmalste schalenförmige Absprengungen von Millimeterstärke, welche keine Beziehung zur Gelenkfläche hatten, ließen die Arthroserate gegenüber der Kontrollgruppe bereits auf das Doppelte ansteigen. Besonders auffällig wurde die Arthrosehäufigkeit, sobald die Fragmente 1/5 der Gelenkfläche ausmachten. In Korrelation zur Entwicklung der arthrotischen Veränderungen war erwartungsgemäß auch eine Einengung der Sprunggelenksfunktion feststellbar. Wieder fällt die Abhängigkeit des Funktionsverlustes von der Zahl der verletzten Einzelstrukturen auf (Abb. 3a u. b).

Enttäuschend ist die relativ rasche Ausbildung arthrotischer Veränderungen besonder in den Fällen, wo die Läsionen der Knöchelregionen und der Syndesmose exakt rekonstruiert werden konnten (Abb. 4a - c). Nichts spricht aber dafür, daß die Ergebnisse durch zusätzliche Osteosynthese auch der kleineren Tibiakantenabbrüche verbessert würden. Durch exakte Reposition und Fixation der Brüchstücke, das ergibt eine Parallelauswertung unserer operierten Kantenbrüche, lassen sich grobe Fehlstellungen und Subluxationen zwar beseitigen, der arthrotische Endausgang hingegen bleibt unvermeidlich. Er scheint vielmehr durch die Tatsache, daß überhaupt ein solcher Abbruch erfolgte, primär präjudiziert zu sein.

Anhand eines konservativ behandelten Krankengutes wären verläßliche Aussagen über die prognostische Bedeutung von Einzelläsionen, wie des hinteren Tibiakantenabbruchs, kaum zu treffen. Bei geschlossener Einrichtung ist nicht auszuschließen, daß im Bereich des mitverletzten Außenknöchelsyndesmosenkomplexes und der Innenknöchelregion Restinkongruenzen verbleiben, die ebenfalls zur Entwicklung der Arthrose beitragen. Dieser Anteil variiert naturgemäß mit dem Repositionserfolg und läßt sich im Gesamtergebnis schwerlich von denjenigen arthrotischen Veränderungen abgrenzen, die ihre Entstehung allein dem Abbruch der hinteren Tibiakante verdanken.

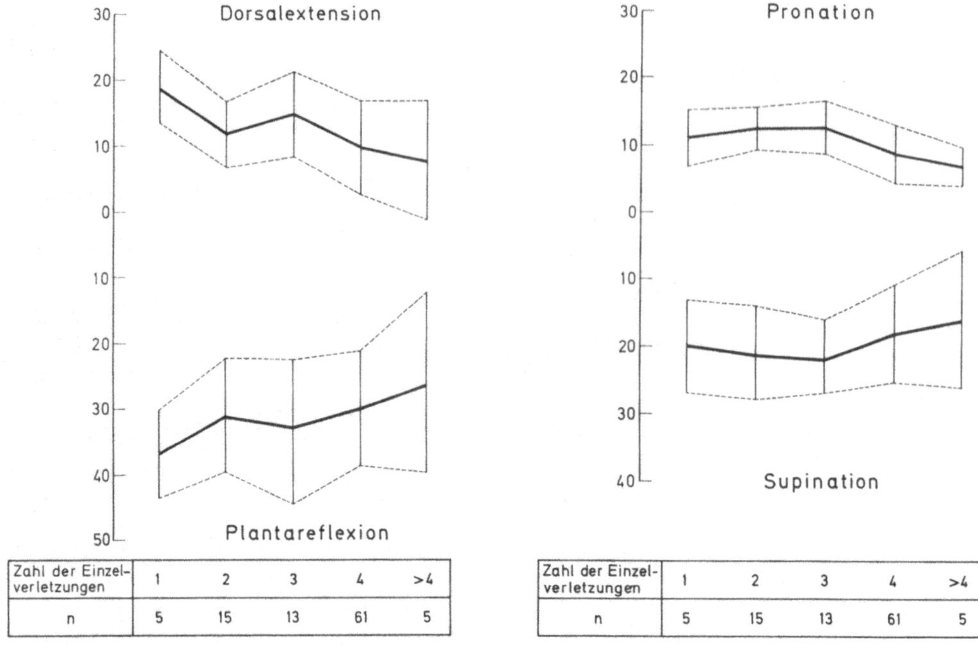

Zahl der Einzelverletzungen	1	2	3	4	>4
n	5	15	13	61	5

Zahl der Einzelverletzungen	1	2	3	4	>4
n	5	15	13	61	5

Abb. 3a und b. Funktionseinbußen des oberen und unteren Sprunggelenks in Abhängigkeit von der Anzahl der Einzelverletzungen (Mittelwerte mit Standardabweichung)

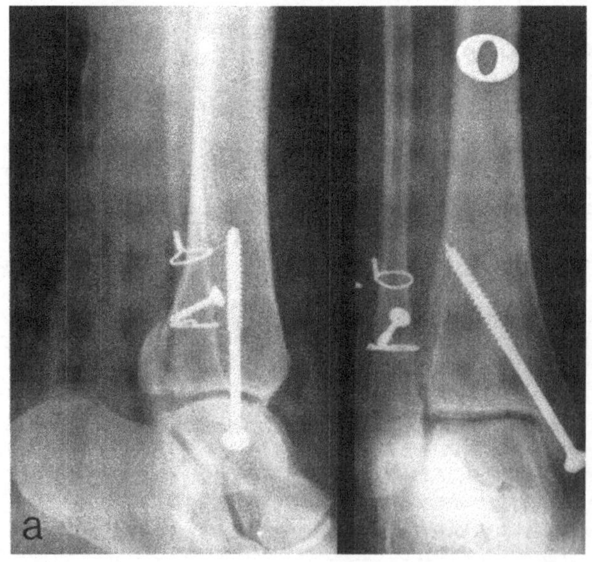

Abb. 4a

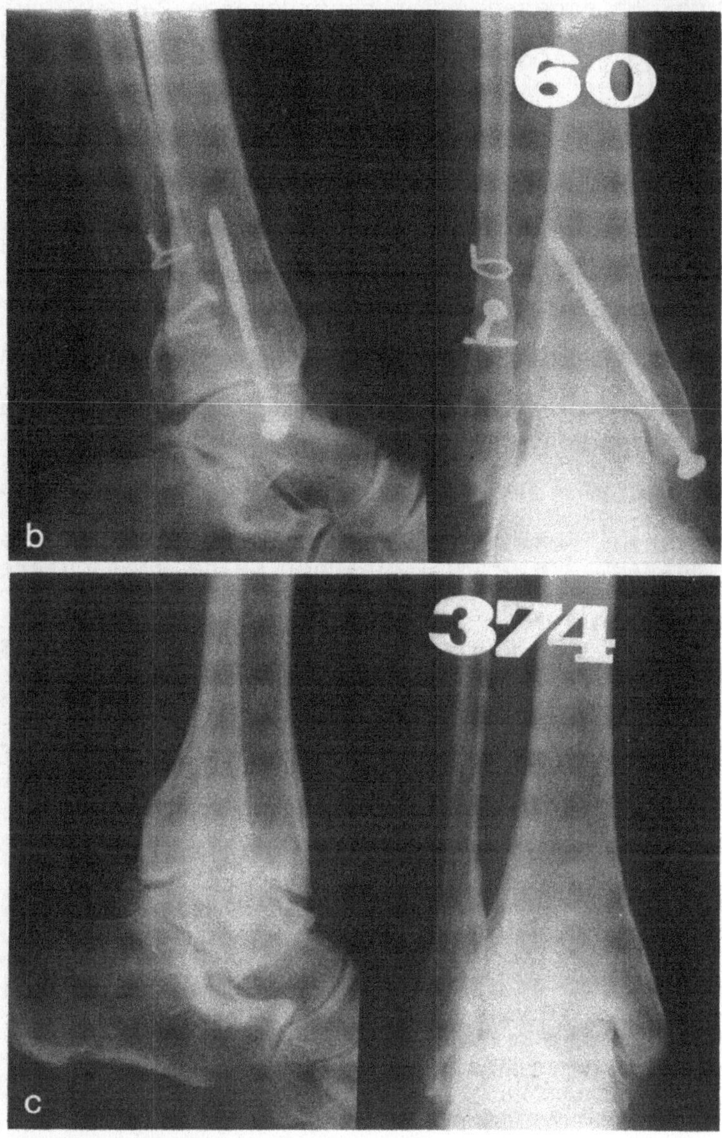

Abb. 4a - c. Befriedigendes Frühergebnis nach Versorgung einer SE IV Fraktur (WEBER B). Enttäuschendes Spätresultat

Bei der operativen Behandlung fällt die Möglichkeit einer solchen Fehlinterpretation weniger ins Gewicht. Durch Anwendung standardisierter Operationsverfahren werden Repositionsergebnisse erzielt, deren Qualität weitgehend konstant ist. Mithin besteht eine relativ gleichmäßige Basisschädigung, von der sich zusätzliche, durch Beteiligung der dorsalen Tibiakante gesetzte Akzente deutlicher abheben.

Auch den eigenen, hier besprochenen Behandlungergebnissen, liegen einheitliche Operationsmethoden zugrunde. Außenknöchelsyndesmosenkomplex und Innenknöchelregion wurden stets nach den gleichen Prinzipien rekonstruiert, während die dorsale Tibiakante in den ausgewerteten Fällen unversorgt blieb. Trotz der verhältnismäßig kleinen Kontrollserie kann daher als gesichert gelten, daß der Abbruch der hinteren Schienbeinkante entscheidenden Einfluß auf die Entwicklung der Arthrose nimmt. Selbst kleinste schalenförmige Fragmente, die nicht an der Gelenkfläche beteiligt sind, wirken sich ungünstig aus. Darüberhinaus besteht, wie schon aus der konservativen Behandlungsära bekannt, eine eindeutige Beziehung zwischen der Arthroserate und der Größe der Bruchstücke.

Auffallend ist, daß Frakturen der Gruppe B nach WEBER, sobald sie mit einem Abbruch der hinteren Tibiakante kombiniert waren, wesentlich schlechter abschnitten als Verletzungen des Typs C ohne Kantenabbruch. Der Zustand der hinteren Tibiagelenkfläche sagte demnach über die zu erwartende Arthrose mehr aus als das Ausmaß der Schäden am Außenknöchelsyndesmosenkomplex. Der prognostischen Aussage des WEBER-Schemas sind hier eindeutig Grenzen gesetzt. WEBER selbst war übrigens auch aufgefallen, daß die Frakturen des C-Typs zunächst keine schlechteren Ergebnisse hatten als die des B-Types. Das entsprach insofern nicht den Erwartungen, als keine Korrelation zur Beteiligung der biomechanisch wichtigen Außenknöchelsyndesmosenregion bestand. WEBER suchte die Beobachtung mit dem nivellierenden Einfluß der operativen Rekonstruktion zu erklären. Inzwischen veröffentlichte Spätergebnisse lassen allerdings Zweifel an dieser Interpretation aufkommen. FORUDASTAN (3), der WEBERs Krankengut nach fünf Jahren noch einmal kontrollierte, fand nämlich bei den B-Frakturen deutlich schlechtere Ergebnisse als bei den C-Brüchen.

Der Wert des ABC-Schemas liegt in erster Linie in der einfachen und raschen Verständigung über den Befund; es ist darin der komplizierten genetischen Einteilung LAUGE-HANSENs fraglos überlegen. Die erklärte Zielsetzung LAUGE-HANSENs war eine völlig andere: er analysierte die in Frage kommmenden Verletzungsmechanismen, um die bis dahin generell übliche geschlossene Reposition der Knöchelbrüche technisch zu verbessern. Durch Imitation der wichtigsten Entstehungsmechanismen konnte LAUGE-HANSEN alle wesentlichen Läsionen experimentell an Leichenpräparaten erzeugen. Die sogenannte genetische Einteilung der Knöchelbrüche stellt eine Zusammenfassung dieser Versuchsergebnisse dar. In den verschiedenen Frakturtypen findet die Qualität und in den Stadien jedes Typs die Quantität der Gewalteinwirkung ihren Ausdruck. Auf diese Weise wird die Traumatisierung des Gelenks pathogenetisch recht gut erfaßt und es überrascht eigentlich nicht, daß die genetische Klassifikation prognostisch besser verwertbar ist als die ABC-Gliederung.

Anders als beim Außenknöchelsyndesmosenkomplex und beim Innenknöchelbruch kann beim hinteren Tibiakantenfragment von einem nivellierenden Effekt der operativen Versorgung auf das Endergebnis kaum gesprochen werden. Die Reposition und Fixation größerer Bruchstücke verhütet allenfalls Schlimmeres. Operiert oder nicht bleibt der hintere Kantenabbruch doch stets ein ungünstiges Vorzeichen.

Als Erklärung für den anscheinend unabwendbaren Ausgang lassen sich vielleicht Begleitverletzungen heranziehen, die röntgenologisch symptomlos bleiben und sich deshalb der Routinediagnostik entziehen. In diesem Zusammenhang ist in erster Linie an Knorpelschäden des Sprungbeins oder der distalen Tibiagelenkfläche zu denken (FARKAS u. Mitarb. (2). Aber auch subchondrale Impressions- oder Abscherfrakturen, wie sie z.B. von BERNDT und HARTY (1) in Leichenexperimenten an der Talusrolle beobachtet wurden, sind vorstellbare Ursachen. Möglicherweise sind die Abbrüche der hinteren Schienbeinkante ähnlich wie Spaltbrüche des Schienbeinkopfs mit mehr oder weniger ausgeprägten Impressionen der Bruchkanten kombiniert, welche röntgenologisch nicht zur Darstellung gelangen und trotz idealer Reposition des Hauptfragments als präarthrotischer Schaden verbleiben. Hierfür würde die Beobachtung sprechen, daß der Talus offenbar dichter strukturiert und härter ist als die korrespondierenden Schienbeinpartien, wie wir bei der Simulation von Fersenbeinbrüchen feststellen konnten. Rein vertikale Belastung führt nämlich im Experiment stets zu Impressionsbrüchen der distalen Tibiagelenkfläche, während die Talusrolle intakt bleibt.

Zusammenfassend ist festzuhalten, daß der Abbruch der hinteren Tibiakante, weil er regelmäßig erst in der Spätphase des Traumas auftritt, als ein Reifezeichen der voll ausgeprägten Sprunggelenksverletzung anzusehen ist. Er bildet gewissermaßen das I-Tüpfelchen der Läsion und ist insofern als relativ sicheres prognostisches Kriterium verwertbar.

Literatur

1. BERNDT, A.L., HARTY, M.: Transchondral Fractures (Osteochondritis dissecans) of the Talus, J. Bone J. Surg. 41-A, 988 (1959).
2. FARKAS, T.A., RÉFFY, A., FRENYÓ, S.: Mikroläsionen des Gelenkknorpels als mögliche Ursache der posttraumatischen Arthrose. Arch. orthop. Unfall-Chir. 81, 279 (1975).
3. FORUDASTAN, H.: Zur AO-Osteosynthese von Knöchelbrüchen: Ergebnisse nach 5 Jahren. Arch. orthop. Unfall-Chir. 68, 42 (1970).
4. LAUGE-HANSEN, N.: Fractures of the ankle. Arch. Surg. 56, 259 (1948).
5. LAUGE-HANSEN, N.: Knöchelbrüche und Bandverletzungen des Fußgelenkes und des Fußes. Zbl. Chir. 87, 528 u. 545 (1963).
6. MÜLLER, J.: Ergebnisse der operativen Behandlung von Brüchen des oberen Sprunggelenkes. Med. Inaug. Disseration. Heidelberg 1977.
7. WEBER, B.G.: Die Verletzungen des oberen Sprunggelenkes. Bern: Huber 1966.
8. WILLENEGGER, H.: Die Behandlung der Luxationsfrakturen des oberen Sprunggelenkes nach biomechanischen Gesichtspunkten Helv. chir. Acta 28, 225 (1961).

Frakturen des Pilon tibial

Diskussionsbemerkungen und Empfehlungen aller Teilnehmer (Leitung: C. Burri)

Zusammengefaßt und redigiert von A. Rüter und C. Burri

Einteilung

- Mediale und laterale Spaltfrakturen
- Impressionsfrakturen
- Trümmerfrakturen

Operationsindikation

Die Indikation zur operativen Rekonstruktion ist immer gegeben, da es sich um Gelenkbrüche handelt.

Operationszeitpunkt

Bei Spaltbrüchen erlauben die Weichteilverhältnisse in aller Regel eine sofortige Versorgung, die dann aber innerhalb der ersten 6 Std durchgeführt werden muß.

Bei Impressions- und Trümmerfrakturen wird eine sorgfältige Abschätzung der Weichteilsituation notwendig. Bei geringsten Zweifeln muß abgewartet werden.

Wenn die Fraktur nicht sofort operiert wird, muß - zumindest bei den Impressions- und Trümmerfrakturen - eine Calcaneusextension durchgeführt werden. Gleichzeitig ist eine dorsale Gipsschiene mit Sohle zur Vermeidung der Spitzfußstellung anzulegen.

Bei Spaltbrüchen kann die Ruhigstellung durch Gipsschiene mit Sohle ausreichend sein.

Begleitende Weichteilschäden betreffen vorwiegend die medialen Anteile. Daher ist auch bei größeren Schäden häufig eine frühzeitige Osteosynthese der Fibula möglich. Bei diesem Vorgehen wird die Extension belassen. Nach Normalisierung des Weichteilbefundes kann dann in einer zweiten Sitzung die Tibia versorgt werden, wobei bei sicher vitalen Weichteilen das übliche Vorgehen zur Anwendung kommt. Verbleiben bezüglich der Weichteilsituation Zweifel kann es notwendig werden, nur eine Spongiosaplastik, eventuell in Verbindung mit Spickdrähten durchzuführen. In Einzelfällen wird der zweitzeitig geplante Eingriff an der Tibia gar nicht mehr notwendig, da zum Zeitpunkt der Normalisierung der Weichteilverhältnisse die Fragmente in befriedigender Stellung ausreichend konsolidiert sind.

Bei breit offenen und contusionierten Weichteilen, bei denen längerfristig oder dauernd eine interne Fixation unmöglich erscheint, ergibt das Anlegen eines Fixateur externe eine sichere Ruhigstellung des Verletzungsgebietes.

Implantate

Die Versorgung von Spaltbrüchen geschieht ausschließlich durch Schrauben, die nach dem Zugschraubenprinzip eingebracht werden. Bei Impressions- und Trümmerfrakturen eignet sich die T-Platte nur bei wenigen großen Fragmenten.

Diffizilere Bruchformen müssen mit der Kleeblattplatte stabilisiert werden.

Nicht selten ist aufgrund der Weichteilsituation die Verwendung einer Halbrohr bzw. von ein oder zwei Drittelrohrplatten das Vorgehen der Wahl. Gelegentlich muß hierbei die Trümmerzone gar nicht durch Schrauben erfaßt, sondern nur durch die Schienung der Implantate in Repositionsstellung gehalten werden. Die Platten sind hierbei nur am intakten Schaft durch Schrauben verankert.

Spongiosaentnahme

Bei umschriebenen kleinen Impressionen reicht die Entnahme der Spongiosa aus den proximalen Anteilen der Fraktur. Dies gilt besonders für geringe Impressionen bei Stückbrüchen.

Die größeren Defekte der Impressions- und Trümmerfrakturen benötigen zum Teil erhebliche Transplantatmengen. Bei Jugendlichen kann hierfür Spongiosa aus dem gleichseitigen Tibiakopf ausreichend sein. Bei älteren Patienten und großen Defekten empfiehlt sich die Spongiosaentnahme aus dem Beckenkamm.

Ist nur ein kleines Operationsteam tätig, soll diese Spongiosa vor Anlegen der Blutsperre, sozusagen in einer "Voroperation" entnommen werden. Die erlaubte Dauer der Blutsperre von 2 Std reicht häufig nur knapp zur Beendigung der eigentlichen Operation.

Bei größeren Operationsteams wird die Spongiosa während der Operation von einem zweiten Operateur entnommen.

Dauer und Druck der Blutsperre

Die Operation erfolgt wie alle peripheren Osteosynthesen in Blutsperre, nie in Blutleere. Beim Erwachsenen werden hierfür breite Manschetten mit einem Druck von 600 mmHg angelegt.

Spätestens nach 2 Std ist die Blutsperre zu öffnen. Falls die

Operation dann absehbar noch längere Zeit in Anspruch nimmt, kann die Blutsperre frühestens nach 10 min wieder geschlossen werden. Sie ist dann jedoch nur noch maximal 1 Std zu belassen.

Bei vorbestehenden Durchblutungsstörungen verbietet sich jede Blutsperre.

Nachbehandlung

Unmittelbar postoperativ wird das obere Sprunggelenk durch eine dorsale Gipsschiene mit Sohle zur Vermeidung eines Spitzfußes ruhiggestellt und auf Kissen oder einem Schienengestell hochgelagert (siehe Nachbehandlung der OSG-Frakturen).

Ab dem zweiten Tag wird die Schiene soweit geöffnet, daß nun aktive Übungen der Dorsalflexion möglich sind. Bei gesicherter Wundheilung erfolgt nach Fädenentfernung, üblicherweise dem 10. bis 12. Tag, die freie Mobilisation des Sprunggelenkes. Der Patient beginnt unter Teilbelastung mit 10 - 15 kg aufzustehen. Die Dauer der partiellen Entlastung richtet sich nach der Bruchform:

Spaltbrüche 8 - 10 Wochen
Impressionsbrüche 12 - 16 Wochen.

Offene Pilonfrakturen

Die Größe der Weichteilwunde gibt keinen sicheren Aufschluß über die begleitende Contusion. Prinzipiell verbieten aber offene Frakturen Grad II und III die Anwendung einer medialen Platte. In diesen Fällen ist üblicherweise ein zweitzeitiges Vorgehen - zunächst Osteosynthese der Fibula bei andauernder Calcaneusextension, später Versorgung der Tibia - das richtige Vorgehen.

Erstreckt sich die Weichteilschädigung auch auf den Außenknöchel, kann in diesen Sonderfällen die Versorgung der Fibula durch einen percutan eingeführten, entsprechend dem physiologischen Valgus vorgebogenen Oberholzer Nagel zum allein erlaubten Verfahren werden, auch wenn sich hierdurch keine anatomische Fragmentrekonstruktion erzielen läßt. Wichtig ist die Stabilisierung der "Leitschiene" des oberen Sprunggelenkes. In seltenen Fällen kann die Kombination einer Fibulaosteosynthese mit einem Fixateur externe angezeigt sein.

Primäre Arthrodesen sind kontraindiziert. Vor einer versteifenden Operation sollte man auf alle Fälle das Schicksal der Gelenkverletzung abwarten. Zum anderen ist eine sichere Arthrodese bei der ausgeprägten Zerstörung der distalen Tibiagelenkfläche technisch meist unmöglich.

Infekt nach Pilonosteosynthese

Ist das obere Sprunggelenk selbst vom Infekt nicht sicher betroffen erfolgt die Infektsanierung in den üblichen Schritten, eine operative Gelenkversteifung ist nicht angezeigt. Bei sicherer Gelenkbeteiligung ist jedoch ein frühzeitiger Entschluß zur Versteifung gerechtfertigt und im Sinne der Infektsanierung zweckmäßig.

V. Frakturen des Talus

Einteilung und Behandlung der Talusfrakturen

E.H. Kuner, Th. Müller und H.L. Lindenmaier

Talusfrakturen sind seltenere Verletzungen. Bezogen auf eine Zahl von 366 200 Frakturen aller Körperregionen, die in der Literatur im Zusammenhang mit Verletzungen des Talus genannt werden, läßt sich eine Häufigkeit von nur 0,32% errechnen. Bezogen auf 11 163 Fraktures des Fußskeletes, findet man lediglich 379 Talusfrakturen. Das sind 3,4% (39).

Die Talusfraktur gehört wegen der nicht selten schwierigen Behandlung und des unsicheren Ausganges zum Kreis der Problemfrakturen. Dabei spielen die Besonderheit der Anatomie, die ungewöhnlich große mechanische Beanspruchung sowie die vulnerable Gefäßversorgung bei einzelnen Frakturformen die entscheidende Rolle. Hinzu kommt schließlich, daß fast jede Fraktur des Talus ein Gelenkbruch ist. Eine Fragmentdislokation ist dann mit Subluxation oder Luxation gleichzusetzen.

Eine allgemein gültige Aussage über die Therapie und die Resultate von Talusfrakturen zu machen, erscheint schwierig, weil der Einzelne zu wenig Erfahrung sammeln kann. An unserer Abteilung in Freiburg kamen z.B. innerhalb eines Zeitraumes von 15 Jahren (1953 - 1968) nur 84 Talusfrakturen zur Behandlung. Die uns zugängliche Literatur weist kaum größere Zahlen in einer Einzelarbeit auf. So schien es uns sinnvoll, eine Literatur-Sammelstatistik zu erstellen, um hieraus einige Schlußfolgerungen ziehen zu können (1 - 56). Daß dabei gewisse Schwierigkeiten bestehen, ist uns bekannt.

Für die Literatur-Sammelstatistik wurden 272 Einzelpublikationen aus 37 Ländern (auch östliche) ausgewertet. Dabei kommt man auf eine Gesamtzahl von 7 048 Talusfrakturen.

Nomenklatur

Im englischen, französischen und auch z.T. im östlichen Schrifttum findet man für den Talus bzw. das Sprungbein auch den Begriff Astragalus. Dieses Wort stammt aus dem griechischen (Astragalos). Im Altertum wurde der Astragalos wegen seiner Form häufig zum Würfeln verwendet. So gab es "Knöchelspieler und -spielerinnen", wie dies durch viele Motive der antiken Kunst belegt ist.

Anatomie

Die Oberfläche des Talus ist zu 3/5 mit hyalinen Gelenkknorpel überzogen und damit überwiegend Gelenkfläche, die einerseits gegen den Unterschenkel (Tibia und Fibula), andererseits gegen das Fußskelet (Calcaneus, Naviculare pedis) artikuliert. Er liegt gut geschützt in anderen Knochen eingelassen und ist funktionell Schaltstelle für die beiden hintereinandergeschalteten Sprunggelenke (31). Somit ist er ungewöhnlich hoher Beanspruchung und Belastung ausgesetzt. Seine nachgewiesene größere mechanische Festigkeit gegenüber anderen Skeletabschnitten ist Ausdruck dieser Funktion (8).

Dem Talus fehlt jede eigene Bewegungsmöglichkeit vollständig, weil an ihm keinerlei Muskelzüge über Sehnen ansetzen. Passiv dagegen wird er entweder zusammen mit dem subtalaren Fußgerüst in der Malleolengabel bewegt oder aber mit dieser gegen das subtalare Fußskelet. Das obere Sprunggelenk - articulatio talocruralis - ist ein Scharniergelenk (Ginglymus) mit quergestellter Achse (7). Geringe Dreh- und Kippbewegungen sind aber zusätzlich möglich (24, 44). Kompliziert ist auch der Aufbau der unteren Sprunggelenke - articulatio subtalaris und talocalcaneo-navicularis - wobei die beiden Abteilungen mit eigenen Gelenkkapseln und Gelenkhöhlungen anatomisch zwar verschieden sind, funktionell jedoch eine Einheit bilden. Dabei bewegt sich das subtalare Fußskelet gegenüber Unterschenkel samt Talus um eine Achse, die schräg zur Längsachse des Fußes eingestellt ist (31). So kann der Fuß sowohl auf die laterale als auch auf die mediale Kante gestellt werden. Kombiniert sind im unteren Sprunggelenk einerseits Pronation/Abduktion/Dorsalflexion und andererseits Spination/Adduktion/Plantarflexion möglich (49).

Am Talus unterscheidet man Corpus (mit Trochlea), Collum und Caput. Peripher liegt nach dorsal der Processus posterior tali mit einem Tuberculum mediale und laterale. Nach außen zu findet man den Processus lateralis.

Der Gefäßversorgung des Talus kommt bei der Heilung knöcherner Verletzungen die entscheidende Bedeutung zu. Die Untersuchungen von WILDENAUER (54), MULFINGER und TRUETA (38) sowie PETERSON (40) haben gezeigt, daß der Talus von einem periostalen Gefäßnetz und der A. sinus et canalis tarsi versorgt wird. Die A. canalis tarsi - ein Ast der A. tibialis posterior - versorgt überwiegend Kopf und Körper des Sprungbeines sowie seine mediale Seite. Sie speist außerdem das periostale Gefäßnetz (21, 26, 40, 52) und dringt von unten in den Hals ein. Variationsmöglichkeiten sind mannigfach, wie KELLY und SULLIVAN (26) gezeigt haben (Abb. 1a und b).

Die A. sinus tarsi beteiligt sich ebenfalls an der Versorgung des Taluskopfes (40). Sie übernimmt zusammen mit der A. tarsea lateralis im wesentlichen die Ernährung des äußeren Talusdrittels (21). Auch bei ihr sind viele Abweichungsmöglichkeiten bekannt. So kann sie aus der A. tibialis anterior bzw. der A. dorsalis pedis oder auch der A. tarsea lateralis bzw. der A. malleolaris anterior lateralis abgehen. ECKE (14) geht davon aus, daß die

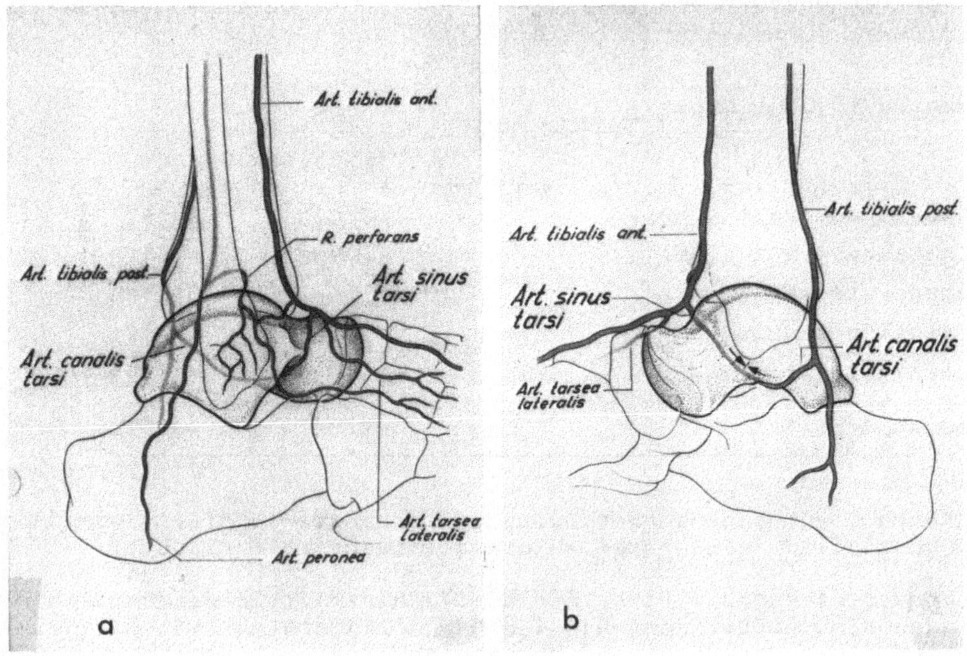

Abb. 1. (a und b) Gefäßversorgung des Talus

Hauptzirkulation von lateral über die A. peronea und den Ramus perforans sowie über die A. tibialis anterior mit der A. tarsea lateralis erfolgt. Jedenfalls scheint gesichert, daß die A. sinus tarsi mit der A. canalis tarsi anastomosiert. Beide treten von unten in den Talushals ein. Nach WATSON-JONES (52) und GRONERT (18) erfolgt die Hauptversorgung dagegen in erster Linie über die mediale und caudale Oberfläche des Halses. Experimentell wurde von PETERSON (40) festgestellt, daß bei dislocierten Talushalsfrakturen sowohl die A. canalis tarsi als auch die A. sinus tarsi verletzt werden. Eine direkte Abhängigkeit bestand vom Ausmaß der Dislokation. Dies bestätigt eigentlich die klinische Erfahrung, da man bei der dislocierten Talushalsfraktur mit einer großen Nekroserate rechnen muß. Tritt dagegen eine glatte knöcherne Heilung ohne aseptische Nekrose ein, so kann dies hinreichend mit der großen Variationsmöglichkeit dieses Gefäßsystems erklärt werden (52).

Unfallursache

In der Literatur werden verschiedene Unfallursachen genannt, die bevorzugt zu einer Talusfraktur führen sollen. BERNETT (3) z.B. vertritt die Ansicht, daß ein Drittel aller Talusfrakturen auf Sportverletzungen zurückzuführen seien. Sicher muß man gerade in diesem Zusammenhang regionale Unterschiede berücksichtigen. Aufgrund der Auswertung von 2 025 Talusfrakturen, über die in der

Literatur Angaben zur Frakturenstehung gemacht werden, läßt sich folgende Häufigkeitstabelle aufstellen (Tabelle 1):

Tabelle 1. Häufigkeit

	Fallzahl	v.H.
Sturz aus großer Höhe	1 055	52%
Straßenverkehrsunfall	366	18%
andere direkte Gewalt	364	18%
indirekte Gewalt	150	7%
Sportverletzungen	90	5%
Gesamt	2 025	100%

Demnach liegt ganz an der Spitze der Absturz-Unfall, während der Sportunfall am seltensten zu einer Talusfraktur führt.

Nebenverletzungen werden in rund 37% der Fälle gefunden. Sie beziehen sich überwiegend auf den Malleolenbereich (44%). Dabei werden nicht unterschieden ob es sich um eine Innen- bzw. Außenknöchelfraktur handelt oder ob gar beide verletzt sind. Die Calcaneusfraktur dagegen findet man zusätzlich in 18,3% und Frakturen des Mittelfußes machen 15,3% aus (34, 56).

Für die Ermittlung der Geschlechtsverteilung konnten 1978 mitgeteilte Fälle verwertet werden. Man stellt fest, daß das männliche Geschlecht mit 84% außerordentlich bevorzugt ist. Bei der Seitenlokalisation (n = 889) stellte sich heraus, daß die rechte Seite überwiegt. Hier war die Fraktur des Talus in 52% der Fälle zu finden. Die linke Seite dagegen war nur in 44% betroffen. Doppelseitige Talusfrakturen kommen in 4% der Fälle vor.

Die Talusfraktur wird überwiegend (87%) als geschlossene Fraktur angetroffen. Nur in 13% ist sie offen.

Frakturentstehung und Frakturformen

Talusfrakturen entstehen im allgemeinen durch Stauchungs-, Scher- oder Biegekräfte (5, 41). Abscherfrakturen treten auf, wenn die Gewalt an der Grenze zwischen abgestützten und nicht abgestützten Knochenbezirken einwirkt. Auch die sog. flake fractures sind Abscherfrakturen. Man findet sie vornehmlich bei der Luxationsfraktur des oberen Sprunggelenkes. Die Collumfraktur entsteht durch große Gewalteinwirkung auf den maximal dorsalflektierten Fuß, wie dies beim Absturz aus größerer Höhe der Fall ist. Dabei wirkt die Tibiavorderkante als Widerlager gegen das der Talus in seinem Halsbereich abgeschert wird. Ist die Fußstellung dagegen nach plantar flektiert, kommt es zur Abscherfraktur im Bereich des Processus posterior tali (21).

Für die Entstehung der Talushalsfraktur kommt nicht nur der Sturz aus größerer Höhe in Frage, sondern auch der Verkehrsunfall des PKW-Lenkers beim Frontalzusammenstoß mit dorsalflektiertem Fuß auf dem Bremspedal (25, 42) (Abb. 2).

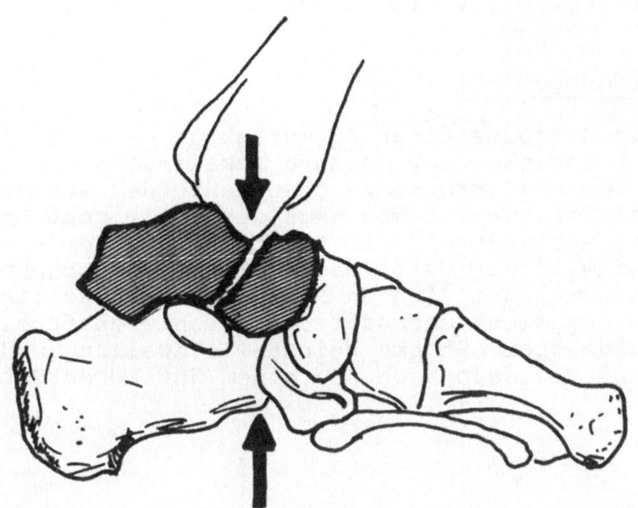

Abb. 2. Entstehungsmechanismus der Talushalsfraktur durch Abscherung an der Tibiavorderkante (Absturz, Bremspedal). Bei starker Plantarflexion dagegen kommt es zur Fraktur im Bereich des Processus post. tali

Über die einzelnen, z.T. typischen Frakturformen konnte anhand von 2 712 in der Literatur mitgeteilten Fälle Aufschluß gewonnen werden (Tabelle 2).

Tabelle 2. Frakturformen

	Fallzahl	v.H.
Fraktur des Collum	1 354	50%
Fraktur des Corpus	594	22%
Fraktur des Caput	110	4%
Fraktur der Trochlea	109	4%
Fraktur der Processus	461	17%
Trümmerfraktur	84	3%
Gesamt	2 712	100%

Demnach findet man in der Hälfte der Fälle Frakturen im Collumbereich. Jede fünfte Fraktur geht hier mit einer eindeutigen Dislokation einher. Das Corpus ist in 22% der Fälle betroffen.

Eine stärke Dislokation besteht etwa bei einem Fünftel. Frakturen von Hals und Körper gleichzeitig machen mit insgesamt 24 Fällen einen verschwindenden Anteil aus. Auch die reine Kopffraktur wird nicht häufig (4%) angetroffen, ebenso Frakturen der Trochlea (4%). Dabei handelt es sich hier wohl im wesentlichen um flake fractures. Auch Trümmerfrakturen sind selten (3%). Die Brüche der Fortsätze findet man dagegen 461 mal (17%) (Abb. 3 und 4).

Diagnose

Die Diagnose einer Talusfraktur bereitet in der Regel kaum größere Schwierigkeiten. Je nach Lokalisation der Fraktur sind die Symptome bzw. Frakturzeichen mehr oder weniger stark ausgeprägt. Die Halsfraktur ist die häufigste. Sie geht bei Dislokation immer mit Subluxation oder Luxation im unteren Sprunggelenk einher. Dabei wird der Calcaneus nach vorne geschoben und es entsteht das Phänomen des "langen Fußes". Die Beweglichkeit ist im unteren Sprunggelenk entweder stark schmerzhaft eingeschränkt oder völlig aufgehoben. Starke Weichteilschwellung und Deformierung des Fußes sind obligatorisch. Zu einem ähnlichen Bild kommt es bei Frak-

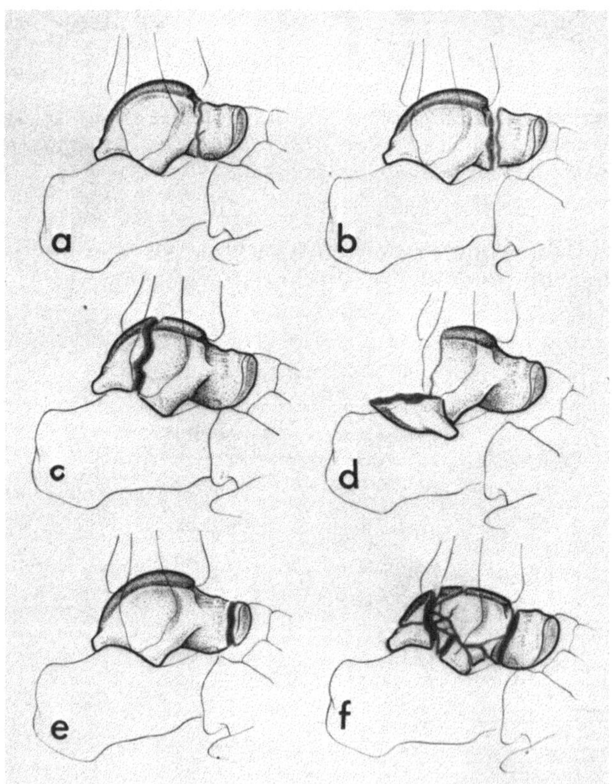

Abb. 3. (a) Talushalsfraktur ohne Dislokation; (b) Talushalsfraktur mit Dislokation; (c) Corpusfraktur mit geringer Dislokation; (d) Corpusfraktur mit starker Dislokation; (e) Caputfraktur; (f) Trümmerfraktur des Talus

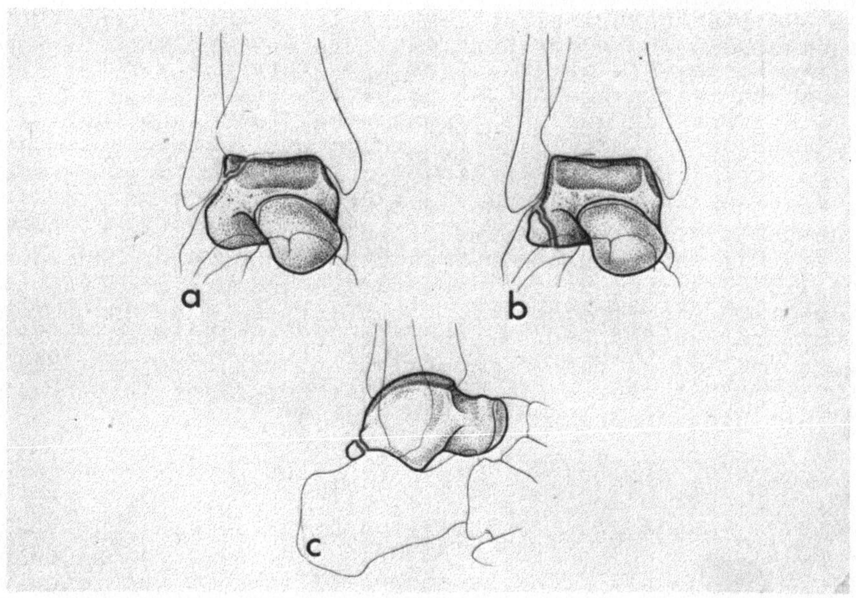

Abb. 4. (a) laterale Taluskanten-Absprengung (nicht selten Lokalisation von flake fractures); (b) Fraktur des Processus lateralis; (c) Fraktur des Processus posterior tali

turen des Corpus. Sog. flake fractures machen meist eine diskretere Symptomatik. Entscheiden Aufschluß gibt immer das qualitativ gute Röntgenbild in zwei oder mehreren Ebenen und evtl. die zusätzliche Schichtung.

Die Fraktur des Processus posterior tali muß differentialdiagnostisch gegen das Os trigonum, das als Varietät an der hinteren Taluskante vorkommt, abgegrenzt werden. Hier sind Kontrollaufnahmen der unverletzten Seite hilfreich. Von der Klinik her findet man im Falle der Fraktur des Processus posterior tali eine starke Schmerzhaftigkeit bei der Großzehenbeugung, weil die Sehne des M. flexor hallucis longus unmittelbar hinter dem Processus verläuft. Mögliche Zusatzverletzungen können sein: Schenkelhalsbruch, Tibiakopffraktur und Frakturen der Wirbelsäule.

Behandlung

Für die Therapie von Talusfrakturen kommen konservative, funktionelle und operative Maßnahmen in Betracht. Die Wahl des Verfahrens ist abhängig von der Frakturlokalisation, der Dislokation und dem Risiko der aseptischen Knochennekrose jedes einzelnen Frakturtypes. Jeder der genannten Behandlungsmethoden liegt ein festgelegtes Konzept zugrunde. So wird für die konservative Therapie die schmerzfreie, möglichst exakte Reposition und Immobilisierung bis zur knöchernen Konsolidierung gefordert. Da es sich beim Talus um einen Spongiosaknochen handelt, der außerdem in der Hauptbelastungsachse liegt und durch seine Funktion als Lastüberträger und -verteiler einer großen mechanischen Beanspruchung ausgesetzt ist, muß die spätere Entlastungszeit lang sein. Für die Halsfraktur würden wir 6 Monate ansetzen. Erst danach ist Teilbelastung gestattet. Es kommt hinzu, daß gerade diese Fraktur von der gefürchteten Taluskörpernekrose am meisten betroffen ist, so daß dies schon ein gewichtiger Grund ist, so zu verfahren. Für die konservative Therapie eignen sich weiter die Frakturen des Caput, des Processus posterior tali und des Processus lateralis, wenn keine zu grobe Dislokation bestehen bleibt. Die eben genannten Frakturen können auch sehr gut funktionell therapiert werden, wenn keine wesentliche Fragmentdislokation eingetreten ist. Dabei ist zu bedenken, daß am Tuberculum laterale des Processus posterior tali das recht kräftige Ligamentum talo-fibulare posterius ansetzt, das maßgeblich an der Stabilität des oberen Sprunggelenkes beteiligt ist. Der Bandzügel verläuft hier annähernd transversal (31).

Die operative Behandlung im Sinne der übungsstabilen Osteosynthese kommt u.E. für alle stärker dislocierten bzw. luxierten Talusfrakturen in Betracht. Dabei ist ganz allgemein davon auszugehen, daß es sich um Gelenkbrüche handelt. Nur die stufenlose Reposition und möglichst frühe Bewegungsmöglichkeit kann eine positive Auswirkung auf die Sprunggelenke ausüben. Die notwendige lange Entlastungszeit kann die Wiederherstellung der gestörten oder zerstörten Vascularisation günstig beeinflussen. Hauptanwendungsgebiet für die operative Frakturenbehandlung am Talus sind diejenigen Frakturen, die das Collum, das Corpus und die Trochlea (flake fractures) betreffen. Auch die sog. Shepherdsche Fraktur, bei der der Processus posterior tali im Zusammenhang mit einem großen, gelenkbildenden Fragment aus der Trochlea (Corpus) ausgesprengt ist, bedarf der operativen Versorgung. Ein besonderes Problem bietet die Trümmerfraktur des Talus. Hier neigen wir der befristeten funktionellen oder konservativen Behandlung zu, falls keine Einzelfragmente durch drohende Hautperforation ein Eingreifen verlangen. Die Frühartrodese ist im allgemeinen die Behandlungsmethode der Wahl.

Für die Osteosynthese von Talusfrakturen eignet sich besonders die Druckverschraubung mit großen oder manchmal noch besser kleinen Spongiosa-Schrauben, die mit einer Unterlegscheibe versehen sind. Für dieses Verfahren ist der übersichtliche operative Zugang wichtig. Zwei Möglichkeiten bieten sich an. Frakturen im Hals- und Kopfbereich können gut von medial her angegangen werden. Besonders zu beachten sind hier der Verlauf der A. tibialis posterior und des N. tibialis. Liegt die Fraktur mehr in der Nähe des Corpus tali oder im Corpus selbst oder treten Schwierigkeiten bei der exakt durchzuführenden Reposition auf, schafft die passagere Osteotomie des Innenknöchels entscheidende Abhilfe. Vor der Osteotomie haben sich die präliminäre Bohrung und Gewindeschnitt sehr bewährt, so daß bei der abschließenden Rekonstruktion stabile anatomische Verhältnisse wiederhergestellt sind (Abb. 5a und b). Frakturen, welche das Corpus selbst und seine dorsalen Partien betreffen, können gut von hinten, lateral und parallel der Achillessehne angegangen und verschraubt werden. In schwierigen Fällen kann auch einmal der dorsale Zugang nach PAYR mit "Z"-förmiger Durchtrennung der Achillessehne gewählt werden.

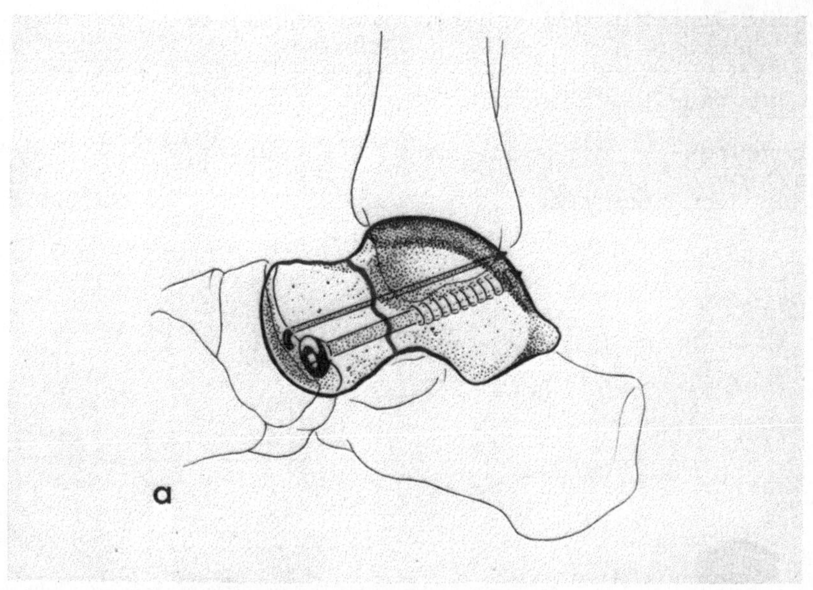

Abb. 5. Druckverschraubte Talushalsfraktur von medial her. Zusätzlicher Bohrdraht ergibt verbesserte Rotationsstabilität

Die Trümmerfraktur, die zwar nur in 3% der Fälle vorkommt, bietet zunächst die größten Schwierigkeiten. Hier empfiehlt es sich, den Behandlungsplan abzustufen und zuerst die konservative Behandlung einzuleiten. Haben sich Fraktur und Form des Talus knöchern einigermaßen gefestigt, erfolgt die Früharthrodese.

Die Adaptionsosteosynthese ist ein Kompromiß in der Frakturenbehandlung ganz allgemein. Am Talus kann sie Bedeutung erlangen, wenn die Verschraubung technisch nicht möglich ist. Ein Gipsverband muß dann anschließend angelegt werden.

Das therapeutische Vorgehen, das nach Durchsicht der Literatur bei den verschiedenen Bruchformen zu empfehlen ist, wurde in Tabelle 3 zusammengestellt.

Nachbehandlung

Die Nachbehandlung von operativ versorgten Talusfrakturen besteht im wesentlichen darin, möglichst lange zu entlasten und früh zu bewegen. Bei stabiler Versorgung der Fraktur legen wir postoperativ eine U-Gipsschiene zur Spitzfußprophylaxe an, lassen hochlagern und ab erstem postoperativen Tag aktiv bewegen. Bei allen nekrosegefährdeten Talusfrakturen wird eine komplette Entlastung für 12 Monate durchgeführt.

Hier hat sich der Gehapparat nach ALLGÖWER sehr gut gewährt. Die fortlaufenden Röntgenkontrollen in Abständen von zunächst 4

Tabelle 3. Empfehlung zur Behandlung einzelner Frakturtypen des Talus

Talusfrakturen-Therapieempfehlung			
Frakturentypus-Lokalisation	operativ	konservativ	funktionell
Caput	(+)	++	(+)
Collum	++	(+)	
Corpus	++	(+)	
Trümmer	++[a]	(+)[a]	
Processus post.	(+)	++	(+)
processus lat.		++	(+)

[a] = Früharthrodese.

Wochen, später alle 2 Monate, halten wir für sehr wichtig, da man nur so schon früh eine sich abzeichnende aseptische Nekrose des Talus erkennen kann (47).

Talusnekrose und Häufigkeit

Folgenschwerste Störung im Heilverlauf einer Talusfraktur ist die aseptische Nekrose. Sie geht einher mit dem Funktionsverlust im oberen Sprunggelenk und in vielen Fällen ist auch das untere und das Talonavicu1argelenk betroffen. Funktionseinbuße und Schmerzzustände sind Folge der auftretenden deformierenden Arthrose (2, 13, 23).

Im Röntgenbild findet man gelegentlich schon nach relativ kurzer Zeit (10 bis 12 Wochen) eine milchig-trübe, homogene Verdichtung als Frühsymtom (4). Ist die Beurteilung nicht eindeutig, leistet die Vergleichsaufnahme der unverletzten Seite wertvolle Hilfe. Gleiche Aufnahmetechnik ist dabei Voraussetzung. Spätere Zeichen der Nekrose sind die krümelig, schollige Demarkierung mit unregelmäßiger Randkontur und Zunahme der Verdichtung.

Arteriografisch lassen sich die Versorgungsgefäße des Talus im extraossären Bereich durch Kontrastmittelinjektion darstellen. Gefäßabbrüche können zur Darstellung kommen (23). Die Interpretation solcher Bilder ist außerordentlich schwierig und eine prognostische Aussage praktisch unmöglich, da durch die große Variationsbreite zusätzliche Zirkulationsmöglichkeiten bestehen können.

Ein verbindliche Aussage über die Häufigkeit der Talusnekrose läßt sich durch die Auswertung von 2 838 in der Literatur mitgeteilten Talusfrakturen machen (Tabelle 4). Dabei zeigt sich eindeutig, daß einzelne Frakturtypen stark von dieser Komplikation bedroht sind, andere dagegen weniger oder gar nicht.

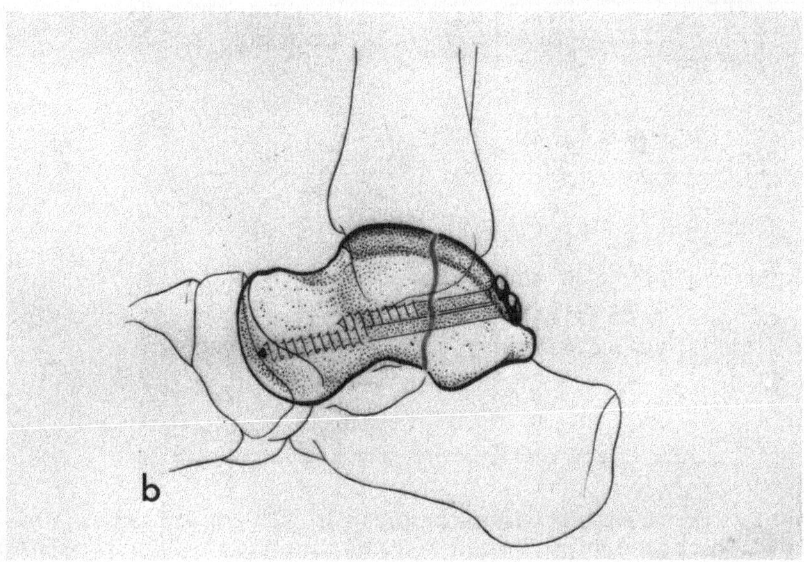

Abb. 6. Druckverschraubte Corpus-Fraktur des Talus von dorsal mit zwei ungleich langen Malleolarschrauben. Schrauben aus dem Kleinfragmente-Instrumentarium der AO (z.B. kleine Spongiosaschrauben mit Unterlegscheibe eignen sich besonders gut)

Tabelle 4. Häufigkeit der aseptischen Talusnekrose (n = 2 838)

	Fallzahl	Häufigkeit (v.H.)
Trümmerfraktur	57	51%
Collum (ohne Dislokation)	543	12%
Collum (mit Dislokation)	264	48%
Corpus (ohne Dislokation)	262	9%
Corpus (mit Dislokation)	60	25%
Trochlea	62	6%
Caput	61	5%
Processus	332	--

Verständlicherweise liegt hier die Trümmerfraktur mit einer Nekroserate von 51% weit an der Spitze. Auch die Halsfraktur, wenn sie dislociert ist, ist stark betroffen (48%) und bei Corpusfrakturen muß in einem Viertel der Fälle mit einer Nekrose gerechnet werden. Die nicht dislocierten Talusfrakturen weisen eine relativ günstige Prognose bezüglich der Nekrose auf. Eine Aussage über möglicherweise entstehende posttraumatische Arthrosen infolge des Knorpelschadens ist aber damit nicht getan.

Aufgrund des erarbeiteten Zahlenmaterials läßt sich für jede Frakturform die Wahrscheinlichkeit einer Nekrose errechnen. Man kommt dann zu folgenden Verhältniszahlen (Tabelle 5).

Tabelle 5. Nekroserisiko

Trümmer	1 : 1,8
Collum (mit Dislokation)	1 : 2
Collum (ohne Dislokation)	1 : 8
Corpus (mit Dislokation)	1 : 4
Corpus (ohne Dislokation)	1 : 10,5
Trochlea	1 : 15
Caput	1 : 20

Größtes Risiko besteht demnach bei der Trümmerfaktur und dislocierten Halsfraktur. Für die Frakturen der Trochlea und des Caput ist die Wahrscheinlichkeit am geringsten (Tabelle 5).

Über die Frage, wie eine aseptische Taluskopfnekrose therapeutisch angegangen werden soll, werden in der Literatur sehr unterschiedliche Vorschläge gemacht (33). Daß eine Revascularisierung und Ausheilung möglich ist, geht aus Mitteilungen im Schrifttum hervor. So berichtet z.B. MINDELL (37) über eine Talusnekrose eines dreijährigen Mädchens, bei dem durch eine dreijährige konsequente Entlastung eine Restitutio ad integrum erreicht werden konnte. DUNN und Mitarb. (12) beobachteten den Verlauf von 20 Talusnekrosen. Nach einer Entlastungszeit zwischen 7 und 28 Monaten war in 10 Fällen eine vollständige Heilung eingetreten. Ähnliche Mitteilungen und Therapieempfehlungen liegen von KENWRIGHT und TAYLOR (27) sowie von LIPSCOMP (35) vor. In der von uns zusammengestellten Literatur-Sammelstatistik kommen auf 860 Talusfrakturen, bei denen der spätere Verlauf bekannt ist, 161 Talusnekrosen (18,7%). Von diesen wird berichtet, daß in 40% der Fälle eine vollständige Revascularisation eingetreten sei. Die Behandlung bestand stets in langzeitiger Entlastung (12 Monate und mehr). Aufgrund des Literaturstudiums erscheint die Therapieempfehlung einer 12monatigen vollständigen Entlastung bei der Talusnekrose gerechtfertigt. Wichtig dabei ist die frühzeitige Erfassung der ersten Anzeichen. Im Falle der irreparablen Nekrose verbleibt nur die Arthrodese der Sprunggelenke. Daß eine Verletzung des Talus nicht unweigerlich mit einer Nekrose enden muß, erfahren wir von HERODOT (490 - 430 v.Chr.) (3, 11, 17), der über einen sehr prominenten Patienten - den Perserkönig Darius I (550 - 486 v.Chr.) - berichtet, wie der König auf der Löwenjagd vom Pferd stürzte und sich offensichtlich eine offene Talusluxation zuzog. Wörtlich heißt es: "Der Astragalus ragte aus den Gelenken heraus". HERODOT führt dann weiter aus, daß durch den ägyptischen Hofarzt ein zufriedenstellendes Behandlungsergebnis erzielt worden sei. Dies muß umso mehr hervorgehoben werden, da die Letalität bei derartigen Verletzungen selbst um die Jahrhundertwende noch außerordentlich hoch war.

Zusammenfassung

Es soll festgehalten werden, daß bei der Behandlung der Talusfraktur der Behandlungsbeginn und die Verfahrenswahl die zwei entscheidenden Faktoren darstellen. Jede Talusfraktur muß als chirurgischer Notfall angesehen werden. Jede stärker dislocierte Fraktur, besonders des Collum und Corpus, bedarf der stabilen Versorgung durch Osteosynthese. Die langdauernde postoperative Entlastung bei aktiver Bewegungstherapie dient der ungestörten Heilung der Fraktur und verbessert die Chance der evtl. vordringlich gebotenen Wiederherstellung der Durchblutung.

Literatur

1. APANASENKO, B. et al.: Opyt Operativnogo lecheniia zakrytykh perelem - vyvikhovtarannoi Kosti (Operative Experimente mit geschlossenen, dislozierten Talusfrakturen) Vestin Khir 114, 103 (1975).
2. BECHER, R., HAVEMANN, D.: Szintigraphische Befunde bei Verletzungen des Sprungbeins. Act. Traumatol. 2, 3, 181 (1972).
3. BERNETT, P.: Die Talusfrakturen als besondere Verletzungen des Fußes. Archiv. f. klin. Chir. 325, 980 (1969).
4. BIRZELE, H., KUNER, E.H., BERGLEITER, R.: Traumatologische Röntgendiagnostik, Lehrbuch und Atlas. Stuttgart: Thieme. 1975.
5. BÖHLER, L.: Die Technik der Knochenbruchbehandlung. Wien: Maudrich 1957.
6. BONNIN, J.G.: Dislocations and Fracture Dislocations of the Talus. Brit. J. Surg. 28, 88 (1940).
7. BRAUS, H.: Anatomie des Menschen. Band 1 - 3. Berlin-Heidelberg-New York: Springer 1954.
8. BURGHELE, N., SCHULLER, K.: Die Festigkeit der Knochen Calcaneus und Astragalus. Z. Orthop. 107, 447 (1970).
9. BURRI, C. et al.: Unfallchirurgie. Berlin-Heidelberg-New York: Springer 1974.
10. CHEEVER, B.: Dislocation of Astragalus. Boston med. surg. Jour. 2, 237 (1875).
11. COLTART, W.D.: Aviator's Astragalus. J. Bone Jt. Surg. 34-B, 545 (1952).
12. DUNN, A.R. et al.: Fractures of the Talus. J. Trauma (Baltimore) 6, 443 (1966).
13. ECKE, H.: Zur Behandlung von Talusfrakturen. Bruns Beitrag zur klin. Chirurgie 217, 427 (1969).
14. ECKE, H.: Talusfraktur. 38. Jahrestagung der Deutschen Gesellschaft für Unfallheilk. und Vers. med. Berlin-Heidelberg-New York: Springer 1975.
15. GAUPP, R.: Die Frakturen des Talus. Bruns Beitr. 11, 91 (1894).
16. GRAEF, H.: Sprungbeinbrüche. Mschr. f. Unfallheilk. I, 30 (1937).
17. GROND, J.T.: Fracturen luxatie van de Talus. Dissertation, Amsterdam, Spin 1947.
18. GRONERT, H.J.: Talusverletzungen, Frühversorgung und Wiederherstellung. Z. Orthop. 113, 687 (1975).

19. GURLT, G.: Luxationen des Talus. Arch. f. Chirurgie 25, 467 (1861).
20. HANCOCK, W.: On dislocation of the astragalus with the lower ends of the tibia and fibula inwards. The Lancet 11, 2, 70 (1844).
21. HAVEMANN, D., RAIG, H.: Luxationsfrakturen des Sprungbeins, Diagnose, Therapie und Prognose. Hefte z. Unfallheilkunde 114, 153 (1973).
22. HERODOT III: Herodoti Historiae, Oxford classival texts, Editio tertiae, printed in G. Britain 129 (1975).
23. HIPP, E.: Talusnekrose. Hefte z. Unfallheilkunde 81, 182 (1965).
24. HORT, W.: Die Gabelsprengung bei Sprunggelenksfrakturen und ihre Bedeutung. Mschr. f. Unfallheilk. 76, 205 (1973).
25. JULLIARD, A.: Les lésions traumatiques récentes de l'astragale. A propos de 48 cases. Ann. Chir. Paris. 15, 1445 (1961).
26. KELLY, P.J., SULLIVAN, C.: Blood supply of the Talus. Clinic. Orthop. No. 30, Lippincoft Comp. 1963.
27. KENWRIGHT, J., TAYLOR, R.: Major injuries of the Talus. J. Bone Jt. Surg. 52-B, 36 (1970).
28. KLEMENT, M.: Frakturen des Sprungbeins. Acta Chir. Orthop. et Cechos traumatol. 22, 78 (1955).
29. KUNER, E.H., WELLER, S.: Das Röntgenbild bei der Knochenbruchbehandlung. Stuttgart: Hippokrates 39, 98 (1968).
30. KUNER, E.H., SEITZ, H., SPRINGORUM, U.: Früharthrodese oder Osteosynthese bei Talusfrakturen. Z. Orthop. III, 466 (1973).
31. LANZ, J., WACHSMUTH, W.: Bein und Statik, 2. Aufl. Berlin-Heidelberg-New York: Springer 1972.
32. LARSON, R.L., SULLIVAN, C.R., JANES, J.M.: Trauma, surgery and circulation of the Talus. J. Trauma 1, 13 (1961).
33. LAUGHLIN, J.: Injuries of the Talus. J. Am. Osteopath. Assoc. 71, 334 (1971).
34. LEITNER, B.: Behandlung und Ergebnisse von 42 frischen Fällen von Luxatio pedis subtalo. Erg. d. Chir. u. Orthop. 37, 501 (1952).
35. LIPSCOMP, P. et al.: Old and new fractures of the Astragalus. Surg. Clin. North America 23, 995 (1943).
36. McKEEVER, F.M.: Fracture of the Neck of the Astragalus. Arch. Sug. 46, 720 (1943).
37. MINDELL, E.R. et al.: Late results of injuries of the Talus. J. Bone Jt. Surg. 45-A, 221 (1963).
38. MULFINGER, G.L., TRUETA, J.: The blood supply of the Talus. J. Bone Jt. Surg. 52-B, 160 (1970).
39. MÜLLER, Th.: Die Laesionen des Talus. Eine Literatur-Sammelstatistik. Inaugural-Dissertation, Freiburg 1978.
40. PETERSON, L.: The artial supply of the Talus. Acta orthop. Scand. 46, 1026 (1975).
41. REHN, J.: Zit. in Bürkle de la Camp: Handbuch der gesamten Unfallheilkunde III, 484 (1975).
42. REICH, H.: Beitrag zur Behandlung der geschlossenen Verrenkungsbrüche des Sprungbeinkörpers. Zbl. Chir. 87, 1387 (1962).
43. REINECKE, K.: Seltene Knochenbrüche und Verrenkungen. Zbl. Chir. 64, 1058 (1937).
44. ROMPE, K.: Empfehlungen zur gutachtlichen Bewertung von Sprunggelenksversteifungen. Z. Orthop. 112, 1143 (1974).

45. SCHLAG, G.: Die Talusfrakturen. Aktuelle Chirurgie 6, 403 (1966).
46. SCHÜTZ, K.: Talusfrakturen und ihre Behandlung. Dissertation, Freiburg 1969.
47. SCHULITZ, K.P.: Die Bedeutung der Vaskularisation für die Talusnekrose nach Frakturen. Z. Orthop. 113, 699 (1975).
48. STEALY, J.H.: Fracture of the Astragalus. Surg. Gynec. Obstet. 8, 36 (1909).
49. THOM, H.: Spätergebnisse nach 81 Arthrodesen des oberen Sprunggelenkes. Z. Orthop. 111, 446 (1973).
50. TREVISI, M.: La meccanica dell' astragalo e del calcagno nel vivente durante. Arch. Putti 19, 438 (1964).
51. VICK, J., BÄR, W.: Frakturen und Luxationen des Talus. Zbl. Unfallchir. 91, 1577 (1966).
52. WATSON-JONES, R.: Dislocation and Fracture - Dislocation of the Talus. In: Fractures and joint injuries, Ed. 4, Vol. 2, 87 878, Edinburgh: Livingstone 1955.
53. WEYAND, F., KREICHGAUER, A.P., KUNER, E.H.: Zur Behandlung der distalen intraartikulären Humerusfrakturen. Zeitschr. Unfallchir. u. Rehab. 4, 166 (1976).
54. WILDENAUER, E.: Die Blutversorgung des Talus. Z. Anatomie und Entwicklungsgeschichte 115, 32 (1950).
55. WILLENEGGER, H.: Frakturenlehre. Zit. in: Allgöwer, M.: Allgemeine und spezielle Chirurgie. Berlin-Heidelberg-New York: Springer 1973.
56. ZIFKO, B., WITTICH, H.: Behandlung und Behandlungsergebnisse von Talusbrüchen und Talusverrenkungsbrüchen. Arch. orthop. Unfall-Chir. 65, 65 (1969).

Talusfrakturen – Ergebnisse Berlin

H. Zilch

Von 1967 - 1976 wurden in unserer Klinik neben 104 Kapsel-Band-Ausrissen am Talus 76 Talusverletzungen behandelt. Diese teilen sich auf in 34 periphere Brüche, 29 zentrale und in 13 Luxationen (Tabelle 1). 80% der 76 Talusverletzungen konnten im Durchschnitt 4,6 Jahre nach dem Unfall nachuntersucht werden. Das Durchschnittsalter betrug 31 Jahre (5 - 82 Jahre). Bei der Bewertung der Ergebnisse fand das von WEBER für das obere Sprunggelenk angegebene Schema weitgehend Verwendung.

Tabelle 1. Talusverletzungen von 1967 - 1976 an der Orthop. Klinik und Poliklinik der FU-Berlin im Oskar-Helene-Heim

1. Knöcherne Kapsel-Band-Ausrisse:		104
dorsal	66	
lateral	24	
medial	11	
hinten	3	
2. Periphere Brüche:		34
Proc. posterior	23	
Proc. lateralis	3	
Abscherfrakturen des Taluskopfes	2	
Dome fractures	6	
3. Zentrale Brüche		29
Dislokationsstufe I	12	
Dislokationsstufe II	8	
Dislokationsstufe III	9	
4. Luxationen (ohne OSG):		13
Luxatio totalis (dreigelenkig)	3	
L. pedis sub. talo (zweigelenkig)	4	
L. talo-naviculare (eingelenkig)	6	

Periphere Brüche

Bei nicht exakt reponierten Fortsatzfrakturen droht eine posttraumatische Arthrose. Daher sind auch bei diesen Brüchen Operationen indiziert (5). Zur Operation zwangen uns Gelenkinkongruenzen oder Sehneninterpositionen. Die 3 operativ versorgten Fortsatzfrakturen bezogen sich auf den Bruch des Processus lateralis und auf den des Tuberculum mediale Processus posterior. Die Nachuntersuchung dieser Fälle ergab 2 x ein sehr gutes Ergebnis, 1 x nur ein gutes, da röntgenologisch eine geringe Arthrose vorlag, die sich 1 Jahr nach der Operation noch nicht nachweisen ließ. Offenbar verhindert eine operative exakte Reposition nicht immer eine Spätarthrose. Von den 20 nachuntersuchten Verletzten konnten 10 Fälle als sehr gut eingestuft werden, 8 als gut und 2 als schlecht, da eine posttraumatische Arthrose bestand (Tabelle 2).

Tabelle 2. Ergebnisse der nachuntersuchten Talusfrakturen

	sehr gut	gut	schlecht
Fortsatzfrakturen	10	8	2
Kopfkalottenfrakturen			2
Flake fractures	4		
Zentrale Brüche			
Stufe I	2	5	3
Stufe II	1	4	3
Stufe III		2	6

Taluskopffrakturen sind meist schwierig zu rekonstruieren, da die Gelenkflächen häufig mehrfach imprimiert sind. An eine Frückarthrodese im Talonavikulargelenk ist zu denken. Luxationen im Talonavikulargelenk besitzen eine starke Reluxationsneigung, die nur durch eine temporäre K.-Draht-Fixierung behoben werden kann. Unsere beiden Kopffrakturen waren Abscherungen einer mehrfach gebrochenen Kalotte durch die laterale Kante des Kahnbeines. 5 Jahre nach dem Unfall zeigten beide eine Arthrose im Talonavikulargelenk, hatten jedoch nur minimale Restbeschwerden.

Von 6 flake- (dome-) fractures (7) konnten 4 nachuntersucht werden. Die Behandlung der ausschließlich lateral gelegenen Kantenfrakturen der Talusrolle erfolgte konservativ in einem Unterschenkelliegegips bzw. -gehgips von 6 - 12 Wochen Dauer. Eine Osteochondritis dissecans wurde nicht beobachtet, wenn auch die Revascularisierung bis zu 1 Jahr dauern kann. Auffallend war eine Längenzunahme des verletzten Unterschenkels von 2 cm bei einem Jugendlichen. Zusätzliche Bandschädigungen besonders außen einschließlich der Syndesmose wurden nicht beobachtet. Restitutio ad integrum in allen nachuntersuchten Fällen.

Zentrale Brüche

Die 12 konservativ (bis 12 Wochen Gipsruhigstellung) behandelten Brüche ohne Dislokation zeigten bei 10 Nachuntersuchten 2 x ein sehr gutes, 5 x ein gutes und 3 x ein schlechtes Ergebnis, ohne daß eine Nekrose auftrat. Die Dislokationsstufe II betraf nur Brüche im Halsbereich. 6 Patienten wurden konservativ, 2 operativ mit Spongiosa-Zugschrauben behandelt. Die Ruhigstellung dauerte in im Falle einer konservativen Behandlung 12 Wochen, bei der operativen 6 - 8 Wochen. Eine Entlastung unabhängig von der Behandlung wurde für 4 - 8 Monate durchgeführt. Ergebnisse: 1 x sehr gut, 4 x gut und 3 x schlecht. Es wurde keine Nekrose gesehen. Eine Teilnekrose baute sich von medial her wieder auf. Gelegentlich sieht man bei Brüchen im Halsbereich nach Konsolidierung der Fraktur dorsal einen Wulst im Bereich der ehemaligen Fraktur, der eine Anschlagsperre für Streckung bewirkt. Durch Abmeißelung und Glättung dieses Knochenwulstes kann wieder ein freies Bewegungsmaß erreicht werden.

Die 9 Brüche (meist Trümmerfrakturen) der Dislokationsstufe III betrafen 4 x den Körper und 5 x den Halsbereich. Sie wurden alle operativ angegangen; nach Reposition und Rekonstruktion der Gelenkflächen erfolgte eine K.-Draht-Osteosynthese. Bei einer 3 Wochen vorbestehenden Dislokation wurde eine Früharthrodese mit äußeren Spannern durchgeführt. Die Ergebnisse sind, wie aus der Literatur bekannt, schlecht; 5 x mußte wegen einer Nekrose eine Tripel-Arthrodese durchgeführt werden. Von den 8 nachuntersuchten Fällen endeten demnach 6 mit einer Arthrodese. Nur beide Körperfrakturen im hinteren Drittel mit Dislokation der Fragmente ergaben gute Ergebnisse.

Luxationen

10 unserer 13 ein- bis dreigelenkigen Verrenkungen konnten nachuntersucht werden. Eine Nekrose trat weder bei den totalen noch bei den anderen Verrenkungen auf. Ein Patient mit totaler Luxation entlastete nur 3 Monate, da er einen verordneten Allgöwer-Apparat nicht benutzte. Der Patient kann sein Bein voll belasten, ist voll arbeitsfähig, nur geringe Restbeschwerden nach längerer überdurchschnittlicher Belastung. Röntgenologisch zeigt sich eine geringe Arthrose im Bereich der zerissenen Kapsel-Band-Ansätze. Der 2. Patient ist 4 Jahre nach offener totaler Verrenkung beschwerdefrei. Er zeigt auch röntgenologisch ein einwandfreies Ergebnis (Abb. 1). Das beste Ergebnis nach Luxatio pedis sub talo bringt ein Patient, der 4 Wochen nach dem Unfall den Gipsverband eigenmächtig entfernte und den Fuß voll belastete. Die Ergebnisse aller Luxationen zeigt Tabelle 3.

Diskussion

Die Forderung nach sofortiger operativer Versorgung aller dislocierten Talusbrüche ist anerkannt. Von den beiden Komplikationen wie posttraumatische Arthrose und Talusnekrose ist hierdurch wahrscheinlich nur die erstere zu beeinflussen. Bei opera-

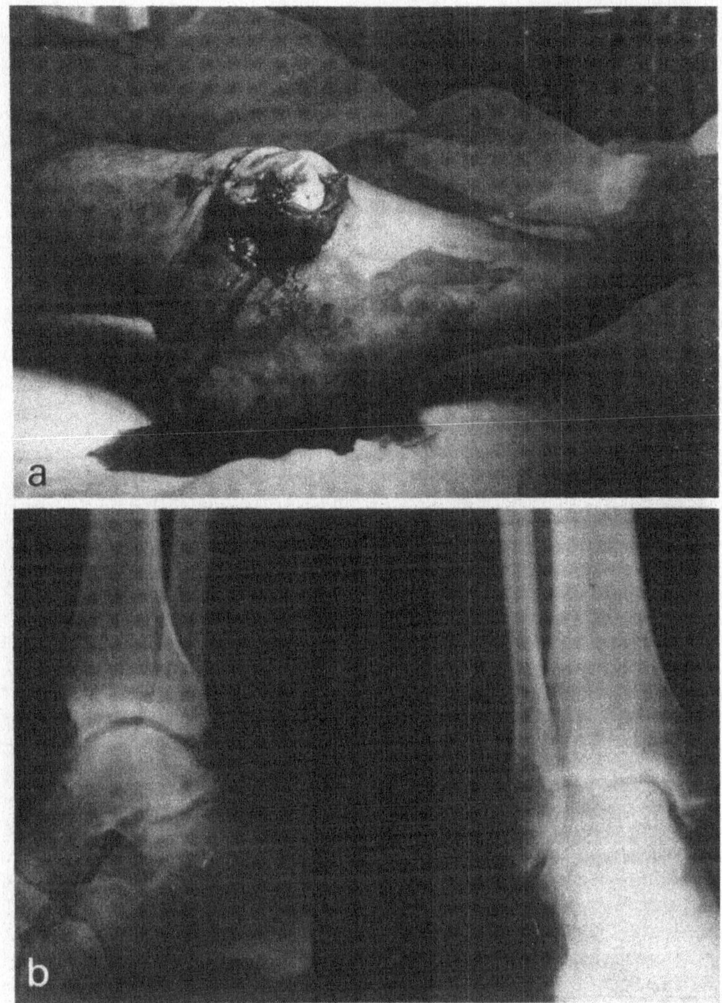

Abb. 1. (a) Offene totale Talusluxation. Unfallhergang: Sitzend von einem PKW angefahren worden. Gleichzeitig Oberschenkelbruch auf derselben Seite, (b) 4 Jahre nach dem Unfall klinisch und röntgenologisch restitutio ad integrum

tiv versorgten Fortsatzfrakturen wird die Arthroserate abnehmen, völlig verhindern kann man eine Spätarthrose nicht. Die stark dislocierten zentralen Brüche ergaben trotz operativer Rekonstruktion hohe Nekroseraten. Die Gründe hierfür sind mannigfaltig. Der Defekt zeigt sich intraoperativ immer größer als auf dem Röntgenbild vermutet wird. Die Frakturen lassen häufig nur eine K.-Draht-Osteosynthese zu, so daß zusätzlich eine längere Gipsruhigstellung erforderlich wird. So können die allgemeinen Forderungen an eine gute Osteosynthese bei diesem kleinen, aber

Tabelle 3. Ergebnisse der nachuntersuchten Talusluxationen

Anzahl der betroffenen Gelenke	1	2	3
Anzahl der Fälle	6	4	3
Nachuntersuchungen	5	4	2
Restitutio ad integrum	3	2	1
Arthrose	2	2	1
Belastungsbeschwerden	2	2	1
Bewegungseinschränkung	0	2	1
Nekrose oder Teilnekrose	0	0	0

stark belasteten Knochen durch Spongiosa-Einbrüche und Knorpeldefekte nur selten erfüllt werden (1), so daß selbst bei guter operativer Technik die Spätergebnisse unbefriedigend sind. Auch nach Spongiosa-Zugschrauben-Osteosynthesen werden Arthrosen beobachtet, wenn auch vereinzelte Puplikationen bessere Ergebnisse mitteilen (2). Ob sich durch dieses Operationsverfahren die Nekroserate senken läßt, ist unseres Erachtens noch nicht zu beantworten. Hier stellt sich das gleiche Problem wie beim Schenkelhalsbruch. Durch Kompressionsosteosynthese lassen sich zwar die Pseudarthrosen weitgehend verhindern, die Kopfnekroserate kann jedoch auch nicht verbessert werden. Auch kann eine Arthrodese bei Talusnekrosen keine schnellere Revascularisierung des Talus bewirken (3, 6). Weiterhin: So weit unser Krankengut den Schluß zuläßt, ist der Zeitpunkt der Reposition und deren Exaktheit nicht unbedingt für das Auftreten einer Nekrose verantwortlich. Auch scheint das Alter keinen Einfluß zu haben. Das mittlere Alter der Patienten mit einer sicheren Talusnekrose entspricht ungefähr dem Gipfel der Talusfrakturen (29 : 31 Jahren). Auch konnte die Entlastung bis zu einem Jahr die Nekrose weder verhindern noch rückgängig machen. Ausschlaggebend für das weitere Schicksal ist offenbar nur der Grad der primären Dislokation (9). Aus diesen Gründen sollte sich der Operateur bei nicht einwandfreier Rekonstruktion die Möglichkeit einer Frühartrhrodese im Rahmen der Erstversorgung offenhalten (8, 11). Wir treten daher für eine Frühartrhrodese mit äußeren Spannern bei zentralen Brüchen mit Dislokationsstufe III ein.

Unsere Ergebnisse der Talusluxationen zeigen, daß die Nekroserate bei den Verrenkungen nicht im Vordergrund steht (4, 10, 12). Eine Nekrose ist lediglich bei der totalen Luxation mit völliger Zerreißung aller Bandanteile zu erwarten. Nur hier sollte eine primäre Arthrodese durchgeführt werden. Arthrosen gab es nur bei gleichzeitigem Bruch eines Fortsatzes, so daß hier eine Operationsindikation hergeleitet werden kann (10).

Literatur

1. ERLACHER, G., KROATH, F.: Frakturen und Luxationen des Talus, Probleme der Therapie und Ergebnisse. Z. Orthop. 113, 691 (1975).
2. FRISCHMUTH, R., WESSELMANN, D.: Kasuistik über Talusfrakturen und Talusluxationen. Z. Orthop. 113, 693 (1975).
3. HAWKINS, L.G.: Fractures of the Neck of the Talus. J. Bone Jt. Surg. 52A, 991 (1970).
4. KAULFUSS, B., WAHL, D.: Talusverletzungen. Beitr. Orthop. 21, 204 (1974).
5. KÖLBEL, R., KLEMS, H.: Seltene Verletzungen der Fußwurzelknochen: Talus. Arch. orthop. Unfall-Chir. 72, 168 (1972).
6. MARTI, R.: Talusfrakturen. Zeitschr. Unfall- u. Berufskrh. 64, 108 (1971).
7. MUKHERJEE, S.K., JOUNG, A.B.: Dome Fracture of the Talus. J. Bone Jt. Surg. 55B, 319 (1973).
8. RECKLING, F.W.: Early Tibiocalcanal Fusion in the Treatment of Severe Injuries of the Talus. J. Trauma 12, 390 (1972).
9. SCHULITZ, K.P.: Die Bedeutung der Vaskularisation für die Talusnekrose nach Frakturen. Z. Orthop. 113, 699 (1975).
10. SEGMÜLLER, G.: Zur subtalaren Luxation des Talus. Zeitschr. Unfall- u. Berufskrh. 64, 103 (1971).
11. SEITZ, H.D., SPRINGORUM, H.W., KUNER, E.H.: Frühartrodese oder Osteosynthese bei Talusfrakturen? Z. Orthop. 111, 466 (1973).
12. SPÄNGLER, H.P., GALLE, P.: Zur Problematik der isolierten Sprungbeinverrenkung. Mschr. Unfallheilk. 77, 9 (1974).

Talusfrakturen – Ergebnisse Bochum

K.-H. Müller

Patientengut

Zum Bergmannsheil kamen zwischen Januar 1970 und Oktober 1976 43 Patienten mit 44 Sprungbeinbrüchen oder deren Folgen in Behandlung. Zur Unfallzeit waren die Verletzten im Mittel 36 Jahre alt; der jüngste 16, der älteste im Alter von 68 Jahren. Die Talusfraktur geht bei 4/5 des Kollektivs auf Arbeits- und Verkehrsunfälle zurück. Diese Tatsache prägt auch das Geschlechtsverhältnis. Von 11 Verletzungen entfallen 9 auf Männer. Die Fraktur des Talus erfordert bei seiner geschützten Einbettung im Sprunggelenk eine gleichermaßen starke wie zielgerichtete Traumatisierung. Wir fanden 3 Formen der Unfallmechanik:

1. Axiale Stauchung des Beines in der Längsachse bei Absturzunfällen. Der Talus wird durch die Zange des distalen Schienbeins und des Fersenbeins gespalten oder Fragmente aus einer Subluxationsstellung im Moment des Aufpralls abgeschert (Abb. 1)

2. Komplexe Mechanismen mit Einklemmen, Quetschen, Stauchen, Scheren und Verrenken im Pedalbereich des PKW bei Verkehrsunfällen (Abb. 3a)

3. Forcierter Verrenkungsmechanismus im OSG vielfach beim Sport oder bei Unfällen im häuslichen Bereich. Die luxierende oder torquierende Gewalteinwirkung hält auch nach Abbruch von Innen- und Außenknöchel an, so daß der Taluskörper gegen das tibiale Hauptfragment abgeschert wird.

Die Hälfte der Talusfrakturen war von zusätzlichen knöchernen Verletzungen oder Bandzerreißungen des Sprunggelenkes begleitet. Es überwogen Verrenkungsfrakturen der Knöchelgabel. Die erforderliche, erhebliche Gewalteinwirkung erklärt auch die Vielzahl schwerer Weichteilschäden und Mehrfachverletzungen. Trotz primär noch geschlossener Hautdecke entstehen durch äußere Quetschung oder Drucknekrose dislocierter Fragmente erhebliche Weichteilschäden (Abb. 5a). Zählt man diese zu den 14 offenen Brüchen, so waren die Weichteile jeder 2. Talusfraktur nachhaltig traumatisiert. Außerhalb der Region des Sprunggelenkes kam es bei 27 Verletzten zu weiteren Frakturen. Bei Mehrfachverletzungen besteht die Gefahr, die Talusfraktur gegenüber augenfälligeren Unfallfolgen zu vernachlässigen. Die Prognose der Talusverletzung korreliert mit der Lokalisation des Bruches, dem Ausmaß der Fragmentverschiebung und der Anzahl der Fragmente. Entsprechend der

Klassifizierung nach WEBER (4) unterteilten wir 5 periphere Brüche, 39 zentrale Brüche und 1 Luxatio pedis sub talo mit Kantenabsprengung. Bei den zentralen Frakturen standen 19 Hals- 24 Körperfrakturen gegenüber. In einigen Fällen waren der Talushals und der Taluskörper gleichzeitig frakturiert. Bei 2/3 der Brüche waren die Fragmente entweder erheblich dislociert oder luxiert (Abb. 1, 3d, 5a). Die restlichen Frakturen waren unverschoben oder zeigten keine wesentliche Stufenbildung (Abb. 2). Die Mehrfragmentbrüche unter Einschluß der selteneren Trümmerbrüche bilden eine etwa gleich starke Gruppe wie die Quer- und Schrägbrüche mit 2 Hauptfragmenten.

Behandlung

Das unausgewogene Krankengut einer Berufsgenossenschaftlichen Klinik läßt es zweckmäßig erscheinen, die 25 am Bermannsheil erstbehandelten Verletzten von den 19 auswärtig versorgten Patienten getrennt zu analysieren. Die 2. Serie stellt eine negative Auslese dar, denn zumeist erforderten eintretende Komplikationen die Zuweisung in ein unfallchirurgisches Zentrum.

Tabelle 1. Krankengut Talusfrakturen (N = 44)

	total	operativ	konservativ
Primärbehandlung BH (Serie 1)	25	9	16
Primärbehandlung auswärts (Serie 2)	19	7	12
Gesamtkolletiv	44	16	28

Von allen zentralen Frakturen wurden 16 operativ und 23 konservativ behandelt. Am Bergmannsheil wurden alle 9 Frakturen mit erheblich dislocierten und luxierten Fragmenten operiert (Abb. 1), wobei 2 Trümmerfrakturen eine primäre Arthrodese erforderten. Bei der auswärtigen Serie blieben von 17 zentralen Frakturen mit Operationsindikation 10 konservativ behandelt. Obwohl die Komplikationsrate auch von der bis zur definitiven Versorgung verstrichenen Zeitspanne abhängig ist, wurde nicht immer notfallmäßig am Unfalltag operiert. Offene Frakturen wurden am eigenen Haus bei vorliegender Indikation immer operiert, in der auswärtigen Gruppe nur in 2 von 7 Fällen. Bei 14 Talusfrakturen oder 2/5 aller Fälle wurde eine Osteosynthese vorgenommen. Zur Fixation wurden bei uns Kleinfragmentschrauben bevorzugt, auswärts wurden meist Bohrdrähte benutzt. Trotz gegebener Indikation und operativer Talusbehandlung unterblieb in einigen Fällen auswärtiger Behandlung die Osteosynthese der zusätzlichen Frakturen des OSG. Im Gegensatz zum eigenen Krankengut führte die auswärtige Operation in 2/3 der Fälle nicht zur Wiederherstellung und Stabilität des Sprungbeins. Dem entsprach eine durchschnittliche nachoperative Gipsruhigstellung von 11 Wochen gegenüber 4 Wochen bei der operierten Serie des Bergmannsheil.

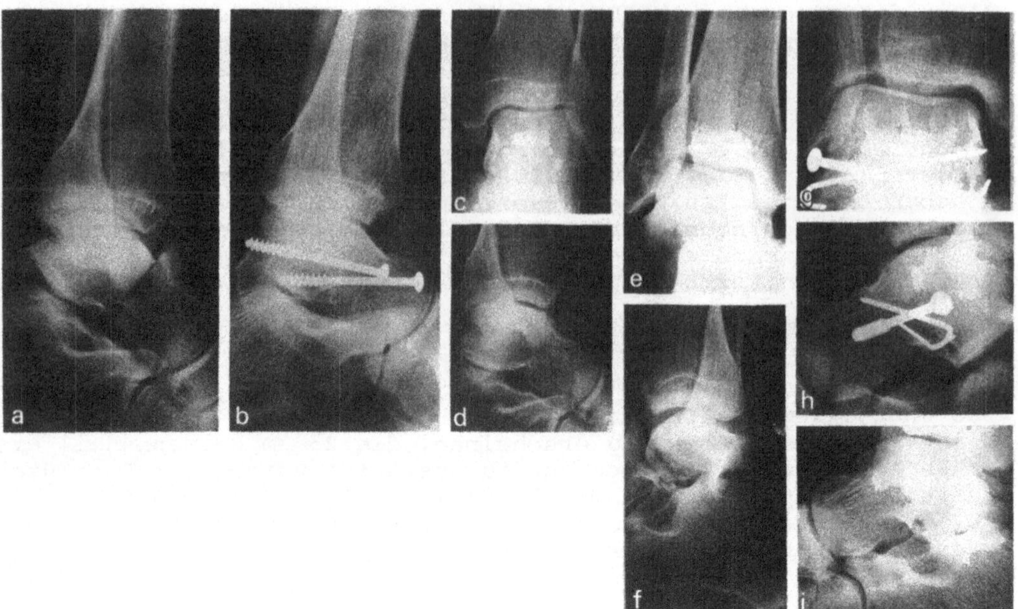

Abb. 1. Operative Behandlung von Talusfrakturen. (1a bis 1d) Verlaufsserie einer geschlossenen, dislocierten Talushalsfraktur, 30jähr. Maler, von der Leiter gestürzt. (1e bis 1i) Verlaufsserie einer geschlossenen, teilluxierten Talushalsfraktur, 37jähr. Bergmann, abgestürzt und mit Sprunggelenk umgeknickt; (a) Unfallbild; (b) Primäre anatomische Osteosynthese mit 2 Kleinfragmentspongiosaschrauben; (c und d) 12 Monate nach Unfall, folgenlose Ausheilung; (e und f) Unfallbilder; (g und h) Primäre anatomische Osteosynthese mit Kleinfragmentzuschraube und 2 Bohrdrähten) (i) 21 Monate nach Unfall, folgenlose Ausheilung

Bei nicht oder nur gering verschobenen zentralen Talusfrakturen ist die konservative Behandlung keine Alternative, sondern die Behandlung der Wahl (Abb. 2) (1). Am Bergmannsheil wurden 13 solcher Frakturen ebenso wie eine Talusluxation mit Kantenabsprengung konservativ behandelt. Das konservative Behandlungsergebnis wird dadurch belastet, daß auswärts bei dislocierten Frakturen die Indikation zur konservativen Therapie zu weit gestellt wurde (Abb. 3d bis f) (2). In 7 Fällen, davon 5 x auswärts, wurde nach offener Reposition die Behandlung konservativ weitergeführt (Abb. 3a bis c).

Komplikationen

Nekrosen nach Talusfrakturen durch traumatische Schädigung der Blutversorgung sind eine bekannte unfallchirurgische Tatsache (Abb. 3, 4, 5) (1, 2, 3). Vor dem Hintergrund der empfindlichen Ernährungslage des Knochens und der traumatisierten Weichteile besteht die Gefahr der Osteomyelitis. Septische und avasculäre Nekrosen begünstigen sich gegenseitig und enden nicht selten im Verlust des Sprunggelenkes (Abb. 5). Nur 25 von 44 Talusfrak-

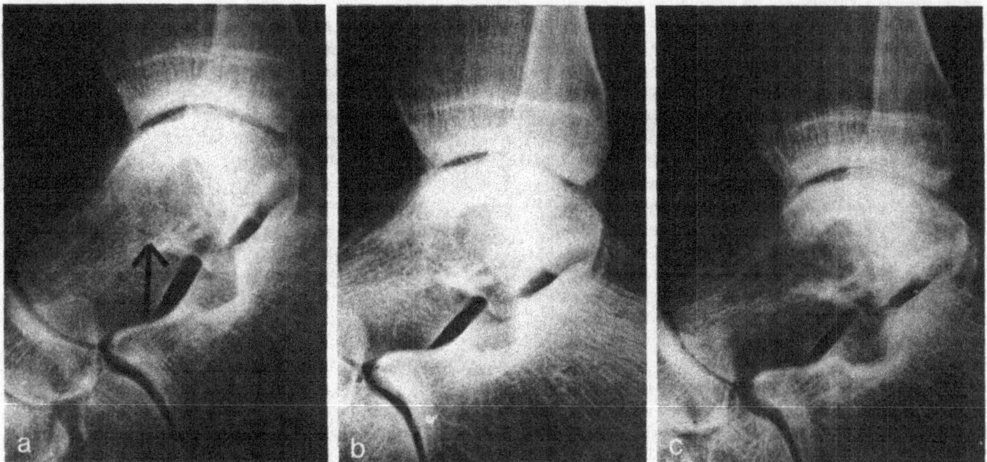

Abb. 2. Konservative Behandlung einer Talusfraktur. 30jähr. Angestellter, beim Transport plötzlich nachrutschenden Schrank auf der Treppe mit dem Fuß zurückgehalten, (a) Unfallbild, feine Bruchlinie durch den Talushals (Pfeil), (b) 1 Monat nach Unfall Demarkierung des Bruchspaltes und Verdichtung des Sprungbeinkörpers als Ausdruck der reversiblen Ernährungsstörung (c) 9 Monate nach Unfall, knöcherne Heilung, vitales Sprungbein bei noch leichter Dystrophie, beschwerdefreie, normale Funktion

turen heilten ohne nekrotische Komplikationen. In diese Zahl sind die röntgenologisch als voll reversibel erfaßten Ernährungsstörungen des Talus einbezogen (Abb. 2b), arthrotische Gelenkveränderungen jedoch noch unberücksichtigt. Schwerbeschädigte Weichteile und zentrale Luxationsfrakturen bildeten die Voraussetzung für insgesamt 19 Talusnekrosen. Sie waren in 12 totale, 7 partielle und 12 septische Nekrosen zu unterteilen. Aus der auswärtig erstbehandelten Serie endeten alle operierten und ein Großteil der konservativ behandelten Fälle mit Komplikationen. Aus der Serie Bergmannsheil kam es bei 3 von 9 operierten Fällen und 2 von 16 konservativ Behandelten zu septischen Talusnekrosen. Die Talusosteomyelitis ist mit Ausnahme von 2 Fällen nach operativer Behandlung offener Frakturen aufgetreten. Das Ausmaß der Taluszerstörung bestimmt die Weiterbehandlung. Bei Teilnekrosen ist noch ein beschwerdearmes Spätergebnis zu erwarten, wenn ein genügend großer vitaler Sprungbeinanteil in die Arthrodese einbezogen wird und die Formgebung der Fußwurzel erhalten bleibt (Abb. 4). Im kontrollierten Krankengut erforderten Nekrose und Infektion in 17 Fällen eine Arthrodese. In 8 Fällen wurde nach vollständiger Exstirpation des Talus eine Versteifung zwischen Schien- und Fersenbein notwendig (Abb. 3). In 5 Fällen wurde das obere und untere Sprunggelenk und in den restlichen 4 Fällen nur das OSG versteift. Ohne Komplikationen wurde Vollbelastung nach 4,5 Monaten, bei Komplikationen im Mittel nach 8,5 Monaten erlaubt. Die Dauer des Heilverfahrens verdoppelte sich gegenüber störungsfreien Verläufen nach Komplikationen auf durchschnittlich 12 Monate.

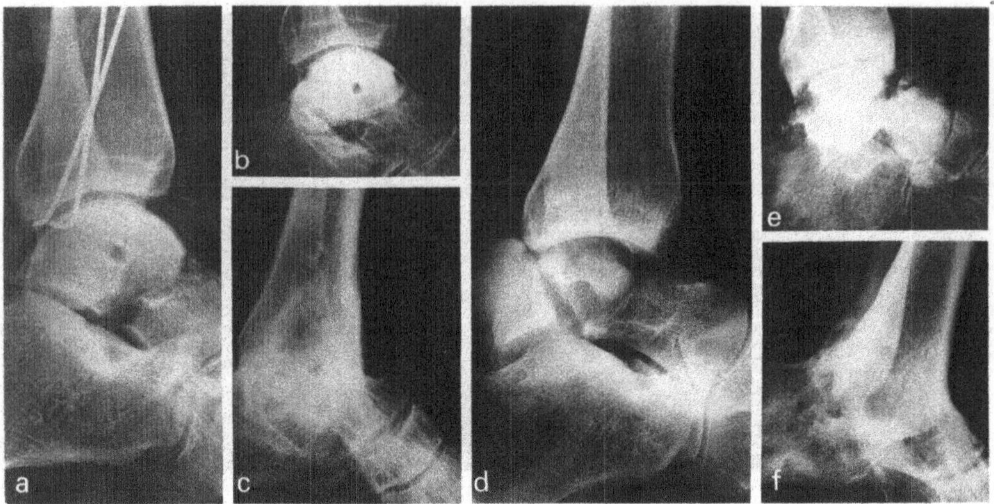

Abb. 3. Avasculäre Talusnekrosen mit totalem Verlust des Sprunggelenkes. (a bis c) Verlaufsserie einer "geschlossenen", weichteilgeschädigten Talushalsfraktur, 39jähr. Bergmann, Panzerkette gegen den Unterschenkel geschlagen; (d bis f) Verlaufsserie einer geschlossenen Stückfraktur des Taluskörpers mit Innenknöchelbruch, 35jähr. Schweißer, von der Leiter gestürzt; (a) Zustand nach primär offener Reposition mit Hilfe eines Steinmannagels und Innenknöchelosteotomie; (b) Nekrose des Taluskörpers, extreme Verdichtung im Röntgenbild bei erhaltenem Bruchspalt und reaktionslosem Kanal des zur Reposition eingebrachten Steinmannagels; (c) 5 Jahre nach Unfall, Arthrodese zwischen Schien- und Fersenbein, geringer Spitzfuß, mit orthopädischem Schuhwerk nur leichte Gebrauchsbehinderung; (d) Unfallbild; (e) Totale Nekrose des Sprungbeins 7 Monate nach Unfall und konservativer Behandlung; (f) 4 Jahre nach Unfall, Arthrodese zwischen Schien-, Fersen- und Kahnbein, 30° Spitzfuß, ungünstige Narbenverhältnisse, auch mit orthopädischem Schuhwerk erhebliche Gebrauchsbehinderung

Nachkontrolle

Im Mittel 1 1/2 Jahre nach Abschluß der Behandlung wurden alle 43 Patienten kontrolliert. Die Ergebnisse schwankten entsprechend der Schwere der Verletzung, der Vorbehandlung und der durchgemachten Komplikationen. Um die Vielfalt der individuellen Resultate in einer Zusammenfassung transparent zu halten, bleibt es sinnvoll, die Serie der im Bergmannsheil Erstbehandelten von der Gruppe der zunächst auswärts Behandelten zu trennen.

Bei 3/4 der 25 hier primär Behandelten ist ein zufriedenstellendes Ergebnis festzustellen. Es betrifft die weitgehend unverschobenen, konservativ behandelten Talusfrakturen sowie die erfolgreich operierten Frakturen. Diese Patienten beklagen keine oder nur geringe belastungsabhängige Schmerzen, sind durch die Verletzungsfolgen nicht oder kaum behindert und können sich ohne zusätzliche Hilfen eine zumeist unbegrenzte Wegstrecke vornehmen. Die objektiven klinischen Parameter wie Schwellung, Muskelminderung und Gelenkbeweglichkeit entsprechen den Kriterien, die man einer MdE

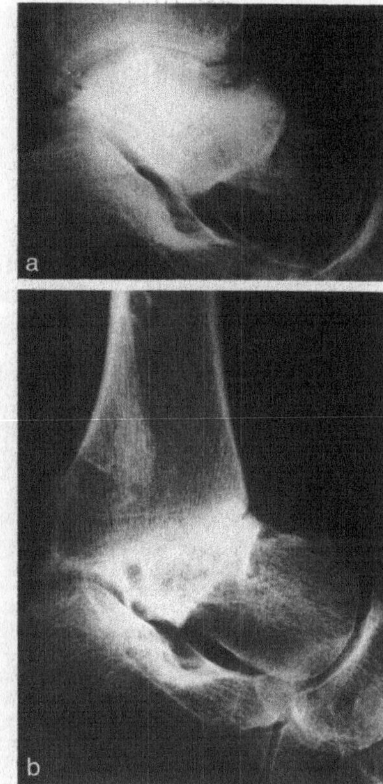

Abb. 4. Teilnekrose des Taluskörpers mit Arthrodese des oberen Sprunggelenkes, 19jähr. Arzthelferin, Einklemmung des Fußes bei Verkehrsunfall; (a) 22 Monate nach Unfall, Teilnekrose und schmerzhafte Arthrose des OSG; (b) 6 Monate nach Versteifung des OSG mit Fixateur externe, großer avitaler Sprungbeinanteil, keine Arthrose des unteren Sprunggelenkes, Beschwerdefreiheit im Rahmen der Arthrodese

zwischen 10 und 20% unterstellt. Bei einem Viertel oder 6 Fällen der Gruppe Bergmannsheil ist das Ergebnis nicht befriedigend. Es betrifft die Patienten mit Sprungbeinnekrosen und Infektionen, die zur Arthrodese führten. Entsprechend den durchgemachten Komplikationen ist das Resultat von 19 Patienten der auswärtigen Serie in 11 Fällen unbefriedigend. Fast die Hälfte der Verletzten mußte den Beruf wechseln.

Tabelle 2. Resultat der kontrollierten Talusfrakturen (N = 44)

Ergebnis	total	Serie 1 (BH)	Serie 2 (auswärts)
gut	27	19	8
schlecht	17	6	11

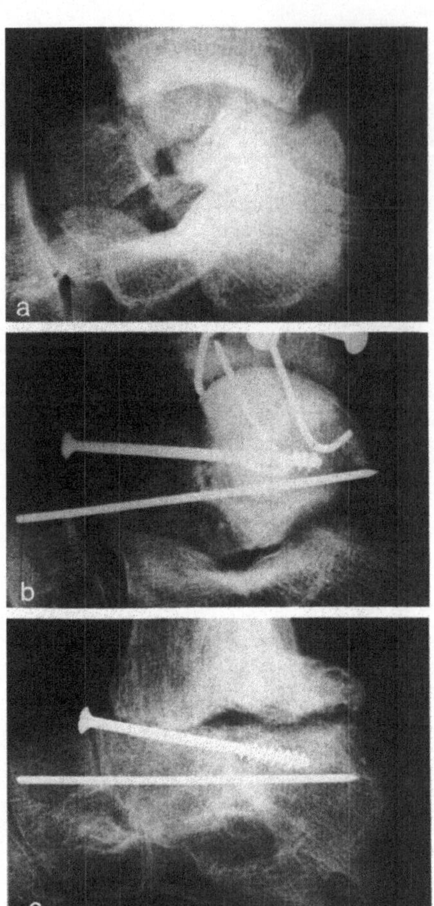

Abb. 5. Septische Talusnekrose nach operativer Behandlung eines Stückbruches des Taluskörpers. 36jähr. Maurer aus 2 m Höhe abgestürzt, luxierte Fragmente blieben bis zur Versorgung 6 Stunden unreponiert; (a) Unfallbild; (b) 2 Monate nach anatomiegerechter primärer Osteosynthese des Talus und des Innenknöchels, septische Nekrose des Taluskörpers mit Sprunggelenkempyem, postoperativ ausgedehnte Nekrose; (c) Ausgebliebene knöcherne Überbrückung 6 Monate nach Arthrodeseversuch mit Fixateur externe bei persistierender Talusnekrose und Fisteleiterung, neuerliche Operation vorgesehen

Die Röntgenkontrolle weist bei den 17 zur Versteifung eingestellten Gelenken durch eine persistierende Nekrose in 2 Fällen eine Pseudarthrose auf (Abb. 5). 8 x besteht ein Totalverlust des Sprungbeins. Bei den 27 erhaltenen Gelenken ist die Sprungbeinfraktur immer knöchern verheilt. Ohne jegliche Arthrosezeichen stellen sich 8 Gelenke dar (Abb. 1 u. 2). Die fortgeschrittenen Arthrosestadien III und IV betreffen 4 Gelenke. Der Schweregrad der Arthrose entspricht dem Grad der ursprünglichen Fragmentdislokation.

Tabelle 3. Röntgen-Resultat der kontrollierten Talusfrakturen (N = 44)

		total	Serie 1 (BH)	Serie 2 (auswärts)
	OSG	17	6	11
	USG	13	5	8
Arthrodese	Talustotalverlust	8	3	5
	Pseudoarthrose	2	1	1
	Nekrose	2	1	1
	keine	8	7	1
	Grad I	12	11	1
Arthrose	Grad II	3	-	3
	Grad III	3	-	3
	Grad IV	1	-	1

Für das gesamte Kollektiv von 44 Talusfrakturen endete die Verletzung für 1/3 in der Arthrodese, bei 1/4 in starker Gebrauchsminderung des Beines und für 1/5 im Verlust des Sprungbeins. Die Ergebnisse sind dann am besten, wenn die Bruchform konservative Behandlung erlaubte oder nach operativer Behandlung Nekrose und Infektion ausblieben.

Literatur

1. ECKE, H.: Zur Behandlung von Talusfrakturen, Bruns Beitr. klin. Chir. 217, 427 (1969).
2. KEHR, H., DAU, U.: Zur Behandlung von Talusverletzungen, Unfallchir. 1, 99 (1975).
3. LEDERMANN, M., GUALA, F.: Zur Indikation der Osteosynthese am Talus, Helv, chir. Acta 42, 437 (1975).
4. WEBER, B.G.: Knöchel, Fußwurzel, Mittelfuß. Chirurgie der Gegenwart, Bd. IV, 20, 16, München-Berlin-Wien: Urban und Schwarzenberg, 1974.

Talusfrakturen – Ergebnisse Tübingen

P.J. Meeder

Die Verletzungen des zentralen Elementes der Fußwurzel, des Talus, gelten als seltene, aber meist folgenschwere Läsionen, da sie Statik und Funktion des Sprungbeines im oberen und unteren Sprunggelenk entscheidend beeinträchtigen können (1, 4).

Das Ziel der Behandlung muß daher die Wiederherstellung normaler Gelenkverhältnisse und der anatomischen Form sein, um Spätschäden durch Gelenkinkongruenzen zu vermeiden.

Nach WEBER können die knöchernen Verletzungen des Talus in periphere und zentrale Frakturen eingeteilt werden. Als periphere Frakturen gelten Abrißfrakturen des Processus posterior tali, des Proc. fibularis und tibialis tali, Abscherbrüche des Taluskopfes und Kantenfrakturen der Sprungbeinrolle, sogenannte "Flake-fractures" (6, 2). Zentrale Frakturen sind Brüche von Kopf, Hals oder Körper des Sprungbeines, wobei die Fraktur näher zum Kopf oder zum Körper gelegen sein kann (Abb. 1).

Als Dislokationsmöglichkeiten ergeben sich eine Verrenkung des Sprungbeines im unteren Sprunggelenk und die Luxation des frakturierten Sprungbeinkörpers aus der Knöchelgabel heraus nach dorsal.

In der Zeit vom 1. 6. 1971 bis zum 31. 5. 1977 sind in der Berufsgenossenschaftlichen Unfallklinik Tübingen 27 Patienten im Alter von 17 bis 69 Jahren mit frischen knöchernen Verletzungen des Sprungbeines stationär behandelt worden. In dieser Aufstellung sind Subluxationen oder Luxationen des Talus nicht berücksichtigt.

Dabei handelte es sich um 4 periphere, 14 zentrale Frakturen und 9 Luxationsfrakturen (Tabelle 1).

Tabelle 1. Einteilung der frischen Talusfrakturen n. WEBER (1. 6. 1971 - 31. 5. 1977)

Periphere Frakturen	4
Zentrale Frakturen	14
Luxationsfrakturen	9
Patienten insgesamt	27

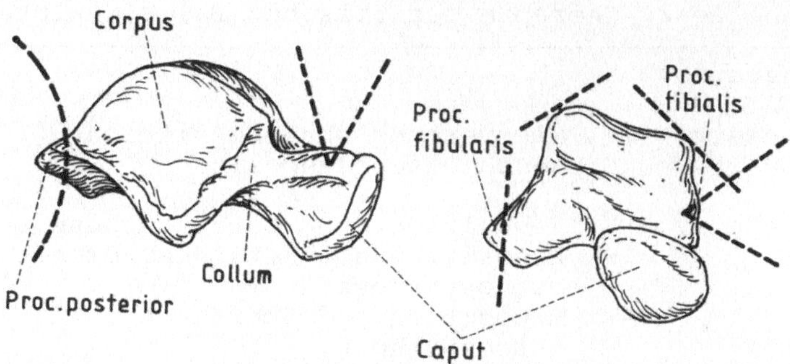

Abb. 1. Einteilung der peripheren Talusfrakturen nach WEBER und BIRCHER

Bei den peripheren Frakturen lagen 3 osteochondrale Kantenfrakturen der Sprungbeinrolle vor sowie ein Abriß des Proc. fibularis tali bei Läsion des Bandapparates des oberen Sprunggelenkes mit klinisch und röntgenologisch nachweisbarer Bandinstabilität.
7 der 9 Luxationsfrakturen wiesen eine Luxation des frakturierten Sprungbeines nach dorsal auf, 2 x war eine subtalare Verrenkung festzustellen. 11 der zentralen Frakturen waren geschlossene, 3 offene Verletzungen, von den Luxationsfrakturen waren 5 offen und 4 geschlossen.

Von diesen 23 zentralen Frakturen wurden 2 unverschobene Talushalsfrakturen konservativ behandelt, 3 x erfolgte eine geschlossene Reposition, 1 x eine offene Reposition ohne Osteosynthese, 3 x eine offene Reposition und eine Kirschnerdrahosteosynthese, 11 x eine offene Reposition und Schraubenosteosynthese und 3 x eine Arthrodese als Primär- oder Früharthrodese.

Bei der operativen Versorgung zentraler Frakturen hat sich uns gemäß einem Vorschlag von KÖNIG der mediale Zugang mit temporärer Innenknöchelosteotomie und das Einbringen des Osteosynthesemateriales von dorsal bewährt (3).

Wegen weitgehender Zerstörung der knorpeltragenden Gelenkflächen erfolgte 2 x eine primäre Arthrodese des oberen Sprunggelenkes und 1 x eine Arthrodese des oberen und unteren Sprunggelenkes gemäß den Prinzipien der Arbeitsgemeinschaft für Osteosynthese (Tabelle 2).

Nach anfänglicher Ruhigstellung im geschlossenen Gipsverband bei konsequenter Hochlagerung legten wir größten Wert auf eine frühfunktionelle Behandlung. Eine Entlastung strebten wir im Durchschnitt für 112 Tage an, eine vollständige Belastung wurde im Mittel nach Ablauf weiterer 44 Tage gestattet, gemäß der Aussage der Röntgenkontrollaufnahmen, denn sie zeigten bei allen dislocierten zentralen Frakturen von Collum und Corpus eine Devitalisierung der Fragmente, erkenntlich an einer unveränderten Dichte, während die vascularisierten Fragmente eine deutliche Inaktivitätsatrophie aufwiesen. Nur bei den beiden unverschobenen Sprungbeinhalsbrüchen wurde das gesamte Sprungbein atrophisch. Wandelte sich die relative Dichte des ehemals dislocierten und

Tabelle 2. Therapie der frischen Talusfrakturen (23 Patienten)

Therapie			
Konservativ	Gipsverband ohne Reposition	2	5
	geschlossene Reposition	3	
Operativ	Reposition ohne Osteosynthese	1	18
	Reposition und Kirschner-Draht-osteosynthese	3	
	Reposition und Schrauben-osteosynthese	11	
	Arthrodese als Primär- bzw. Früh« arthrodese	3	
Patienten insgesamt		23	

nun exakt reponierten Fragmentes in eine absolute um, dokumentierbar durch Vergleichsaufnahmen mit der gesunden Seite, war eine Revitalisierung eingetreten (Abb. 4).

Bei der Auswertung der Behandlungsergebnisse konnte festgestellt werden, daß entsprechend den in der Literatur niedergelegten Erfahrungsberichten periphere Frakturen keine wesentlichen Schwierigkeiten für die Behandlung aufzeigten und sich für die Verletzten im allgemeinen gute Ergebnisse erzielen ließen.

So waren alle 3 osteochondralen Kantenfrakturen nach operativer Versorgung der Verletzung des Außenbandapparates des oberen

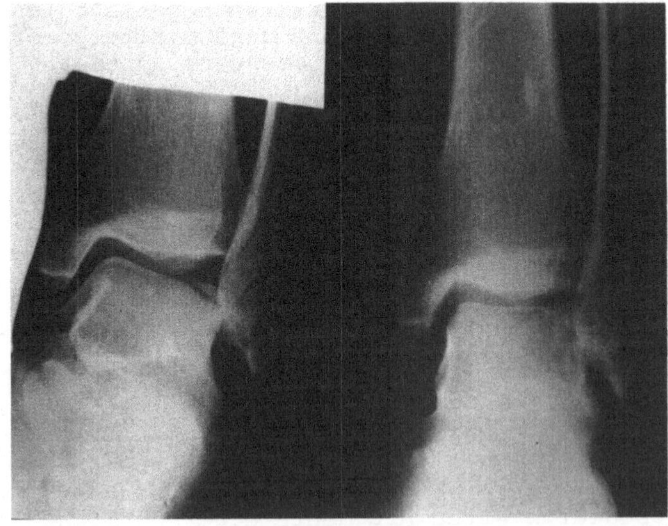

Abb. 2. Pat. U.S. 19 Jahre. Links: Periphere Fraktur bei Ruptur des Außenbandapparates; Naht des Außenbandapparates, Reposition und Ruhigstellung im Gipsverband für 6 1/2 Wochen. Rechts: Korrektes Ausheilungsergebnis

Sprunggelenkes und Ruhigstellung in einem Gipsverband nach 6 - 7 Wochen fest knöchern verheilt (Abb. 3).

Der Abrißbruch des Processus fibularis tali war in leichter Dislokation und mäßiger Bandlockerung stabilisiert, die im Prinzip erforderliche Fixation dieses knöchernen Bandausrisses konnte wegen einer septischen Komplikation im Bereich des oberen und unteren Sprunggelenkes des anderen Beines der anfänglich auswärts behandelten Patientin nicht erfolgen.

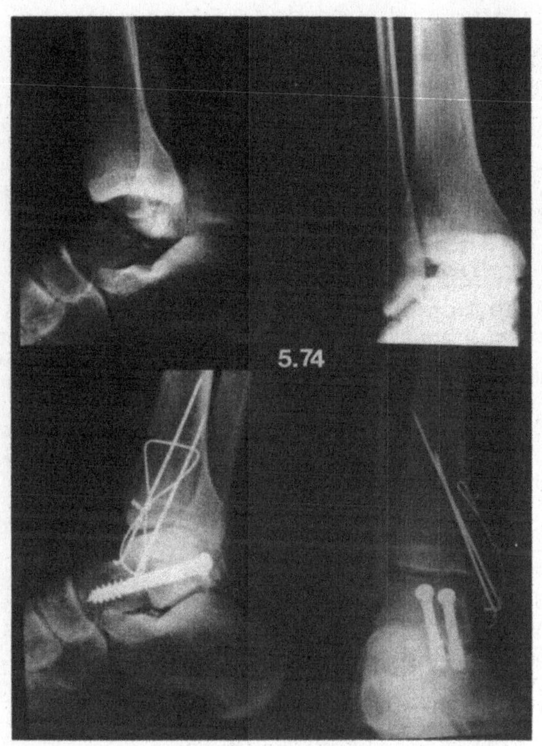

Abb. 3. Pat. G.W. 17 Jahre. Offene Talusluxationsfraktur, blutige Reposition und Osteosynthese

Unterschiedliche Ergebnisse fanden wir bei den zentralen Frakturen und Verrenkungsbrüchen. Hierbei handelt es sich um das Ergebnis einer Nachuntersuchung von 22 der 23 Patienten, 5 bis 52 Monate nach Unfallereignis, im Mittel von 23 Monaten.

Bei der Beurteilung wurden als objektive Kriterien das Ausmaß der Revitalisierung des Talus, der Beweglichkeit des oberen oder des unteren Sprunggelenkes herangezogen und die während der Behandlung aufgetretenen Komplikationen (Tabelle 3 und 4).

Tabelle 3. Ergebnis der Therapie frischer Talusfrakturen - 14 Patienten (1. 6. 1971 - 31. 5. 1977)

7 gute Ergebnisse	
Revitalisierter Talus	
Bewegungseinschränkung des OSG/ oder des USG	< 1/4
Keine oder nur geringe Arthrose des OSG und/oder des USG	
1 befriedigendes Ergebnis	
Weitgehend revitalisierter Talus	
Bewegungseinschränkung des OSG und USG	< 1/2
Mäßige Arthrose des OSG und des USG	
5 unbefriedigende Ergebnisse	
5 x Bewegungseinschränkung des OSG und/oder des USG	
1 x Spätarthrodese des OSG und USG	
2 x partielle Talusnekrose	> 1/2
1 x Fehlstellung nach Arthrodese des OSG	
2 x Pseudoarthrose nach Arthrodese des OSG	
1 schlechtes Ergebnis	
Unterschenkelamputation wegen Infektion am 6. postop. Tag	

Tabelle 4. Ergebnis der Therapie frische Talusluxationsfrakturen - 9 Patienten (1. 6. 1971 - 31. 5. 1977). Nachuntersucht 8 Patienten

2 gute Ergebnisse	
Revitalisierter Talus	
Bewegungseinschränkung des OSG und USG	1/4 <
Keine oder nur geringfügige Arthrose des OSG und/oder des USG	
1 befriedigendes Ergebnis	
Revalitisierter Talus	
Bewegungseinschränkung des OSG und USG	1/2 <
3 unbefriedigende Ergebnisse	
2 x Teilnekrose des Talus	
3 x Bewegungseinschränkung des OSG und USG bei erheblicher Arthrose	> 1/2
1 x Pseudarthrose einer Arthrodese des USG	
2 schlechte Ergebnisse	
1 x Unterschenkelamputation wegen Mischinfektion bei Talusnekrose nach Arthrodese des OSG	
1 x Oberschenkelamputation wegen Gasbrand	

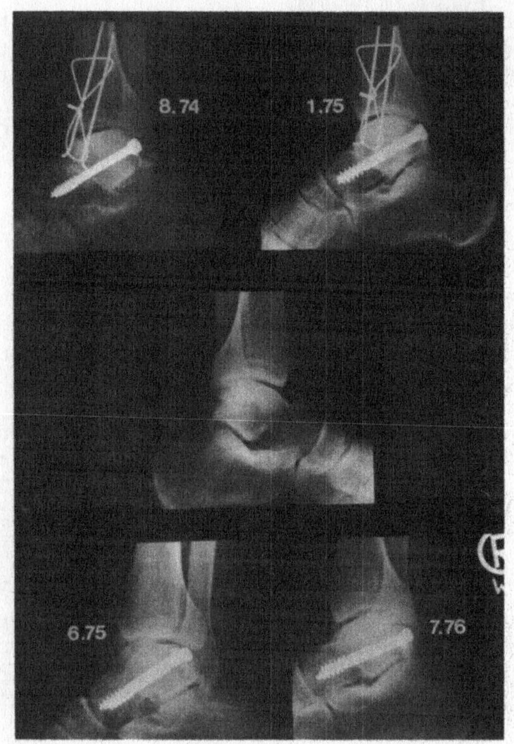

Abb. 4. Pat. G.W. 17 Jahre. Wandel der relativen Dichte des ehemals luxierten Talusfragmentes in eine absolute (obere Reihe), sichtbar im Vergleich zur gesunden Seite (mittlere Reihe) und anschließende weitgehende Normalisierung der Bälkchenstruktur (untere Reihe)

Das Ergebnis dieser Nachuntersuchung läßt sich wie folgt zusammenfassend beschreiben:

Die beiden unverschobenen Halsfrakturen des Talus waren nach konservativer Therapie (konsequente Ruhigstellung, Entlastung im Unterschenkelliegegipsverband und Teilbelastung im Unterschenkelgehgipsverband) nach 6 Monaten ohne Arthrose des oberen oder unteren Sprunggelenkes fest knöchern verheilt.

6 der 12 zentralen und dislocierten Talusfrakturen wiesen insgesamt gute bis befriedigende Ergebnisse auf, 6 waren als unbefriedigend bzw. als schlecht zu bezeichnen. Eine Unterschenkelamputation war bedingt durch einen am 6. postoperativen Tage aufgetretenen Infekt bei erheblicher Weichteilschädigung.

3 der 8 nachuntersuchten Luxationsfrakturen des Sprungbeines zeigten gute bzw. befriedigende, 3 unbefriedigende und 2 schlechte Ergebnisse. Eine Unterschenkelamputation wurde wegen eines auch durch eine Arthrodese des oberen Sprunggelenkes nicht zu beherrschenden Infektes bei partieller Nekrose des Sprungbeines erforderlich, die Oberschenkelamputation wurde notwendig durch eine Infektion durch gasbildende Anaerobier bei weitgehend zerquet-

schter unterer Extremität. Eine partielle Nekrose des Corpus tali war insgesamt 6 x festzustellen, die jedoch nicht zu einem Zusammensintern des Taluskörper führte.

Somit kam es trotz ähnlicher Ausgangssituation und Therapie bei keinem der Patienten mit einer dislocierten Talusfraktur zu einer Restitutio ad integrum. Eine Arthrose des oberen oder unteren Sprunggelenkes bzw. beider Gelenke bei vitalem Talus ließ sich bei allen feststellen. Als mögliche Erklärung dieses Phänomens bieten sich auch unseres Erachtens an:

Ein gestörter venöser Rückfluß durch Stau und Thrombosierung der venösen Gefäße und eine Knorpeldestruktion im Sinne einer Chondromalazie durch das Trauma oder durch einen die Ernährung störenden Hämarthros (5).

Dennoch erlaubt unseres Erachtens die Analyse der Behandlungsergebnisse den Schluß, daß nur bei unverschobenen zentralen Frakturen des Talus eine konservative Therapie angezeigt ist, periphere Frakturen sollten in jedem Fall exakt reponiert und ruhiggestellt werden. Dislocierte zentrale Frakturen sollten, sofern der Allgemeinzustand es ermöglicht, notfallmäßig durch eine stabile, biomechanisch betrachtet dynamische Schraubenosteosynthese versorgt werden. Hierbei haben sich uns der mediale Zugang mit temporärer Innenknöchelosteotomie und das Einbringen des Osteosynthesemateriales von dorsal bewährt. Bei ausgedehnten Trümmerbrüchen mit erheblicher Knorpelschädigung kann gelegentlich eine primäre Arthrodese erwogen werden. Eine Belastung der unteren Extremität ist erst nach röntgenologisch faßbarer Revitalisierung des Talus zu gestatten.

Literatur

1. ALLGÖWER, M.: Luxationen und Luxationsfrakturen des Talus. Z. Unfallmed. Berufskr. 52, 56 (1959).
2. BIRCHER, J.: Frakturen und Luxationen des Talus. Helvet. chir. acta 32, 289 (1965).
3. KÖNIG, F.: Operative Chirurgie der Knochenbrüche. Berlin: Springer 1931.
4. MINDELL, E.R., CISEK, E.E., KARTALIN, G., DZIOB, J.M.: Late Results of Injuries to the Talus. J. Bone Jt. Surg. 45 A 221 (1963).
5. MOCKWITZ, J.: Konservative und operative Behandlung der Sprungbeinbrüche und deren Ergebnisse. Tag. d. Vereinigung Mittelrhein. Chirurgen in Marburg/Lahn 1976.
6. WEBER, B.G.: Knöchel, Fußwurzel und Mittelfuß in Chirurgie der Gegenwart, Band 4, Unfallchirurgie. München-Berlin-Wien: Urban & Schwarzenberg 1974.

Talusfrakturen – Ergebnisse Mainz

W. Kurock

Die Prognose einer Talusverletzung läßt sich in vielen Fällen bereits bei der Erstuntersuchung abschätzen. Lokalisation und Art des Traumas, sowie lokale Begleitverletzungen haben einen wesentlichen Einfluß auf das Ausheilungsergebnis.

An der Unfallchirurgischen Klinik der Universität Mainz wurden von 1965 bis 1976 insgesamt 59 Talusverletzungen stationär behandelt (Tabelle 1). Bei den 58 Patienten handelte es sich um 43 Männer und 15 Frauen mit einem Durchschnittsalter von 30,4 Jahren. Die Verletzungen verteilten sich auf 30 Frakturen, 20 Luxationsfrakturen und 9 Luxationen. Bei drei Patienten bestand eine drittgradig offene Fraktur; zwei Verrenkungsbrüche gingen mit einer Durchspießung einher; eine Verrenkung war breit offen.

Tabelle 1. Talusverletzungen (n = 59)[a]

I. Talusfrakturen	
Periphere Frakturen	
Talusfortsätze	5
Knöcherner Ausriß	4
Talusrolle	3
Zentrale Frakturen	
Talushals (Typ HAWKINS I)	12
Taluskörper	7
II. Talusluxationsfrakturen	
Talushals Typ HAWKINS II	10
Talushals Typ HAWKINS III	8
Taluskörper	2
III. Talusluxationen	
Subtalar	7
Total	2

[a]Unfallchirurgische Klinik, Universitätsklinikum Mainz (1965 - 1976).

Häufigste Verletzungsursache war in 31 Fällen ein Kraftfahrzeugunfall, dabei handelte es sich überwiegend um Pkw-Fahrer und Pkw-Beifahrer. Erst an zweiter Stelle stand ein Sturz aus der Höhe mit 20 Verletzungen. Bei fünf Patienten ging ein direktes Trauma voraus. Auffallend waren zwei Frakturen durch einen Sturz auf ebenem Boden.

Mehrfachverletzungen bestanden bei 11 Patienten; mit einer Ausnahme handelte es sich um die Folgen eines Verkehrsunfalles. Lokale Begleitverletzungen fanden sich in 28 Fällen (Tabelle 2). In erster Linie waren Malleolengabel und Fersenbein betroffen.

Tabelle 2. Lokale Begleitverletzungen (n = 28)[a]

Unterschenkel	4
Knöchelgabel	17
Fersenbein	7
Kahnbein	3
Würfelbein	2
Mittelfußknochen	5

[a]Unfallchirurgische Klinik, Universitätsklinikum Mainz (1965 - 1976).

Unter den peripheren Talusfrakturen finden sich die Brüche des seitlichen und hinteren Talusfortsatzes, sowie die knöchernen Kapsel- und Bandausrisse als häufigste Verletzungen des Sprungbeins (2); eine Nekrosegefahr besteht jedoch nicht (1). Im eigenen Krankengut wurden lediglich fünf Frakturen der Talusfortsätze und vier knöcherne Ausrisse stationär behandelt. Die Versorgung erfolgte in der Regel ambulant durch eine Ruhigstellung im Unterschenkelgipsverband für vier bis sechs Wochen.

Bei den Abscherfrakturen der Talusrolle besteht keine Nekrosegefahr, die Behandlung muß jedoch wegen der Stufenbildung im Gelenk operativ erfolgen. Wir haben in zwei Fällen das Knorpel-Knochen-Fragment offen reponiert und mit Kleinfragmentschrauben fixiert. Ein Patient lehnte den Eingriff ab.

Unter den zentralen Talusfrakturen wird der Talushalsbruch am häufigsten beobachtet (2). Bei diesen Verletzungen kann bereits eine Talusnekrose auftreten (6). Die Behandlung der nicht dislocierten Talushalsbrüche kann konservativ im Unterschenkelliegegipsverband oder aber operativ mit Spongiosazugschrauben erfolgen (4). Die Osteosynthese bieten den Vorteil einer frühfunktionellen Behandlung. In jedem Fall muß wegen der Nekrosegefahr eine Entlastung über mindestens sechs Monate eingehalten werden (9). Im eigenen Krankengut wurden 12 Talushalsfrakturen konservativ versorgt. Die Ruhigstellung im Gipsverband betrug mindestens sechs bis acht Wochen. Die Entlastung wurde für mindestens sechs Monate beibehalten. Von 12 Talushalsfrakturen konnten nur fünf

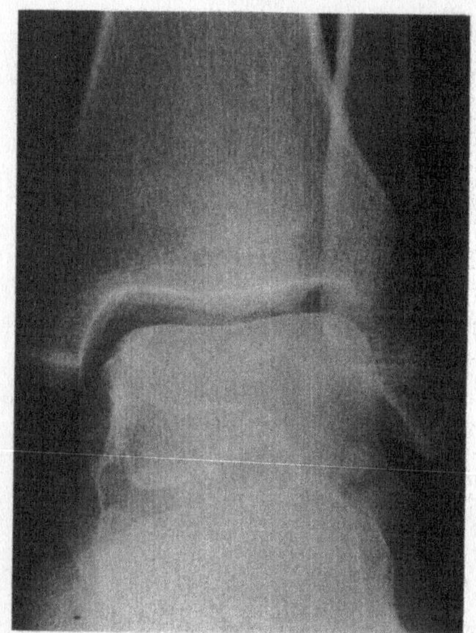

Abb. 1. Fraktur des seitlichen Talusfortsatzes nach Sturz von einer Leiter, 49jähriger Mann

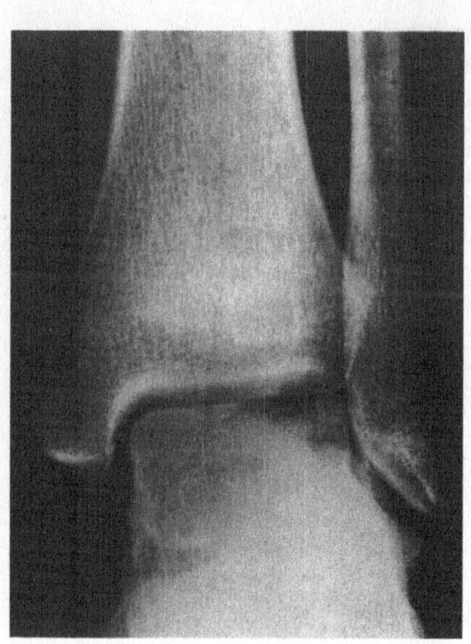

Abb. 2. Fraktur der Talusrolle nach Sturz aus 3 m Höhe, 15jähriges Mädchen

nachuntersucht werden. Drei Patienten waren an schweren Begleitverletzungen verstorben. In einem Fall war wegen einer gleichseitigen Unterschenkelfraktur mit Gefäßbeteiligung eine Amputation notwendig geworden. Die anderen Patienten wurden außerhalb weiterbehandelt oder waren nicht mehr zur Kontrolle erschienen. In der Kontrollgruppe waren keine Talusnekrosen aufgetreten.

Bei den Frakturen des Taluskörpers handelt es sich vorwiegend um Trümmerfrakturen. Die konservative Behandlung dieser Verletzungen führt nahezu regelmäßig zu schweren, schmerzhaften Sekundär-

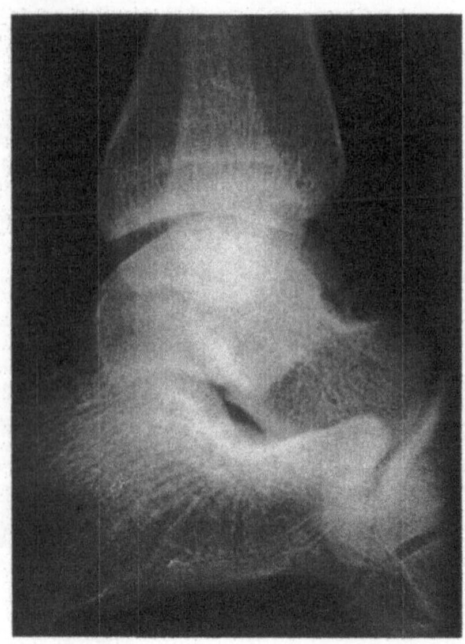

Abb. 3. Talushalsfraktur mit nicht dislocierter Innenknöchelfraktur bei Polytrauma, 17jähriger Mopedfahrer

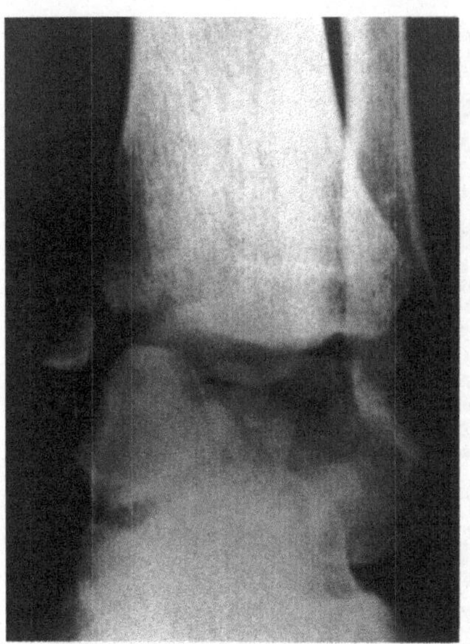

Abb. 4. Trümmerfraktur des Taluskörpers (Sagittalbruch), 17jähriger Mofafahrer

arthrosen. Eine operative Rekonstruktion ist fast nie möglich. Als Therapie der Wahl wird deshalb die Arthrodese empfohlen, die fallweise im oberen oder unteren Sprunggelenk, als pantalare oder aber als Triple-Arthrodese durchgeführt wird (9). Eine Astragalektomie führt zwangsläufig zu einer Instabilität im Mittelfuß und sollte deshalb nicht mehr vorgenommen werden. In der eigenen Kasuistik fanden sich fünf Trümmerfrakturen des Corpus, davon entsprachen zwei dem von ECKE beschriebenen Sagittalbruch (3). In zwei Fällen wurde eine primäre Arthrodese durchgeführt, einmal pantalar mit Steinmann-Nägeln und einem Fixateur externe,

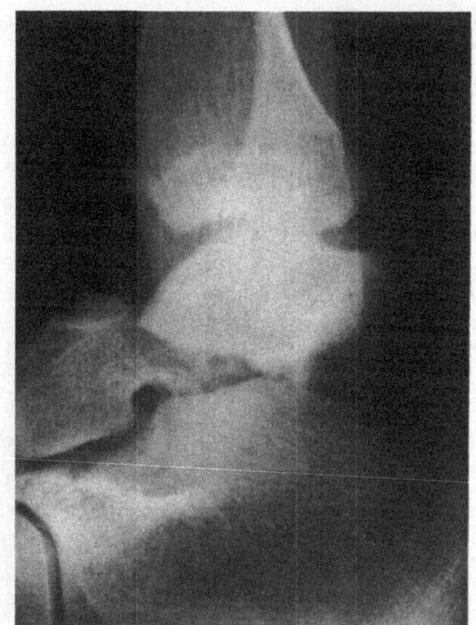

Abb. 5. Talushalsluxationsfraktur (Typ HAWKINS II), 27jähriger Pkw-Fahrer

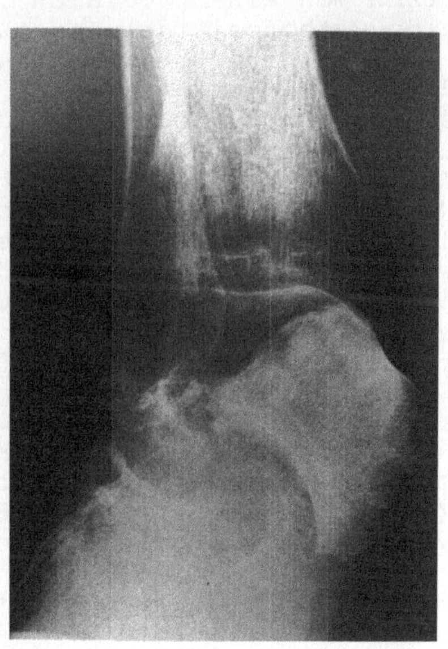

Abb. 6. Talusluxationsfraktur (Typ HAWKINS III), 21jähriger polytraumatisierter Pkw-Fahrer

und einmal subtalar mit Spongiosazugschrauben. Bei zwei weiteren Patienten wurde ein Rekonstruktionsversuch mit Spickdrähten und Zugschrauben unternommen. Eine konservative Behandlung erfolgte bei einer Trümmerfraktur, bei einer breit offenen Impressionsfraktur und bei einem Schußbruch. Nachuntersuchungsergebnisse liegen von sechs Patienten vor. Als Komplikationen traten eine partielle Talusnekrose und zwei Fehlstellungen auf; sie betrafen ausschließlich die Trümmerfrakturen des Corpus. Die konservative Behandlung wie auch die Rekonstruktionsversuche führten bei diesen Verletzungen durchweg zu schlechten Ergebnissen. Wir streben in diesen Fällen immer eine primäre Arthrodese an, jedoch sind die Patienten häufig nicht von der Notwendigkeit eines solchen Eingriffs zu überzeugen.

Luxationsfrakturen des Talus betreffen in erster Linie den Talushals (2). Dabei wird zwischen einer subtalaren Luxation des Corpus und einer Verrenkung im oberen und unteren Sprunggelenk unterschieden (7). Eine sofortige Reposition ist in diesen Fällen vordringlich, um die prekäre Gefäßversorgung nicht noch weiter zu gefährden (7). Wenn die Reposition geschlossen nicht gelingt, muß sofort blutig reponiert werden. Fallweise kann eine Osteotomie des Innenknöchels notwendig werden. Die Retention kann im Gipsverband oder durch eine Osteosynthese mit Spickdrähten oder Spongiosazugschrauben erfolgen. Begleitende Kapsel-Band-Verletzungen müssen durch Naht versorgt werden; sie machen auch nach operativer Fixation eine Nachbehandlung im Gipsverband notwendig (5). Im eigenen Krankengut konnten acht subtalare Luxationsfrakturen geschlossen reponiert und konservativ behandelt werden. In zwei Fällen ließ sich eine blutige Reposition nicht vermeiden; dabei wurde gleichzeitig eine Fixation mit Spickdrähten vorgenommen und eine Ruhigstellung im Gipsverband angeschlossen. Die acht Luxationsfrakturen des Typs III wurden ausschließlich offen von einer medialen Incision reponiert. In zwei Fällen war eine Osteotomie des Innenknöchels notwendig. Mit einer Ausnahme erfolgte eine Osteosynthese. Gleichzeitig wurden die Verletzungen des Kapsel-Band-Apparates rekonstruiert. Neun Patienten aus der Gruppe der Luxationsfrakturen konnten nachuntersucht werden. Komplikationen traten bei diesen Verletzungen am häufigsten auf. Bei einem Verrenkungsbruch des Typs III kam es zu einer totalen Nekrose. Nach einer Arthrodese im oberen und unteren Sprunggelenk trat eine Revitalisierung ein. Eine partielle Nekrose entwickelte sich bei einer subtalaren und bei zwei pantalaren Luxationen des Taluskörpers. Unter konsequenter Entlastung ließ sich eine weitgehende Restitution erreichen. Als schwerwiegendste Komplikation fand sich eine Osteitis bei einer erstgradig offenen Luxationsfraktur des Typs II. Mehrfache Sequestrotomien konnten den Infekt nicht sanieren. Der Versuch, durch eine Arthrodese eine Abheilung zu erzielen, schlug fehl. Schließlich zwang eine Sepsis zur Unterschenkelamputation. Eine postoperative Osteitis ließ sich konservativ beherrschen. Bei einer subtalaren Luxationsfraktur führte eine mangelhafte Reposition zu einer Spitzfußstellung.

Reine Talusluxationen treten nur sehr selten auf; sie weisen die höchste Nekroserate auf (4, 12). In unserer Zusammenstellung fanden sich sieben subtalare und zwei totale Talusluxationen. Vier subtalare und die beiden totalen Verrenkungen mußten offen reponiert werden. Die Fixation erfolgte in diesen Fällen durch Spickdrähte und Gipsverband. Sieben Patienten aus diesem Kollektiv konnten nachuntersucht werden. Im Falle einer subtalaren Luxation entwickelte sich eine partielle Nekrose, die unter entsprechender Entlastung ausheilte. Fehlstellungen traten nach ungenügender Reposition bei drei Patienten auf.

Talusverletzungen werden zwar selten beobachtet, ihre Behandlung ist jedoch häufig problematisch. Wegen der besonderen Gefäßversorgung droht - mit Ausnahme der peripheren Frakturen - eine avasculäre Nekrose. Da die Verletzungen überwiegend mit einer Gelenkbeteiligung einhergehen, ist vermehrt mit einer posttraumatischen Arthrose zu rechnen. Gute Behandlungsergebnisse sind nur zu erwarten, wenn die Reposition sofort und stufenlos erfolgt, die Fixation der Fragmente sicher durchgeführt wird und das verletzte Bein ausreichend lang entlastet wird. Sekundäreingriffe lassen sich jedoch auch nach einer optimalen Primärversorgung in vielen Fällen nicht vermeiden.

Literatur

1. BECHER, R., HAVEMANN, D.: Szintigraphische Befunde bei Verletzungen des Sprungbeins. act. traumat. 2, 181 (1972).
2. COLTART, W.D.: 'Aviator's astragalus'. J. Bone Jt. Surg. 34-B, 545 (1952).
3. ECKE, H.: Zur Behandlung von Talusfrakturen. Bruns Beitr. klin. Chir. 217, 427 (1969).
4. ECKE, H.: Talusfrakturen und Talusverrenkungsbrüche. Schriftenreihe Unfallmed. Tagungen 9, 173 (1970).
5. ERLACHER, G., KROATH, F.: Frakturen und Luxationen des Talus, Probleme der Therapie und Ergebnisse. Z. Orthop. 113, 691 (1975).
6. HAVEMANN, D., RAIG, H.: Verletzungen des Sprungbeines - ihre Klassifikation, Behandlung und Prognose. Mschr. Unfallheilk. 77, 1 (1974).
7. HAWKINS, L.G.: Fractures of the neck of the talus. J. Bone Jt. Surg. 52-A, 991 (1970).
8. KEHR, H., DAU, U.: Zur Behandlung von Talusverletzungen. Unfallchirurgie 1, 99 (1975).
9. KUROCK, W., THÜMLER, P.: Die operative Versorgung von Frakturen und Luxationen des Talus. Hefte z. Unfallheilk. 126, 415 (1976).
10. RIEDL, K., REICHELT, A.: Komplikationen der Talusfrakturen. Z. Orthop. 113, 696 (1975).
11. SEITZ, H.D., SPRINGORUM, H.W., KUNER, E.H.: Zur operativen Behandlung von Talusfrakturen. Mschr. Unfallheilk. 76, 326 (1973).
12. SPÄNGLER, H.P. jun., GALLE, P.: Zur Problematik der isolierten Sprungbeinverrenkungen. Mschr. Unfallheilk. 77, 9 (1974).

Diskussionsbemerkungen und Empfehlungen aller Teilnehmer (Leitung: C.H. Schweikert)

Zusammengefaßt und redigiert von R. Neugebauer und A. Rüter

Einteilung

Die Talusverletzungen werden in periphere und zentrale Frakturen unterteilt. Zur ersten Gruppe zählen die Brüche des Taluskopfes und der Processus. Die Brüche des Talushalses und Körpers werden als zentrale Frakturen zusammengefaßt.

Diagnostik

Die Frakturen entziehen sich nicht der röntgenologischen Darstellung, sofern Aufnahmen des Rückfußes in beiden Strahlengängen vorliegen. Die Gefahr einer Fehldiagnose im Sinne eines Übersehens dieses Bruches liegt aber darin, daß Talusfrakturen häufig mit anderen Brüchen der unteren Extremität, nicht selten Malleolarfrakturen, vergesellschaftet sind und diese Begleitverletzungen klinisch im Vordergrund stehen.

Solche Begleitverletzungen werden häufig beobachtet. Am meisten sind die Strukturen der korrespondierenden Knochen im oberen Sprunggelenk betroffen. Bei einem polytraumatisierten Patienten stehen die Talusfrakturen in der Behandlungsfolge sicherlich nicht an erster Stelle, dürften aber nicht übersehen werden. Die Sekundärversorgung dieser Verletzung gestaltet sich meist schwierig, die Prognose für eine gute Funktion wird schlechter. Hinzu kommt noch, daß häufig wegen einer schlechten Weichteilsituation ein operatives Vorgehen nicht mehr möglich ist.

Therapie

Die Frage, inwieweit die Brüche des Talus einen schicksalhaften Verlauf nehmen bzw. ihre Prognose durch operative Maßnahmen verbessert werden kann, nimmt einen breiten Raum ein. Das zentrale Problem ist die Blutversorgung des Taluskörpers. Eine Osteosynthese des Talusbruches kann nichts zur Lösung dieses Problems beitragen, sofern eine Revascularisierung der Spongiosa über eine spaltenfrei adaptierte Bruchfläche nicht für möglich gehalten wird. Dies mag in wenigen Einzelfällen möglich sein. Im Generellen darf jedoch nicht die Hoffnung auf diesen Effekt gesetzt werden. Zumindest nimmt dieser Vorgang Monate bis Jahre in Anspruch.

Dagegen haben operative Maßnahmen aber ihren Sinn in einer besseren Wiederherstellung der Gelenkfläche, zumindest gegenüber der Tibia, und in der hierdurch ermöglichten Frühmobilisation aller Fußgelenke, die für das funktionelle Endergebnis von ausschlaggebender Bedeutung ist.

An diesen Erwägungen orientiert sich das Vorgehen im aktuellen Fall:

Nichtverschobene Brüche werden konservativ behandelt.

Bei verschobenen Stückbrüchen und Luxationsfrakturen zunächst Versuch der geschlossenen Reposition, eventuell mit Hilfe eines percutan eingebrachten Steinmann-Nagels. Der Entschluß die Fraktur anschließend zu verschrauben richtet sich nach dem Repositionsergebnis und ist keinesfalls als obligatorisch anzusehen.

Aus größeren Sammelstatistiken geht hervor, daß die Resultate nach konservativer Behandlung vergleichbarer Frakturen bezüglich der Nekroserate etwas günstiger sind als nach operativem Vorgehen. Dies kann nur auf der bei jeder Operation zwangsweise auftretenden zusätzlichen Denudierung der Fragmente beruhe. Diese Erfahrung führt zu dem Entschluß, daß ausreichend reponierte Frakturen eher konservativ weiterbehandelt werden sollen.

Zentrale Trümmerfrakturen und irreponible oder nicht in Reposition zu haltende Luxationsfrakturen müssen offen reponiert und osteosynthetisch stabilisiert werden. Nicht selten wird hierbei eine primäre Spongiosaplastik zur Auffüllung von Impressionsdefekten notwendig.

Dieses differenzierte Vorgehen macht eine gewisse Erfahrung des Verantwortlichen notwendig. Dadurch erfährt die Forderung, Talusfrakturen in ein Zentrum zu überweisen, oder zumindest mit diesem das Vorgehen abzusprechen, seine Berechtigung.

Ist eine Verlegung geplant, soll bei allen Bruchformen möglichst frühzeitig der Versuch einer konservativen Reposition gemacht werden. Fuß und Unterschenkel sind danach auf einer Unterschenkel-U-Schiene mit Sohle bzw. einem gespaltenen Unterschenkelgipsverband ruhigzustellen.

Die Brüche der Processus tali brauchen nur bei größeren Verschiebungen offen reponiert und fixiert zu werden.

Nachbehandlung

Bei konservativer Therapie werden die Talusfrakturen nach Abschwellung durch einen geschlossenen Unterschenkelliegegips ruhiggestellt.

Nach operativem Vorgehen kommt wegen der Neigung zur Spitzfußstellung zumindest vorübergehend eine Unterschenkel-U-Schiene zur Anwendung.

Die Dauer der vollständigen Entlastung dieser Frakturen richtet sich nach der Bruchform und dem weiteren Verlauf.

Frakturen, die keine Durchblutungsstörungen des Taluskörpers befürchten lassen, können nach 6 - 8 Wochen vollständig belastet werden. Nach dieser Zeit erübrigt sich dann auch die Ruhigstellung im Gipsverband.

Bei den prognostisch ungünstigen Brüchen des Talushalses beträgt die Entlastungszeit mindestens 3 Monate. Die Entscheidung über das weitere Vorgehen wird durch eine Klärung der Vascularisation erleichtert. Hierzu hat sich die intraossäre Venographie bewährt. Finden sich gute Abflußverhältnisse, kann in den nächsten Wochen eine allmähliche Vollbelastung angestrebt werden.

Bleibt das Kontrastmittel im Talus liegen ist eine weitere Entlastung unbedingt notwendig. Eine Kontrollvenographie erscheint frühestens nach weiteren 3 Monaten sinnvoll.

Zeigt der venöse Abfluß keine Normalisierung, der Talus jedoch auch noch keine nekrotischen Deformierungen, soll weiter entlastet werden, auch wenn sich die Zeit über 1 Jahr, ja bis zu 24 Monaten ausdehnt.

Bei Einsetzen sichtbarer Verformungen des Taluskörpers ist eine weitere Entlastung zwecklos. Je nach Lage und Ausmaß der Deformierung sind nun versteifende Operationen angezeigt. Diese sollen durchgeführt werden, bevor die Anschlußgelenke kontrakt oder ebenfalls arthrotisch verändert sind.

Technik der intraossalen Venographie

Punktion des Talus durch Einstich vor dem Außenknöchel. Instillation von 3 ccm eines wasserlöslichen Kontrastmittels, z.B. Conray 60.

Zur Beurteilung der Abflußverhältnisse sind Serienaufnahmen nach 1/2 min, 1 min, 5 min notwendig. Dann werden einige ccm physiologische Salzlösung nachgespritzt und eine Spätaufnahme nach 30 min angeschlossen.

Technik der Reposition von Luxationsfrakturen im Körper oder Hals des Talus

Anlegen einer Drahtextension möglichst weit dorsal am Calcaneus. Einbringen eines Steinmann-Nagels in den Taluskörper von dorsal. Unter maximaler Plantarflexion und starkem Längszug wird nun versucht, den Taluskörper gegen den Kopf und Hals zu reponieren.

Dieses Manöver darf nur in Operationsbereitschaft durchgeführt werden. Läßt sich auch bei offener Darstellung die Reposition nicht gewaltlos erzielen muß vor größerer Gewaltanwendung eine Osteotomie des Innenknöchels durchgeführt werden. Dies erlaubt breiten Überblick über den Talus, der dann mühelos reponiert werden kann.

Ergebnisse

Anhand des Krankengutes von vier verschiedenen Kliniken werden die Ergebnisse Aufgezeigt (Berlin, Bochum, Mainz, Tübingen).

Insgesamt wurden 206 Talusfrakturen behandelt. Diese wurden in das von WEBER angegebene Schema eingeteilt, wobei die zentralen Brüche in Frakturen mit und ohne Dislokation unterteilt wurden. Diese Unterteilung erlaubt prognostische Schlüsse im Hinblick auf Nekrose und Spätergebnis. Die Zahlen der einzelnen Gruppen sind aus der folgenden Tabelle 1 ersichtlich.

Tabelle 1. Anzahl der behandelten Talusfrakturen

periphere Talusfrakturen	47
zentrale Frakturen ohne Dislokation	42
zentrale Frakturen mit Dislokation	85
Luxationsfrakturen und Luxationen	32
Insgesamt	206

Nachuntersuchungen konnten an 155 Patienten durchgeführt werden. Einige Patienten waren an den Folgen eines Polytraumas gestorben, andere nicht mehr erreichbar. Das Zeitinvervall der Nachuntersuchung betrug wenige Monate bis mehrere Jahre, im Mittel 2,5 Jahre.

Die Behandlung erfolgte in 58 Fällen operativ und in 97 Fällen konservativ.

Bei der konservativen Therapie wurde geschlossen reponiert und für 4 - 12 Wochen ruhiggestellt, entlastet wurde in der Regel 5 - 12 Monate.

Bei operativem Vorgehen wurden zur Osteosynthese Spongiosa-Kleinfragmentschrauben, gelegentlich auch Kirschner-Drähte verwandt. In den meisten Fällen wurde das Sprunggelenk durch eine temporäre Gipsschiene ruhiggestellt. Die anschließende gipsfreie Nachbehandlung strebte eine frühfunktionelle Übungsbehandlung an, wobei jedoch auch nach operativer Therapie Entlastungszeiten von mehreren Monaten bis zu 1 Jahr für notwendig erachtet wurden.

Wegen der besonderen anatomischen Verhältnisse der Blutversorgung sind die Nekrosen eine der gefürchtetsten Komplikationen bei der Behandlung der Talusfrakturen. Entsprechend den Angaben in der Weltliteratur fanden sich auch in diesem Krankengut am häufigsten Nekrosen in der Gruppe der zentralen dislocierten Frakturen und zwar in 31 Fällen oder 49%. Insgesamt wurden 37 oder 23,3% Nekrosen oder Teilnekrosen am Talus beobachtet (Tabelle 2).

Tabelle 2. Häufigkeit der Nekrosen bzw. Teilnekrosen bei Talusfrakturen

periphere Talusfrakturen	(n = 47)	0
zentrale Frakturen ohne Dislokation	(n = 42)	1
zentrale Frakturen mit Dislokation	(n = 85)	31
Luxationsfrakturen und Luxationen	(n = 32)	5
Insgesamt	(n = 206)	37

An weiteren Komplikationen, die ein schlechtes Ergebnis verursachten, sind 16 Osteitiden aufgeführt, wobei 3 Amputationen notwendig wurden. In einem Fall mußte wegen einer traumatisch aufgetretenen Durchblutungsstörung eine Ablatio cruris durchgeführt werden.

Eine posttraumatische Arthrose des oberen Sprunggelenks, im Talonaviculargelenk und im unteren Sprunggelenk wird häufig beobachtet. Erstaunlicherweise sind die subjektiven Beschwerden trotz fortgeschrittener Veränderungen oft sehr gering. Trotzdem wurde eine röntgenologisch starke Arthrose als schlechtes Ergebnis gewertet. Über die Häufigkeit einer fortgeschrittenen Arthrose gibt Tabelle 3 Aufschluß.

Tabelle 3. Häufigkeit der fortgeschrittenen Arthrosen

periphere Talusfrakturen	(n = 47)	2
zentrale Frakturen ohne Dislokation	(n = 42)	9
zentrale Frakturen mit Dislokation	(n = 85)	28
Luxationsfrakturen und Luxationen	(n = 32)	10
Insgesamt	(n = 206)	49

Bei der Auswertung der Ergebnisse wurden die Fälle als schlecht bewertet, bei denen primär oder sekundär eine Arthrodese notwendig wurde. Subjektiv erhebliche Beschwerden waren ebenfalls als schlecht zu werten, ebenso Fehlstellungen in den Gelenken. Nach diesen Kriterien sind die Ergebnisse zusammenfassend in 96 Fällen als gut und in 63 Fällen als schlecht zu werten. Die Hauptzahl der schlechten Ergebnisse ist naturgemäß in den beiden Gruppen der zentralen Frakturen mit Dislokation und Luxationsfrakturen mit Zertrümmerung zu finden.

VI. Knorpelläsionen am OSG

Die Arthroskopie des oberen Sprunggelenkes

E. Plank

Mit der Entwicklung des Cystoskops durch MAX NITZE im Jahre 1877 eröffnete sich der Medizin ein großes Feld in der Diagnostik von Körperhöhlen (8). 1918 hat DAKAGI erstmals mit einem Kindercystoskop ein Kniegelenk arthroskopiert. 1921 veröffentlichte E. BIRCHER (1) seine Ergebnisse der Gelenkendoskopie unter Benützung des Jakobäus-Thorakoskops am Lebenden. Allerdings gab er dann die Anwendung der Arthroskopie zugunsten der ebenfalls neuen Kontrastmittelarthrographie wieder auf. Im deutschen Sprachraum veröffentlichte R. SOMMER 1937 seine Studie über die Endoskopie des Kniegelenkes mit dem Grafschen Thorakoskop. 1938 berichtet E. VAUBELL von seinen Hoffnungen, diese neue Methode könne in der Rheumaforschung besseren Einblick in das Wesen der entzündlichen Gelenkerkrankungen und in die Wirksamkeit therapeutischer Maßnahmen geben. Im anglo-amerikanischen Schrifttum (3) erfuhr die Methode durch BURMANN (2), SUTRO, FINKELSTEIN (4), KREUSCHER und MAYER eine sehr intensive, z.T. durch tierexperimentelle Studien untermauerte Bearbeitung. Die Japaner (7) wiesen bereits im Jahre 1918 auf die Endoskopie des Sprunggelenkes sowie noch kleinerer Gelenke hin. 1931 berichtet BURMANN (2) von der Unmöglichkeit, das obere Sprunggelenk zu arthroskopieren. Wesentliche Verbesserungen der technischen Geräte, die uns neben guter Sicht auch die Möglichkeit Gewebeproben zu entnehmen und Fotodokumentationen durchzuführen bieten, erlauben uns heute die Endoskopie des oberen Sprunggelenkes. Die Untersuchung ist dadurch erschwert, daß größere Schwenkungen der Optik im oberen Sprunggelenk nicht möglich sind. Für unsere Untersuchungen stehen uns zwei Geräte zur Verfügung, die sich im Außendurchmesser unterscheiden.

Die Operation erfolgt in Blutsperre und denselben sterilen Bedingungen, die wir für jede Arthrotomie fordern; ergeben sich aus den arthroskopisch erhobenen Befunden operative Konsequenzen, so führen wir diese in derselben Sitzung durch. Hierzu wird es jedoch erforderlich, erneut steril abzudecken, nachdem durch die Nähe des Betrachters die Sterilität bei der Arthroskopie nicht mit letzter Sicherheit gewahrt werden kann.

Nach Stichincision der Haut erfolgt mit einem scharfen und stumpfen Obturator die Gelenkpunktion. Den scharfen Obturator führen wir bis an die Gelenkkapsel heran und tauschen diesen zur Perforation ins Gelenk gegen den stumpfen Obturator aus. Nur so lassen sich iatrogene Knorpelläsionen vermeiden.

Zur endoskopischen Untersuchung des oberen Sprunggelenkes (6) verwenden wir entweder einen Zugang ventral des Malleolus medialis oder ventral des Malleolus lateralis, jeweils in Höhe des Gelenkspaltes. Nur in Ausnahmefällen wählen wir einen dorsalen Zugang. Beim Zugang von ventral medial führen wir das Arthroskop bei Neutralstellung des oberen Sprunggelenkes in Höhe des Gelenkspaltes direkt medial der Sehne des M. tibialis anterior unter Schonung de v. saphena magna in fast horizontaler Richtung in die Gelenkhöhle ein. Beim ventro-lateralen Zugang wird direkt vor dem lateralen Malleolus ebenfalls in horizontaler Richtung mit dem Troicart das obere Sprunggelenk punktiert. Eine Verletzung der a. dorsalis pedis einerseits und des N. peronaeus superficialis andererseits ist so weitgehend ausgeschlossen. Beim dorsalen Zugang gehen wir lateral der Achillessehne in Höhe des Sprunggelenkspaltes durch den Fettkörper direkt in den hinteren Recessus ein, nachdem wir vorher von ventral mit einer Kanüle den Gelenkinnenraum mit physiologischer Salzlösung aufgebläht haben. Die beiden ventralen Zugänge erlauben Dank der Winkeloptik einen Überblick auf die kontralateralen Gelenkteile, wobei ca. 2/3 der Gelenkfläche der Trochlea tali sowie 2/3 der mit der Trochlea tali artikulierenden Tibiagelenkfläche einsehbar sind. Die malleolaren Gelenkflächen sind wegen der Enge des Gelenkspaltes nur minimal einsehbar, wobei der Malleolus medialis bei starker Eversion des Vorderfußes am Übergang zur horizontalen Tibiafläche einsehbar ist, der laterale bei starker Inversion. Der dorsale Zugang gestattet bei maximaler Dorsalflexion im Vorfuß einen Überblick über das dorsale Drittel der Trochlea tali. Beim Blick nach cranial gelingt es, die dorsalsten Anteile der Tibiagelenkfläche zu überblicken.

Abb. 1a und 2a zeigen den Blick auf den Bereich des medialen Malleolus; Abb. 1b und 2b zeigen uns den Blick auf den Bereich des lateralen Malleolus.

Abb. 3 gibt den Blick auf die Trochlea tali. Man sieht im mittleren Bereich, das Bild einer gut erbsengroßen Osteochondritis dissecans, der Knorpel hat sich hier bereits etwas abgehoben.

In Abb. 4 findet sich der Blick in die Gelenkfläche zwischen Tibia und Talus. Es imponiert die pannusartige Überwucherung im Bereich der Tibiavorderkante. In diesem Fall ist eine intraarticuläre Anwendung von Cortisonpräparaten vorangegangen. Eine histologische Untersuchung der Biopsie aus dieser Stelle ergab eine unspezifische Synoviitis, ältere Fettgewebsnekrosen, die durchaus als Folge der vorangegangenen Cortisoninjektion aufgetreten sein können.

Abb. 5a demonstriert das OSG eines 27jährigen Patienten.

Abb. 5b zeigt uns das arthroskopische Bild, welches eine Osteochondritis dissecans erkennen läßt; insbesondere im vorderen Anteil sieht man bereits, daß eine Knorpelschuppe sich abzuheben beginnt. Abb. 5c legt den Operationssitus nach Abmeisselung des medialen Knöchels dar.

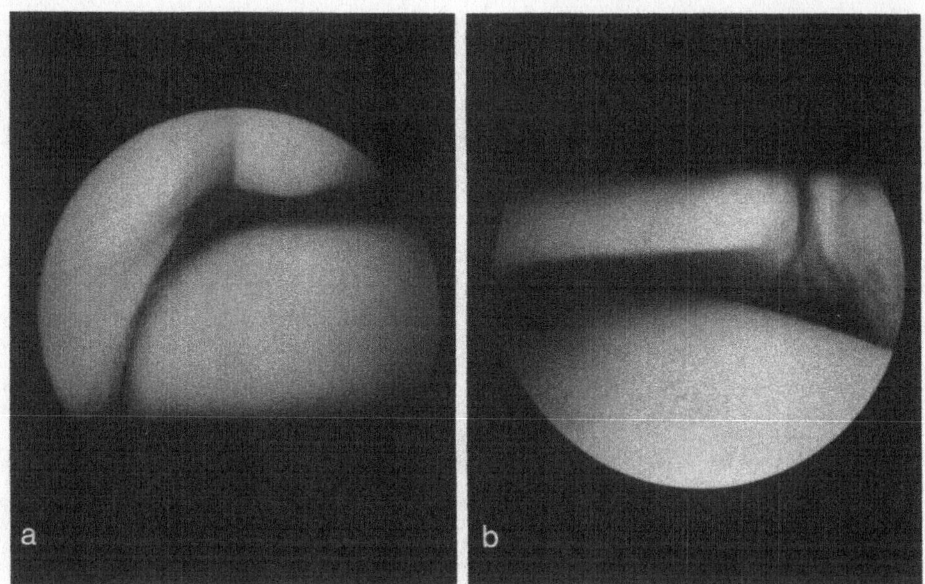

Abb. 1a und b

In der Abb. 6a sehen wir das Röntgenbild eines 22jährigen Patienten, bei dem 1974 nach einem Sturz auf den rechten Fuß, 4 Monate nach dem Unfall, eine subchondrale Osteonekrose des rechten Talus festgestellt wurde. 1974 hat eine Spongiosaunterfütterung mit autologer Spongiosa stattgefunden.

Abb. 6b gibt den endoskopisch erhobenen Befund im Bereich des Talus wieder. Es ist deutlich zu erkennen, daß im Bereich der Talusnekrose ein ca. daumennagelgroßer Knorpeldefekt besteht.

Die Möglichkeit der endoskopischen Untersuchung von Gelenkinnenräumen stellt eine Bereicherung in der Diagnostik und der Therapie von Gelenkschäden dar. Nachteilig finden wir die aufwendige Vorbereitung, den erheblichen technischen Aufwand, die Unmöglichkeit alle Regionen einzusehen und die notwendige Routine des Untersuchers. Diese Nachteile erhalten aber erhebliches Gegengewicht durch die Objektivierbarkeit vermuteter Befunde und die Möglichkeit, gezielt zu biopsieren, einschließlich der Fotodokumentation. Wenngleich die Indikation zur Endoskopie am Sprunggelenk (Knorpelschäden, Affektionen der synovialen Auskleidung) viel seltener gegeben ist, als beispielsweise am Kniegelenk, halten wir diese Untersuchung, die uns erlaubt, große Teile des Innenraumes zu übersehen, für eine Bereicherung in der Diagnostik und Therapie von Veränderungen des OSG.

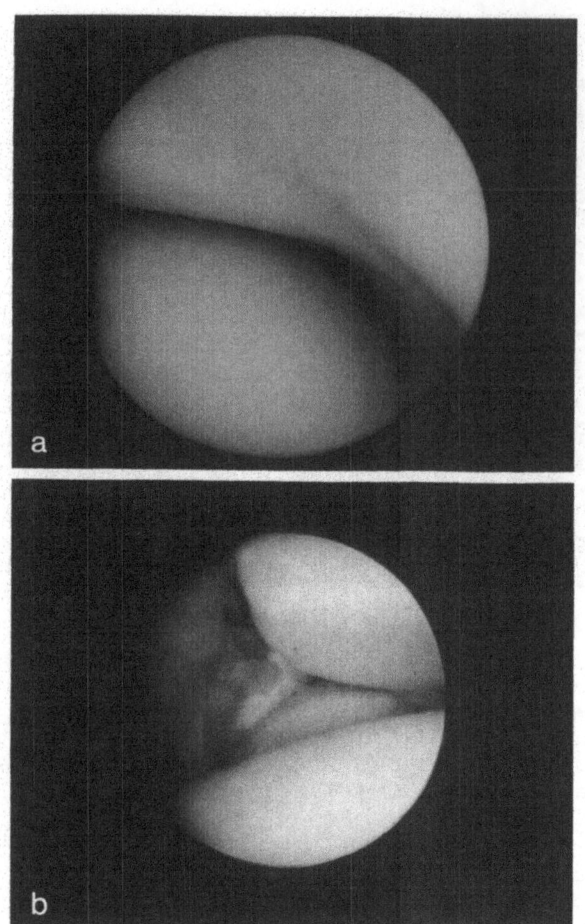

Abb. 2a und b

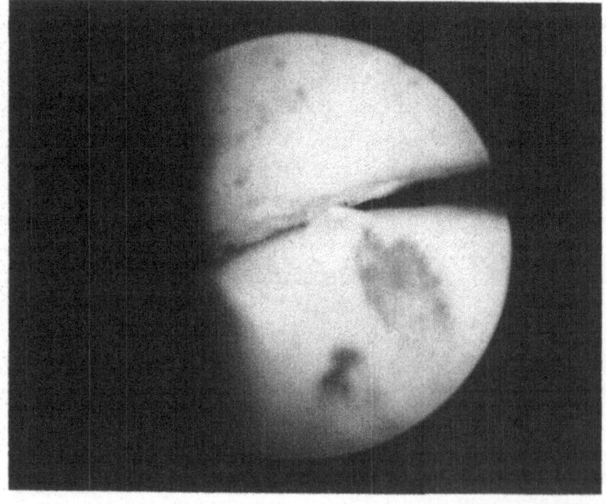

Abb. 3

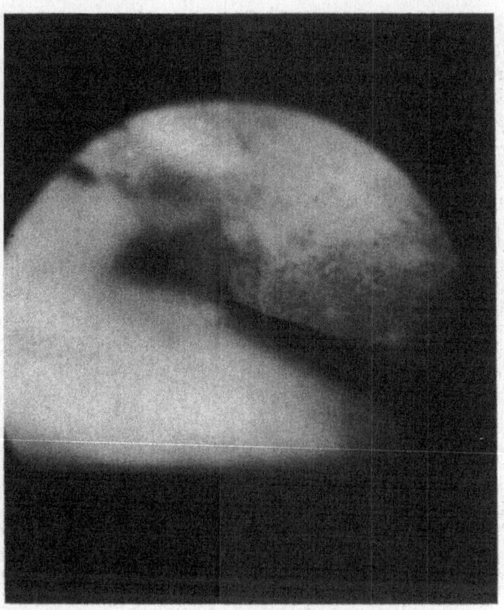

Abb. 4

Zusammenfassung

Die endoskopische Untersuchung des oberen Sprunggelenkes kann im Einzelfall von großem diagnostische Wert sein. Durch 3 Zugänge gelingt es, große Teile dieses Gelenkes zu übersehen. Die Gelenkflächen im Bereich der Malleolaren sind wegen der Enge des Gelenkspaltes nur begrenzt beurteilbar. Trotz der nur sehr selten gegebenen Indikation kann die endoskopische Untersuchung dieses Gelenkes von diagnostischem Wert sein.

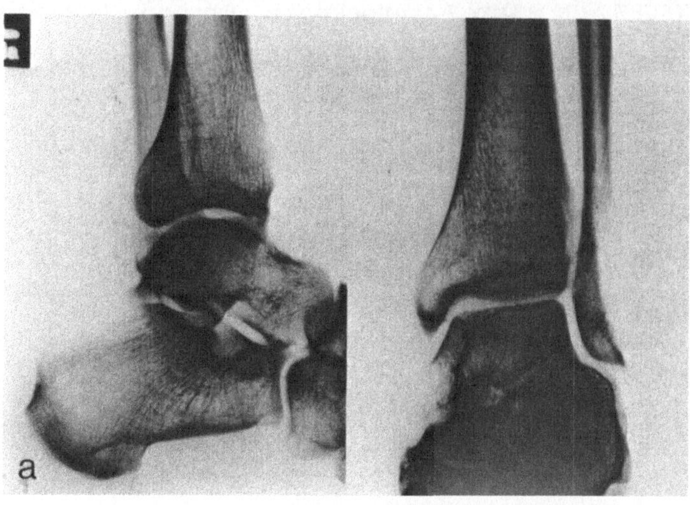

Abb. 5a

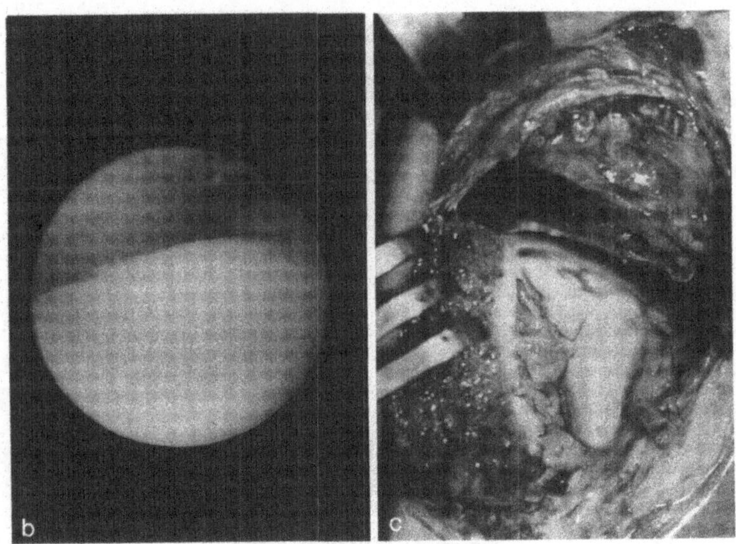

Abb. 5b und c

Literatur

1. BIRCHER, E.: Die Arthroendoskopie, 48, 1460 (1921).
2. BURMANN, M.S.: J. Bone Jt. Surg. 13, 669 (1931).
3. O'CONNOR, R.L.: J. Bone Jt. Surg. 55, 1443 (1973).
4. FINKELSTEIN, H., MAYER, L.: The Arthroscope. A new Method of Examining Joints. J. Bone Jt. Surg. 13 (1931).
5. HENCHE, H.R.: Der Orthopäde 3 - Heft 4, 178 (1974).
6. PLANK, E., SIADAT POUR, A., BURRI, C., ZEITLER, H.P.: Technik der Arthroskopie des oberen Sprunggelenkes und des Ellengelenkes. Langenbeck's Archiv, in Vorbereitung.
7. WATANABE, M., TAKEDA, S., IKEUCHI, H.: Atlas of Arthroscopy, Ed. 2, Tokyo: Igaku Shoin Ltd. 1969.
8. WRUHS, O.: Die Arthroskopie. Orthop. Praxis, Heft 2, 75 (1973).
9. WRUHS, O.: Der Informationswert der Endoskopie des Kniegelenkes. Wien: Hollinek 1974.

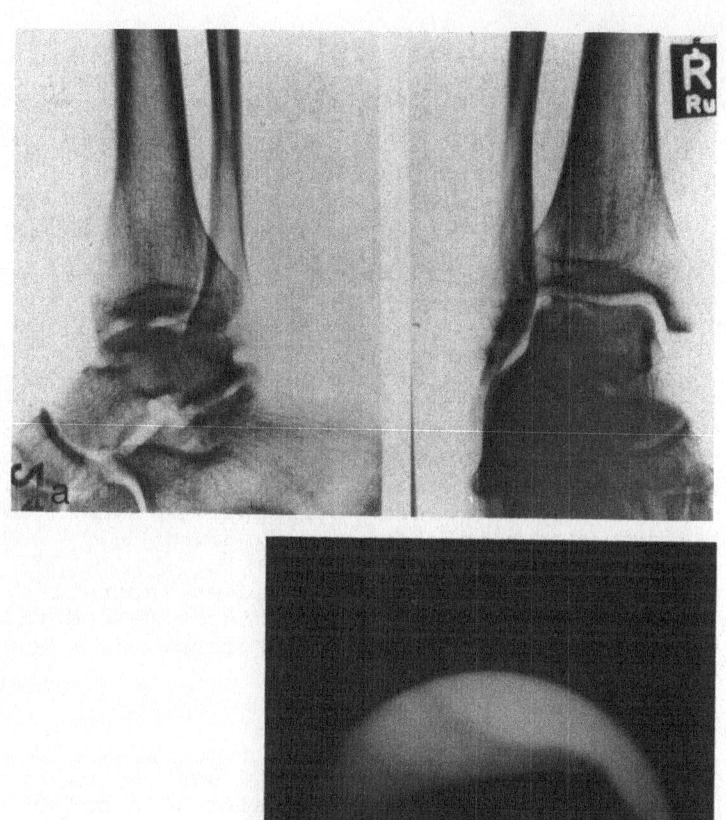

Abb. 6

Therapie der traumatischen Knorpelläsion am oberen Sprunggelenk

O. Trentz und H.J. Oestern

Einleitung

Die hohe Vulnerabilität des oberen Sprunggelenks, die gravierenden Folgen jeder Inkongruenz an seinen statisch stark belasteten Gelenkflächen und die diagnostischen Schwierigkeiten bei der Erkennung traumatischer Knorpelschäden umreißen die klinische Problematik dieser Verletzungen. In der Literatur werden die Knorpeltraumen des Sprunggelenks meist nur im Rahmen der knöchernen Verletzungen kurz mitdiskutiert (2, 8).

Einige für die Therapie der frischen Knorpelläsionen relevante pathophysiologische und diagnostische Besonderheiten des oberen Sprunggelenks seien vorweg besprochen.

Pathophysiologie

Jede Fraktur des Pilon tibial und des Taluskörpers ist mit einem mehr oder weniger starken Knorpelschaden belastet, der letztlich die Gesamtprognose der Verletzung entscheidend bestimmt. Daneben gibt es aber klinisch zunächst weniger dramatische Verletzungen des oberen Sprunggelenks, die hauptsächlich die gelenkbildenden Knorpelflächen und den Kapselbandapparat traumatisieren.

Gelenkcontusionen können als pathologisches Substrat am Knorpel von der Contusion mit subchondralem Hämatom, über die Knorpelfissuren bis hin zu verschiedenen Formen der Impression alle Stadien hinterlassen.

Die Distorsionen und Kapselbandrupturen des oberen Sprunggelenkes können auf Grund der speziellen Anatomie der Gelenkgabel und des Taluskörpers typische tangentiale Abscherverletzungen der Taluskanten - sogenannte "dome-fractures" - verursachen. Je nach Größe der Abscherung entstehen transchondrale Flakes oder osteochondrale Frakturen.

BERNDT und HARDY (1) haben für den Dislokationsgrad der Abscherflakes eine therapeutisch und prognostisch bedeutsame Einteilung vorgeschlagen, die zwischen nur gelockerten, teilgelösten, komplett abgelösten und verdrehten und inkarzerierten osteochondralen Flakes unterscheidet. Eine ähnliche Typisierung ist auch im französischen Schrifttum gebräuchlich (3). Als Unfallmechanismus wird einheitlich das Supinations-Inversions-Trauma angegeben, wobei in

Dorsalflexion der superolaterale Talusrand im ventralen und zentralen Bereich abgeschert wird, während bei Plantarflexion der superomediale Rand am dorsalen Talusteil betroffen ist. O'DONOGHUE (4) hat den letzteren Mechanismus häufig bei Basketballspielern beobachtet, wenn diese nach Sprüngen auf den Zehen mit leicht invertiertem Fuß landen.

Diagnostik

Das Ausmaß der Knorpelschäden kann bei Frakturen der gelenkbildenden Knochen bestenfalls erahnt werden. Bei der Osteosynthese findet man oft alle Schweregrade der Knorpelläsion auf breite Fläche verteilt vor.

Problematischer ist die Erkennung frischer isolierter Knorpelschäden. O'DONOGHUE (4) weist auf die hohe diagnostische Dunkelziffer dieser Verletzungen hin und betont als wichtigsten Einzelfaktor bei der Diagnostik der Knorpeltraumen "an acute awareness that they occur".

Ein adäquater Unfallhergang mit Kapselschwellung, Ergußbildung und schmerzhafter Funktionseinschränkung weisen zunächst nur auf eine Contusion oder Distorsion des Gelenkes hin. Typisch für traumatische Knorpelschäden ist ein relativ rasches Abklingen der Beschwerden - aber einige Wochen bis Monate später kommen schmerzhafte Bewegungseinschränkung und Reizerguß wieder. Klinischer Befund und charakteristischer Verlauf mit symptomarmen Intervall (Abb. 1) führen zur Diagnose (9). Die Arthrographie hat bei der Aufdeckung dieser Verletzungen unserer Erfahrung nach keine Bedeutung. Eigene Erfahrungen mit der Sprunggelenksarthroskopie haben wir nicht.

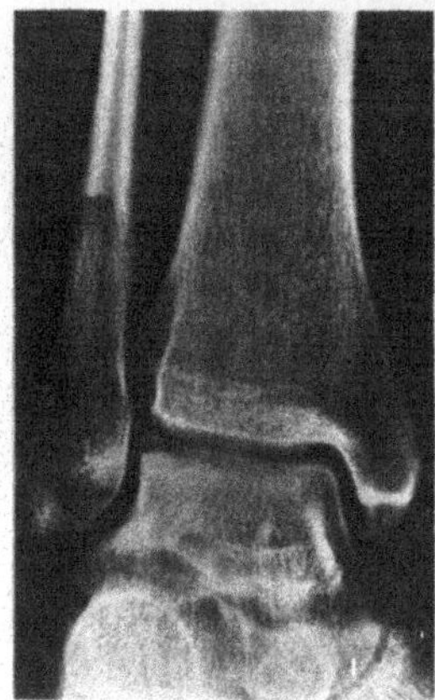
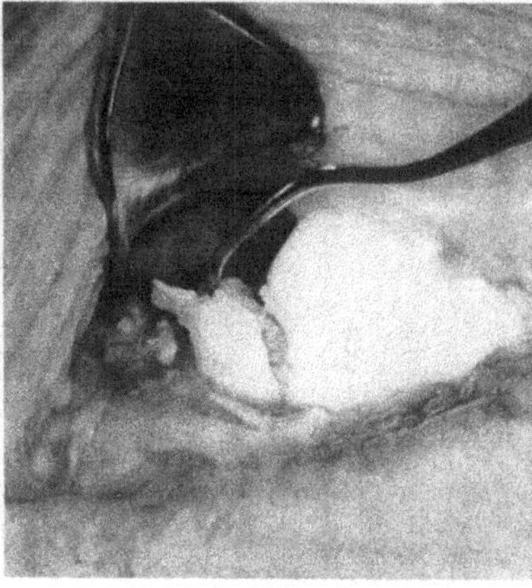
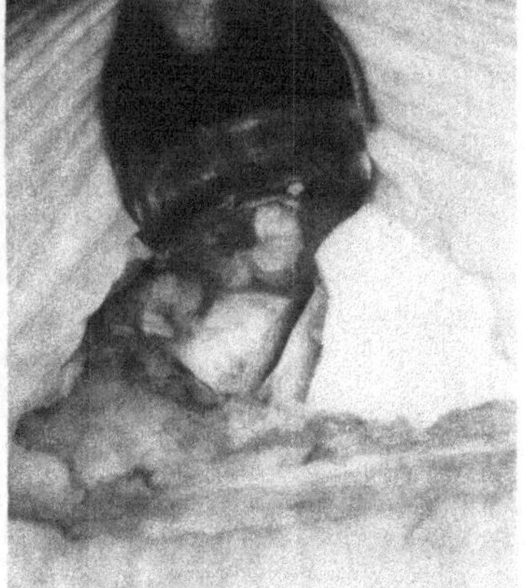

Abb. 1. Primär als "Distorsion" verkannte osteochondrale Absprengung bei 14jähriger Reiterin. Röntgenbefund und intraoperative Situation nach 4 Wochen. Entfernung des osteochondralen Fragmentes und Glätten der Abschlagstelle

Die tangentialen Abscherverletzungen an den Taluskanten sind leichter zu diagnostizieren, wenn osteochondrale Fragmente entstehen. Diese sind meist schon auf Übersichtsröntgenaufnahmen zu erkennen (Abb. 2). Unsichere Befunde können mit durchleuchtungsgezielten Aufnahmen oder durch Tomographie erhärtet werden (Abb. 4 bzw. 5). Reine Knorpelflakes werden bei der Versorgung von Sprunggelenksfrakturen und Bandrupturen entdeckt.

Therapie

Therapeutisches Ziel bei allen Arten von Knorpelläsionen ist die Beseitigung mechanischer Störfaktoren, die Normalisierung der Knorpeltrophik und die Vermeidung von Inaktivitätsschäden an allen Gelenkstrukturen (6).

Konservative Behandlung. Sie ist primär indiziert bei allen stumpfen Knorpelverletzungen wie Contusionen und Impressionen,

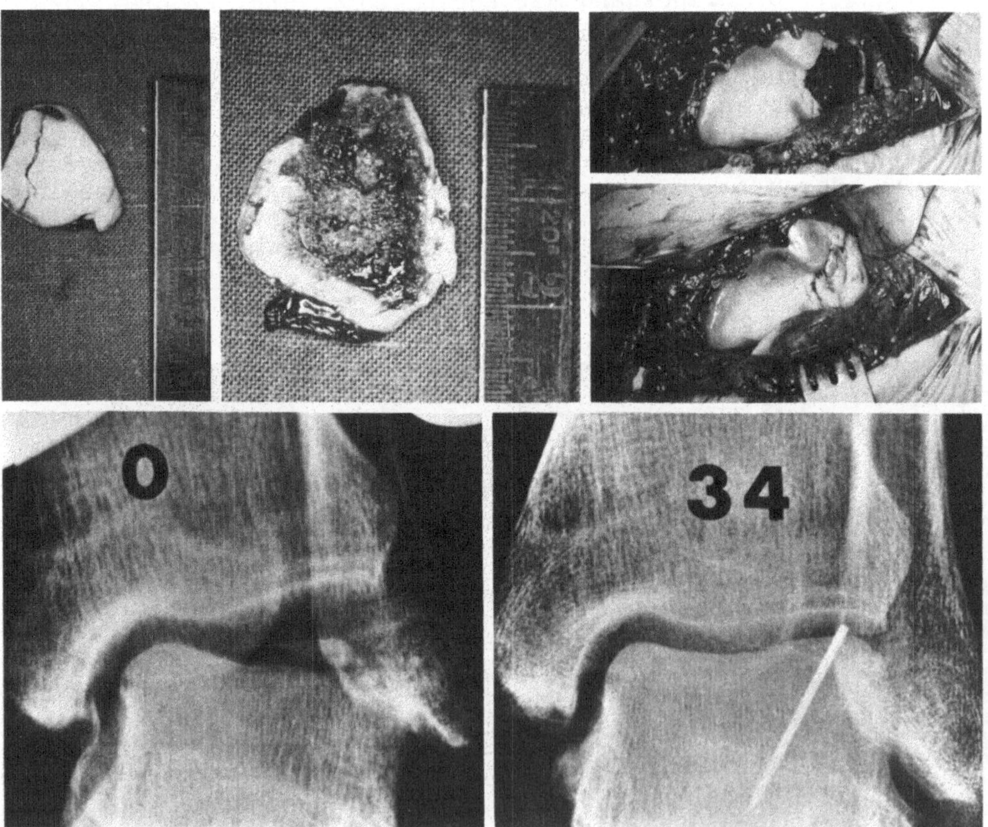

Abb. 2. Frische Außenbandruptur des linken oberen Sprunggelenkes mit großer osteochondraler "dome-fracture". Das völlig abgescherte Fragment wurde replantiert und mit einem Kirschner-Draht angespickt

nicht zuletzt wegen der fehlenden diagnostischen Differenzierung. Auch Knorpelschäden bei operativ versorgten Frakturen (z.B. Pilon tibial) erfordern eine konsequente konservative Therapie.

Extreme Ergüsse werden abpunktiert, das Sprunggelenk mit einem leichten Kompressionsverband hochgelagert und zunächst bei Bettruhe streng entlastet. Sind unter lokaler und systemischer antiphlogistischer Therapie die Beschwerden abgeklungen, wird mit aktiver Bewegungstherapie begonnen. Es folgen Gehübungen unter Teilbelastung des Fußes - die volle Belastung wird je nach Größe des Knorpelschadens nach 6 bis 12 Wochen erlaubt.

Führt die konservative Behandlung nicht zur Beschwerdefreiheit oder kommt es nach einem freien Intervall wieder zur Verschlimmerung besteht die Indikation zur Arthrotomie (5).

Operative Behandlung. Tangentiale Abscherungen an den Taluskanten sollten primär operativ behandelt werden (4). Reine Knorpelflakes werden bei der Versorgung von Sprunggelenksfrakturen und Bandrupturen herausgespült. Osteochondrale Fragmente müssen meistens auch entfernt und ihre Abschlagstellen geglättet werden (Abb. 1 und 3). Die Indikation zur Replantation besteht nur bei der Möglichkeit einer stabilen formschlüssigen Reposition und bei frischen Verletzungen (5, 6). Für die Prognose entscheidend ist neben diesen beiden Punkten der Grad der primären Ablösung (1). Zur Replantation wird das knöcherne Bett sorgfältig gesäubert und das Replantat nach anatomischer Reposition angespickt, wobei das Implantat sorgfältig unter das Knorpelniveau versenkt werden muß (Abb. 2). Fixationen mit Kleinfragmentschrauben kommen in dieser Region nur ausnahmsweise in Frage (Abb. 4). Im Talus versenkte Spickdrähte werden in der Regel nicht mehr entfernt.

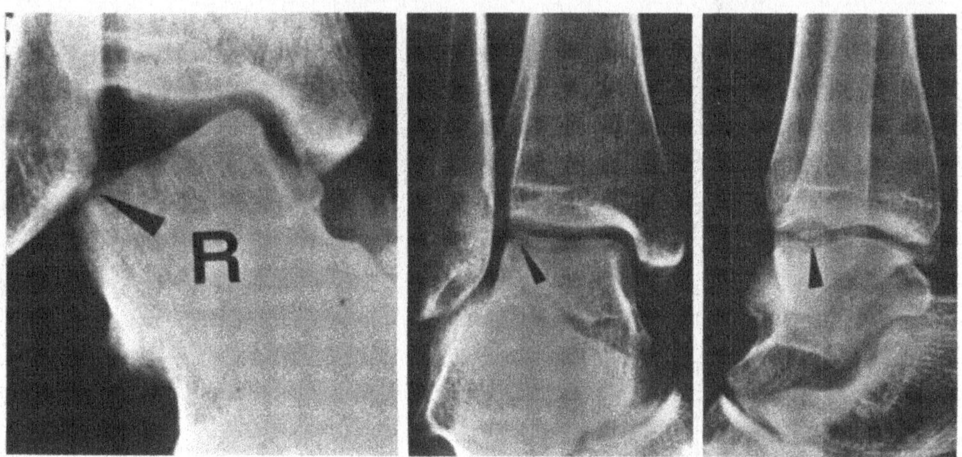

Abb. 3. Außenbandruptur mit Taluskantenabscherung. Die gehaltene Aufnahme veranschaulicht den Mechanismus der tangentialen Abscherung

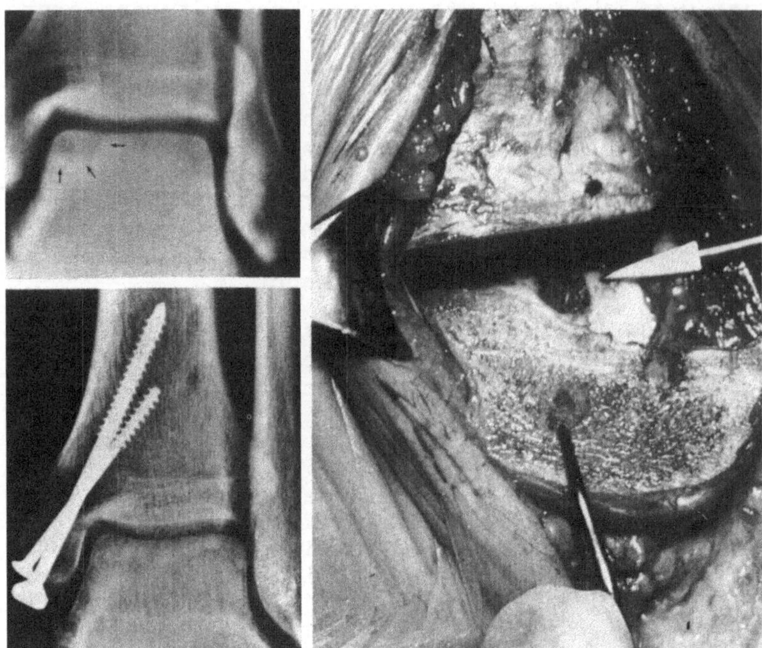

Abb. 4. 7jähriges Mädchen zog sich beim Sprung von einem Garagendach eine große osteochondrale Abscherung zu. Rechts oben: Durchleuchtungsgezielte Aufnahmen. Das osteochondrale Fragment wurde mit einer KF-Schraube fixiert

Bei Sekundäreingriffen müssen Knorpelerweichungen abradiert, stärkere Impressionen gehoben und unterfüttert, federnde Impressionen mit Spongiosa unterlegt und dislocierte osteochondrale Fragmente entfernt und ihre Abschlagstelle excochleiert und durch Pridie-Bohrungen angefrischt werden (5, 7),

Zur Gewinnung einer ausreichenden Übersicht müssen gelegentlich Bandstrukturen wie das Lig. fibulo-talare anterius durchtrennt oder Knöchel osteotomiert werden (Abb. 5).

Die Nachbehandlung erfolgt wie bereits beim konservativen Vorgehen angegeben, sofern nicht ein erweiterter Zugang eine Gipsruhigstellung erfordert.

Eigenes Krankengut

Vom 1. Januar 1972 bis 31 Dezember 1976 wurden an unserer Klinik 10 Patienten wegen traumatischer Knorpelverletzungen im oberen Sprunggelenk operiert. Die Mitversorgung von Knorpelabsprengungen, -quetschungen und -impressionen bei Osteosynthesen der Knöchel und des Pilon tibial und das Herausspülen kleiner Knorpelflakes bei Bandnähten sind in dieser Zahl nicht enthalten.

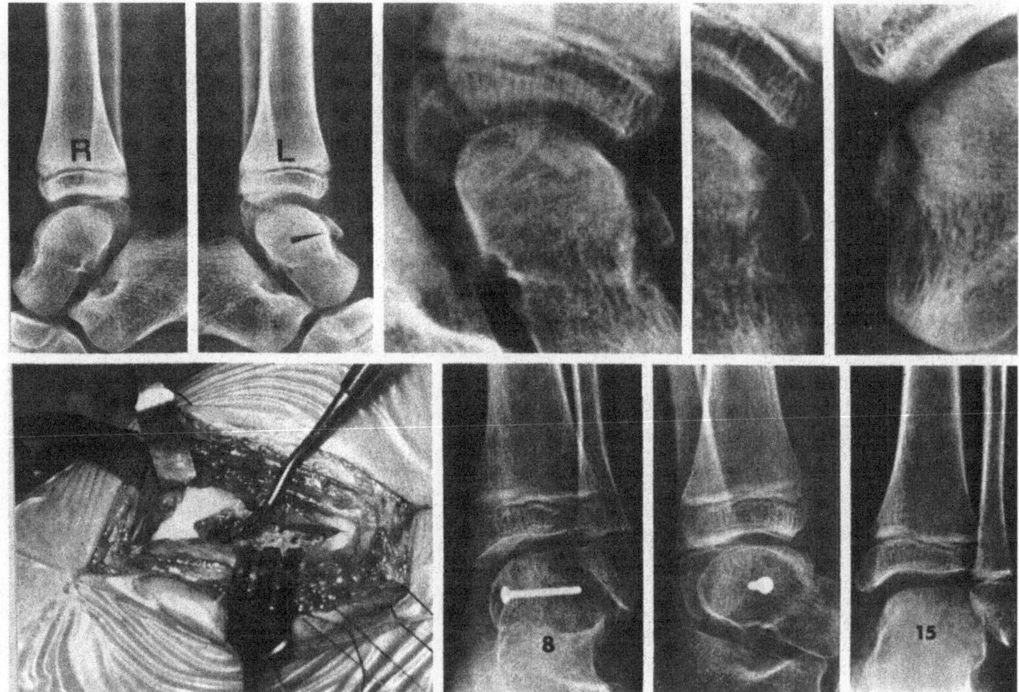

Abb. 5. Posttraumatischer Knorpelschaden an der medio-dorsalen Taluskante. Links oben: Nachweis im Tomogramm. Zur Sanierung des Herdes mußte eine Osteotomie des Innenknöchels durchgeführt werden

Von den 10 Patienten wurden 6 primär operiert: Alle 6 hatten bei Supinations-Inversions-Traumen tangentiale Abscherungen erlitten. In 4 Fällen wurden die Flakes entfernt und die Abschlagstellen geglättet, 1 großes, völlig abgelöstes osteochondrales Fragment angespickt (Abb. 2) und 1 nur teilweise abgeschertes mit einer Mini-Schraube fixiert (Abb. 4). 3 mal wurde der zerrissene Kapselbandapparat mitgenäht, eine laterale Epiphysenlösung wurde konservativ, eine AITKEN-II-Fraktur des Innenknöchels durch Osteosynthese versorgt. Nur in einem Falle war eine Impression an der lateralen Tibiavorderkante gleichzeitig mit einer lateralen Taluskantenabscherung aufgetreten.

Die 4 sekundär operierten Patienten wiesen alle eine typische Anamnese mit einem beschwerdefreien Intervall auf, in einem Falle (Abb. 1) war auf dem primär auswärts angefertigten Röntgenbild bereits eine osteochondrale Abscherung zu erkennen. Zweimal mußten nach längerer Anamnese neben der Dissekatentfernung die osteochondritischen Herde ausgekratzt und mit Spongiosa aufgefüllt werden. Ein chondromalacischer Herd wurde lediglich mit Knorpelglättung behandelt. Um die Knorpelläsionen zu erreichen, mußten zweimal Osteotomien der Knöchel (Abb. 5). durchgeführt werden.

Alle 10 Patienten konnten nachuntersucht werden: Sie waren ausnahmslos beschwerdefrei und zeigten keine Funktionsbehinderung.

Literatur

1. BERNDT, A.L., HARDY, M.: Transchondral Fractures of the Talus. J. Bone Jt. Surg. 41-A, 988 (1959).
2. BIRCHER, J.: Frakturen und Luxationen des Talus. Helv. Chir. Acta 32, 289 (1965).
3. BOURETZ, J.C.: Entorses récentes du ligament latéral externe. Rev. Chir. Orthop. 61, Suppl. 11, 128 (1975).
4. O'DONOGHUE, D.H.: Treatment of Injuries to Athletes. Philadelphia-London-Toronto: Saunders 1970.
5. MUHR, G.: Der frische Knorpelschaden. Hefte z. Unfallheilk. 127, 59 (1976).
6. TSCHERNE, H., OESTERN, H.J., KOLBOW, H., MUHR, G.: Operative Verfahren und Behandlungsergebnisse bei traumatischen Knorpelschäden. Hefte z. Unfallheilk. 129, 246 (1977).
7. WAGNER, H.: Traumatische Knorpelschäden des Kniegelenkes. Orthopädie 3, 208 (1974).
8. WEBER, B.G.: Die Verletzungen des oberen Sprunggelenkes. Bern-Stuttgart-Wien: Huber 1972.
9. ZEILER, G., RODERER, J.: Diagnostik der posttraumatischen Gelenkknorpelschädigung. Hefte z. Unfallheilk. 129, 238 (1977).

Diskussionsbemerkungen und Empfehlungen aller Teilnehmer (Leitung: K.H. Jungbluth)

Zusammengefaßt und redigiert von A. Rüter und C. Burri

Arthroskopie des oberen Sprunggelenkes

Instrumentarium

Die Arthroskope mit 4,5 mm Durchmesser bieten einen wesentlich besseren Überblick als die 2,2 mm Geräte. Ihre Verwendung erhöht daher den Aussagewert.

Indikation

Die Arthroskopie dieses Gelenkes befindet sich derzeit in einem Stadium der klinischen Erprobung. Sichere Indikationen werden sich daher erst mit zunehmender Erfahrung abgrenzen lassen. Sicher stellt diese Methode aber eine wesentliche Bereicherung der Inspektion des eröffneten Gelenkes dar, da sich mit dem bloßen Auge hier nur ein sehr begrenzter Überblick gewinnen läßt.

Technik

Das Gelenk darf nur mit dem stumpfen Troikart eröffnet werden, um Knorpelläsionen zu vermeiden.

Anschließend wird der Gelenkinnenraum mit einer physiologischen Lösung aufgedehnt.

Falls sich ein erwarteter Befund vom gewählten Zugang aus nicht objektivieren läßt, muß die Arthroskopie aus einer zweiten, sicherer noch aus einer dritten Richtung angeschlossen werden.

Knorpelläsionen

Pathomechanik

Die chondralen Verletzungen der Talusrolle finden sich lateral eher ventral, medial eher dorsal gelegen.

Als Verletzungsmechanismus wird für die lateralen Verletzungen ein Anprall-Rotationstrauma in starker Dorsalflexion, für die medialen Abscherungen eine Stauchung in Plantarflexion angenommen.

Indikationen zur Operation

Systematische Arthrotomien bei diesen Verletzungen haben gezeigt, daß auch röntgenologisch nicht oder kaum verschoben erscheinende osteochondrale Fragmente in Wirklichkeit häufig deutliche Stufen und Spalten aufweisen. Daher sollte dieser Befund immer zur Gelenkseröffnung Veranlassung geben.

Rein chondrale Fragmente geben sich röntgenologisch nicht zu erkennen. Bei anhaltenden Beschwerden nach einem entsprechenden Trauma ist eine Arthrotomie - bei zunehmender Erfahrung besser noch die Arthroskopie indiziert.

Operationstechnik

Rein chondrale Fragmente müssen entfernt werden. Die Ränder des Defektes werden geglättet. Dagegen erscheint eine Nivellierung des umgebenden Knorpelplateaus auf Höhe der Defektmulde biologisch falsch. Vielmehr sollte der Defektgrund durch kleine Bohrungen oder das mehrmalige Einschlagen eines Kirschner-Drahtes bis in die subchondrale Schicht eröffnet werden um so den Weg für Knorpelersatzgewebe frei zu machen.

Die Refixierung osteochondraler Fragmente durch Kleinfragmentschrauben vom Gelenk aus ist problematisch, da die Schraubenköpfe in der Belastungszone liegen. Günstiger erscheint die Stabilisierung durch Kirschner-Drähte, deren eines Ende im Niveau des Fragmentes liegt, während das andere Ende den Talus außerhalb der Knorpelbedeckung verläßt und hier umgebogen wird.

Nachbehandlung

Die Knorpelverletzung des Talus macht eine vollständige Entlastung des Sprunggelenkes für 3 bis 6 Wochen notwendig. In dieser Zeit ist eine aktive Mobilisation des Gelenkes durchzuführen.

Anschließend darf das Bein für weitere 3 bis 6 Wochen teilbelastet werden. Gegebenenfalls ist dann die Metallentfernung durchzuführen und die allmählich steigernde Belastung bis zum Abschluß der 8. bis 12. Woche aufzunehmen. Dieses Schema gilt sowohl für chondrale wie für osteochondrale Verletzungen.

VII. Sachverzeichnis

A

Außenknöchel, Bewegungen 8,10
-, Osteosynthese, Ergebnisse 65
-, Osteosyntesetechnik 50, 68

I

Innenknöchel, Osteosynthesetechnik 59

M

Membrana interossea 7
--, Verletzungen 31, 49
--, Versorgung 52

O

oberes Sprunggelenk, Anatomie 1, 43
--, Arthroskopie 245, 259
--, Bänder 7, 11
--,-, experimentelle Verletzungen 18, 89
--,-, Reißfestigkeit 37
--,-, Spannungsverhalten 12, 16, 45
--, Bandverletzungen lateral 105
--,-- Diagnostik 106, 139
--,-- Ergebnisse 111, 116, 119
--,-- Therapie 117, 140
--, Bandverletzungen medial 125
--,-- Diagnostik 125
--,-- Ergebnisse 134, 137
--,-- Therapie 132
--, Belastung 15
--, Bewegungsachse 1, 4, 6, 10
--, Biomechanik 10, 44
--, Form der Gelenkkörper 1
--, Frakturen, Einteilung 23, 44, 48
--,-, Ergebnisse 65
--,-, Implantate 99
--,-, kindliche ??
--,-, Nachbehandlung 61, 70, 102
--,-, offene 96
--,-, Operationsindikation 95
--,-, Pathophysiologie 23
--,-, Spätergebnisse 61
--,-, Spätversorgung 76
--,-, Therapie 47
--,-, Zugänge 97
--, Knorpelläsion 245, 252, 259
--,-, Diagnose 253
--,-, Einteilung 252
--,-, Enstehung 252
--,-, Ergebnisse 256
--,-, Therapie 254, 260
--, Kontaktflächen 15, 20
--, muskuläre Führung 14
--, Spätversorgung 78
--,-, Ergebnisse 78

P

Pilon tibial, Frakturen 143
--, Behandlung 148
--, Einteilung 146, 164, 192
--, Ergebnisse 158
--, kindliche 156
--,-, Mechanismus 143, 164
--,-, Nachbehandlung 149, 194
--,-, offene 156, 194

--,-, Operationstechnik 149, 192
--,-, posttraumatische Osteomyelitis 163, 194
--,-, Zugänge 149
--, Osteomyelitis, Ergebnisse 174

S

Syndesmose 7, 29
-, experimentelle Verletzungen 89
-, Stabilisierung 52, 101
-, Verletzungen 31, 49, 89

T

Talus, Anatomie 198
-, Blutversorgung 198
-, Frakturen 197
-,-, Begleitverletzungen 139
-,-, Behandlung 203, 219, 212, 240
-,-, Diagnose 202, 240
-,-, Einteilung 200, 227, 240
-,-, Ergebnisse 212, 218, 226, 233, 243
-,-, Mechanik 199, 218
-,-, Nachbehandlung 205, 241
-,-, Nekrose 206, 220, 244
-, Form 2
-, intraossale Venographie 242
-, Krümmungsprofil 3
-, Krümmungsradius 4, 10
-, Luxation 138
-,-, Ergebnisse 214
-, Querdurchmesser 3, 6

V

Volkmannsches Dreieck 23, 184
--, Bedeutung 185
--, Darstellung 97, 98
--, Spätergebnisse 184
--, Versorgung 59, 69